# 糖尿病

## 中医古今验方及经验集锦

田　甜◎主编

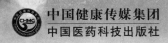

中国健康传媒集团
中国医药科技出版社

## 内容提要

　　本书系统整理从先秦时期到近现代古今医家治疗糖尿病的文献，从病名、病因病机、辨证分型、治则治法、验药验方等角度全面梳理，以医家经验及验方为抓手，理、法、方、药环环相扣，浑然一体。以提高临床疗效为导向，挖掘证治规律，注重总结治疗经验，为中医药防治糖尿病提供理论支持。

　　本书适合中西医临床、教学、科研人员参考，也可供中医药爱好者参阅。

## 图书在版编目（CIP）数据

　　糖尿病中医古今验方及经验集锦 / 田甜主编 . —北京：中国医药科技出版社，2023.12

　　ISBN 978-7-5214-4381-3

　　Ⅰ.①糖…　Ⅱ.①田…　Ⅲ.①糖尿病 – 验方 – 汇编　Ⅳ.① R289.51

　　中国国家版本馆CIP数据核字（2023）第223060号

**美术编辑**　陈君杞
**版式设计**　南博文化

出版　**中国健康传媒集团** | 中国医药科技出版社
地址　北京市海淀区文慧园北路甲 22 号
邮编　100082
电话　发行：010-62227427　邮购：010-62236938
网址　www.cmstp.com
规格　710 × 1000mm $^1/_{16}$
印张　18 $^1/_2$
字数　332千字
版次　2023年12月第1版
印次　2023年12月第1次印刷
印刷　三河市百盛印装有限公司
经销　全国各地新华书店
书号　ISBN 978-7-5214-4381-3
定价　**59.00 元**

获取新书信息、投稿、为图书纠错，请扫码联系我们。

# 编委会

我国人口基数巨大，随着人口老龄化的加剧和肥胖人群的增多，目前中国已居糖尿病高发国家前列。糖尿病是一种终身性慢性疾病，给患者家庭和社会带来了难以承受的负担。据保守估计，我国糖尿病患者门诊和住院费用每年最少需600亿元，糖尿病已经成为一个严重的公共健康问题。如何防治糖尿病是一个非常严峻的社会问题。

中医药防治糖尿病有其独特的优势，因中医的治疗理念基于天人相应的整体观，注重系统调节与综合治疗，以调整和提高脏腑的功能为抓手，能够很好地改善糖尿病患者临床症状，有效降低血糖、血脂，增加机体对胰岛素的敏感性，减少胰岛素抵抗，防止并发症的发生。同时，中医药治疗不良反应较小，安全性较高，患者对中医药防治的需求日益提高。

中国是世界上最早认识糖尿病的国家之一。糖尿病在中医学中归于"消渴"范畴，《黄帝内经》首先提出"消渴"之名，之后在历朝历代的医书中亦有大量的相关论述。在浩瀚的中医历史长河中对该病及相关症状的认识及治疗经验十分丰富，尤其是记载了大量针对该病症的验方，值得我们认真去整理挖掘，系统分析研究。因此，笔者很久以来就有一个愿望，希望通过系统梳理文献，将中医药治疗糖尿病的古今验方及经验编纂成册，并加以分析研究，为广大医务工作者更好地防治糖尿病提供文献依据和用药思路。

本书分上下两篇，上篇内容主要是对糖尿病的概述，分别就目前西医、中医对糖尿病的认识进行介绍。下篇内容是本书的主体和亮点，主要是对中医治疗该病症古今验方及经验的总结。一方面以《中华医典》收录的文献为数据源，以"消渴""脾瘅""消中""热中""膈消""消瘅""肺消""上消""中消""肾消""肾热病""食亦""漏风""风消"等为病名检索词,以"烦渴""苦渴""数饮""多饮""渴而饮水多""渴欲引水不止者""渴欲引水""口干舌燥""以饮一斗,小便一斗""善食而瘦""消谷""多食""吃食多""善饥""小便数""小便反多""溲数""饮一溲二""以饮一斗,小便一斗""饮水随饮便下""多尿""小便味甘而白浊""小便数利""尿甜"等为症状检索词,系统梳理了从《黄帝内经》时期至清代有关消渴的治疗经验和验方。这里需要说明的是,古籍中相关记载虽与现代糖尿病不完全等同,但有些文献也对治疗现代糖尿病的某些症状具有临床指导意义,因此也将相关内容纳入其中。另一方面,通过整理现代文献,梳理了近现代20位名医名家治疗糖尿病的临证体会和方药,总结了各位名医名家对糖尿病的独到见解和特色诊疗经验。

通读本书可以系统了解历代中医医家对糖尿病病因病机、诊断、辨证、治疗的演变过程,厘清中医对该病认识的历史发展脉络。书中汇集了古今医家对该病及相关症状的治疗经验和验方,每首验方都详细列出了出处、药物组成、炮制方法、药物剂量、服用方法,并附有笔者撰写的方解,将验方主治病症、病位、病因病机、治法一一进行了分析。为了方便读者查找,在书末附有方名索引。希望本书能够使广大医务工作者,全面、便捷地获取中医药防治糖尿病的宝贵经验和有效方药,以提高临床疗效,为患者提供最佳治疗方案,守护百姓健康。

由于时间仓促,加之编写人员的水平有限,书内错漏之处在所难免,恳请各位读者批评指正!

田甜于北京

2023年11月26日

# 目录

## 上篇　糖尿病概述

## 下篇　中医治疗糖尿病古今验方及经验

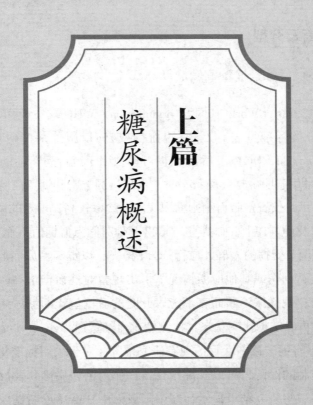

上篇

糖尿病概述

# 第一章
# 西医对糖尿病的认识

## 一、诊断及分型

### （一）诊断

世界卫生组织（World Health Organization，WHO）关于糖尿病诊断和糖代谢状态分类标准见表1~2。空腹血糖或75g口服葡萄糖耐量试验（oral glucose tolerance test，OGTT）后2h血糖可单独用于流行病学调查或人群筛查。如OGTT目的是用于明确糖代谢状态时，仅需检测空腹和糖负荷后2h血糖。我国临床资料显示，仅查空腹血糖则糖尿病的漏诊率较高，理想的调查是同时检查空腹血糖值及OGTT后2h血糖值，OGTT其他时间点血糖值不作为诊断标准。建议已达到糖调节受损的人群，应行OGTT检查，以提高糖尿病的诊断率。

急性感染、创伤或其他应激情况下可出现暂时性血糖增高，若没有明确的糖尿病病史，就临床诊断而言不能以此时的血糖值诊断糖尿病，须在应激消除后复查，再确定糖代谢状态，检测糖化血红蛋白（glycosylated hemoglobin A1c，HbA1c）有助于诊断。目前现有研究推荐，对于采用标准化检测方法并有严格质量控制的医院，可以开展用HbA1c作为糖尿病诊断及诊断标准的探索研究。国内一些研究结果显示，在中国成人中HbA1c诊断糖尿病的最佳切点为6.2%~6.4%，以6.3%为依据者居多。

表1　糖代谢状态分类

| 糖代谢分类 | 静脉血浆葡萄糖（mmol/L） | |
|---|---|---|
| | 空腹血糖 | 糖负荷后2h血糖 |
| 正常血糖 | <6.1 | <7.8 |
| 空腹血糖受损 | 6.1~<7.0 | <7.8 |

续表

| 糖代谢分类 | 静脉血浆葡萄糖（mmol/L） | |
| --- | --- | --- |
| | 空腹血糖 | 糖负荷后2h血糖 |
| 糖耐量异常 | <7.0 | 7.8~<11.1 |
| 糖尿病 | ≥7.0 | ≥11.1 |

注：空腹血糖受损和糖耐量异常统称为糖调节受损，也称糖尿病前期。

**表2 糖尿病的诊断标准**

| 诊断标准 | 静脉血浆葡萄糖或HbA1c水平 |
| --- | --- |
| 典型糖尿病症状（烦渴多饮、多尿、多食、不明原因的体重下降） | |
| 加上随机血糖 | ≥11.1mmol/L |
| 或加上空腹血糖 | ≥7.0mmol/L |
| 或加上OGTT 2h血糖 | ≥11.1mmol/L |
| 或加上HbA1c | ≥6.5% |
| 无典型糖尿病典型症状者，需改日复查确认 | |

注：空腹状态指至少8h没有进食热量；随机血糖指不考虑上次用餐时间，一天中任意时间的血糖，不能用来诊断空腹血糖异常或糖耐量异常。

## （二）西医分型

采用糖尿病病因学分型体系，根据病因学证据将糖尿病分4大类，即1型糖尿病、2型糖尿病、特殊类型糖尿病和妊娠期糖尿病（gestational diabetes mellitus，GDM）。

1型糖尿病、2型糖尿病和GDM是临床常见类型。1型糖尿病病因和发病机制尚不清楚，其显著的病理学和病理生理学特征是胰岛β细胞数量显著减少和消失所导致的胰岛素分泌显著下降或缺失。2型糖尿病的病因和发病机制目前亦不明确，其显著的病理生理学特征为胰岛素调控葡萄糖代谢能力的下降（胰岛素抵抗）伴随胰岛β细胞功能缺陷所导致的胰岛素分泌减少（或相对减少）。特殊类型糖尿病是病因学相对明确的糖尿病。随着对糖尿病发病机制研究的深入，特殊类型糖尿病的种类会逐渐增加。

## 二、临床表现

### （一）典型症状

**1.1型糖尿病** 起病较急，常因感染或饮食不当诱发起病，可有家族史。典型者有多尿、多饮、多食和消瘦"三多一少"症状。不典型隐匿患儿多表现为疲乏无力，遗尿，食欲可降低。20%~40%患儿以糖尿病酮症酸中毒急症就诊。

**2.2型糖尿病** 2型糖尿病可发生于任何年龄，但多见于成年人，常在40岁以后起病，有较强的2型糖尿病家族史。大多数患者起病缓慢且隐匿，病情相对较轻，体重超重或肥胖，可伴有高血压病、冠状动脉粥样硬化性心脏病和脂代谢异常。不少患者因慢性并发症、伴发病或健康体检而发现血糖升高，仅约50%患者出现多尿、多饮、多食和体重减轻的典型症状。

**3.其他类型糖尿病**

（1）妊娠期糖尿病：妊娠中、末期出现，一般只有轻度无症状性血糖增高，分娩后血糖一般可恢复正常。

（2）特殊类型糖尿病：成年发病型糖尿病，可出现典型的三多一少症状，发病年龄小于25岁。

（3）线粒体基因突变糖尿病：发病早、β细胞功能逐渐减退、自身抗体阴性、身材多消瘦，常伴神经性耳聋或其他神经、肌肉表现。

（4）糖皮质激素所致糖尿病：部分患者应用糖皮质激素后可诱发或加重糖尿病，常常与剂量和使用时间相关，多数患者停用后糖代谢可恢复正常。

### （二）伴随症状

**1.1型糖尿病** 可伴有视力模糊、皮肤感觉异常和麻木，女性患者可伴有外阴瘙痒。

**2.2型糖尿病** 部分患者可长期无明显症状，仅于体检或因其他疾病检查时发现血糖升高，或因并发症就诊才诊断为糖尿病。

## 三、治疗

西医治疗包括药物治疗、营养管理及运动治疗等，对已出现严重糖尿病慢性并发者，推荐至相关专科治疗。

**1.口服降糖药物**　高血糖的药物治疗多基于纠正导致人类血糖升高的2个主要病理生理改变——胰岛素抵抗和胰岛素分泌受损。根据作用效果的不同，口服降糖药可分为主要以促进胰岛素分泌为主要作用的药物和通过其他机制降低血糖的药物，前者有磺脲类、格列奈类、二肽基肽酶-4（dipeptidyl peptidase-4，DPP-4）抑制剂，后者包括双胍类、噻唑烷二酮（thiazolidine diketones，TZDs）类、α-糖苷酶抑制剂、钠-葡萄糖协同转运蛋白2（sodium-glucose transport protein 2，SGLT2）抑制剂。

磺脲类和格列奈类直接刺激胰岛β细胞分泌胰岛素；DPP-4抑制剂通过减少体内GLP-1的分解、增加胰高糖素样肽-1（glucagon-like peptide-1，GLP-1）浓度从而促进胰岛β细胞分泌胰岛素；双胍类的主要药理作用是减少肝脏葡萄糖的输出；TZDs的主要药理作用为改善胰岛素抵抗；α-糖苷酶抑制剂的主要药理作用为延缓碳水化合物在肠道内的消化吸收；SGLT2抑制剂的主要药理作用为通过减少肾小管对葡萄糖的重吸收来增加肾脏葡萄糖的排出。

糖尿病的医学营养治疗和运动治疗是控制2型糖尿病高血糖的基本措施。在饮食和运动不能使血糖控制达标时应及时采用药物治疗。2型糖尿病是一种进展性的疾病。在2型糖尿病的自然病程中，对外源性的血糖控制手段的依赖会逐渐增强。临床上常需要口服药物间及口服药与注射降糖药间（胰岛素、GLP-1受体激动剂）的联合治疗。

（1）二甲双胍：目前临床上使用的双胍类药物主要是盐酸二甲双胍。双胍类药物的主要药理作用是通过减少肝脏葡萄糖的输出和改善外周胰岛素抵抗而降低血糖。许多国家和国际组织制定的糖尿病诊治指南中均推荐二甲双胍作为2型糖尿病患者控制高血糖的一线用药和药物联合中的基本用药。对临床试验的系统评价显示，二甲双胍的降糖疗效（去除安慰剂效应后）为HbA1c下降1.0%~1.5%，并可减轻体重。

在我国2型糖尿病人群中开展的临床研究显示，二甲双胍可使HbA1c下降0.7%~1.0%。在500~2000mg/d剂量范围之间，二甲双胍疗效呈现剂量依赖效，在低剂量二甲双胍治疗的基础上联合DPP-4抑制剂的疗效与将二甲双胍的剂量继续增加所获得的血糖改善程度和不良事件发生的比例相似。英国糖尿病前瞻性研究结果证明，二甲双胍还可减少肥胖的2型糖尿病患者心血管事件，降低死亡率。在我国伴冠状动脉粥样硬化性心脏病的2型糖尿病患者中开展的针对二甲双胍与磺脲类药物对再发心血管事件影响的临床随机分组对照试验结果显示，二甲双胍的治疗与主要心血管事件的显著下降相关。单独使用二甲双胍不导致低血糖，但二甲双胍与胰岛素或胰岛素促泌剂联合使用时可增加低血糖发生的风险。二甲双胍的主要不良反应为胃肠道反应。从小剂量开始并逐渐加量是减轻其不良反应的有效方法。双胍类药物禁用于肾功能不全 [ 血肌酐水平男性 >132.6μmol/L（1.5mg/dl），女性 >123.8μmol/L（1.4mg/dl）或预估肾小球滤过率（estimated glomerular filtration rate，eGFR）<45ml/min ]、肝功能不全、严重感染、缺氧或接受大手术的患者。正在服用二甲双胍者当eGFR在45~59mL/（min·1.73m$^2$）之间时不需停用，可以适当减量继续使用。造影检查如使用碘化对比剂时，应暂时停用二甲双胍。二甲双胍与乳酸性酸中毒发生风险间的关系尚不确定。长期使用二甲双胍者应注意维生素 $B_{12}$ 缺乏的可能性。

（2）磺脲类药物：磺脲类药物属于胰岛素促泌剂，主要药理作用是通过刺激胰岛 β 细胞分泌胰岛素，提高体内的胰岛素水平而降低血糖。磺脲类药物可使 HbA1c 降低 1.0%~1.5%（去除安慰剂效应后）。有前瞻性、随机分组的临床研究结果显示，磺脲类药物的使用与糖尿病微血管病变和大血管病变发生的风险下降相关。目前在我国上市的磺脲类药物主要为格列本脲、格列美脲、格列齐特、格列吡嗪和格列喹酮。磺脲类药物如果使用不当可导致低血糖，特别是在老年患者和肝、肾功能不全者中较为常见。磺脲类药物还可导致体重增加。肾功能轻度不全的患者，宜选择格列喹酮。

（3）TZDs：TZDs主要通过增加靶细胞对胰岛素作用的敏感性而降低血糖。目前在我国上市的TZDs主要有罗格列酮和吡格列酮。在我国2型糖尿病患者中开展的临床研究结果显示TZDs可使HbA1c下降0.7%~1.0%（去除安慰剂效应后）。TZDs单独使用时不导致低血糖，但与胰岛素或胰岛素促泌剂联合使用时可增加低血糖发生的风险。体重增加和水肿是TZDs的常见不良反应，这些不良反应在与胰岛素联合使用时表现更加明显。TZDs的使用与骨折和心力衰竭风险增加相关。有心力衰竭（纽约心脏学会心功能分级Ⅱ级以上）、活动性肝病或转氨酶升高超过正常上限2.5倍及严重骨质疏松和有骨折病史的患者应禁用本类药物。

（4）格列奈类药物：格列奈类药物为非磺脲类胰岛素促泌剂，我国上市的有瑞格列奈、那格列奈和米格列奈。此类药物主要通过刺激胰岛素的早时相分泌以降低餐后血糖，可将HbA1c降低0.5%~1.5%。此类药物需在餐前即刻服用，可单独使用或与其他降糖药联合应用（与磺脲类降糖药联合应用需慎重）。在我国新诊断的2型糖尿病人群中，瑞格列奈与二甲双胍联合治疗较单用瑞格列奈可更显著地降低HbA1c，但低血糖的风险显著增加。格列奈类药物的常见不良反应是低血糖和体重增加，但低血糖的风险和程度较磺脲类药物轻。格列奈类药物可以在肾功能不全的患者中使用。

（5）α-糖苷酶抑制剂：α-糖苷酶抑制剂通过抑制碳水化合物在小肠上部的吸收以降低餐后血糖，适用于以碳水化合物为主要食物成分和餐后血糖升高的患者。国内上市的α-糖苷酶抑制剂有阿卡波糖、伏格列波糖和米格列醇。在我国2型糖尿病人群开展的临床研究结果显示如下。

1）在初诊的糖尿病患者中每天服用300mg阿卡波糖的降糖疗效与每天服用1500mg二甲双胍的疗效相当。

2）在初诊的糖尿病患者中阿卡波糖的降糖疗效与DPP-4抑制剂（维格列汀）相当。

3）在二甲双胍治疗的基础上阿卡波糖的降糖疗效与DPP-4抑制剂（沙格列汀）相当。

α-糖苷酶抑制剂可与双胍类、磺脲类、TZDs或胰岛素联合使用。中国冠状动脉粥样硬化性心脏病伴糖耐量受损的人群中的研究显示阿卡波糖能减少糖耐量受损向糖尿病转变的风险。α-糖苷酶抑制剂的常见不良反应为胃肠道反应，如腹胀、排气等。应用从小剂量开始，逐渐加量可减轻不良反应。单独服用本类药物通常不会发生低血糖。用α-糖苷酶抑制剂的患者如果出现低血糖，治疗时需使用葡萄糖或蜂蜜，而使用蔗糖或淀粉类食物纠正低血糖的效果差。

（6）DPP-4抑制剂：DPP-4抑制剂通过抑制DPP-4减少GLP-1在体内的失活，使内源性GLP-1的水平升高。GLP-1以葡萄糖浓度依赖的方式增强胰岛素分泌，抑制胰高糖素分泌。目前在国内上市的DPP-4抑制剂为西格列汀、沙格列汀、维格列汀、利格列汀和阿格列汀。在我国2型糖尿病患者中的临床研究结果显示DPP-4抑制剂的降糖疗效（减去安慰剂效应后）为：HbA1c可降低0.4%~0.9%。单独使用DPP-4抑制剂不增加低血糖发生的风险，DPP-4抑制剂对体重的作用为中性或轻度增加。西格列汀、沙格列汀、阿格列汀不增加心血管病变发生风险。在2型糖尿病患者使用沙格列汀的心血管结果评估研究中观察到，在具有心血管疾病高风险的患者中，沙格列汀的治疗与因心力衰竭而住院的风险增加相关。在有肾功能不全的患者中使用西格列汀、沙格列汀、阿格列汀和维格列汀时，应注意按照药物说明书来减少药物剂量。在有肝、肾功能不全的患者中使用利格列汀时不需要调整剂量。我国的研究显示，在二甲双胍联用西格列汀的基础上加格列美脲、格列奇特缓释片、瑞格列奈或阿卡波糖后可以进一步降低HbA1c。

（7）SGLT2抑制剂：SGLT2抑制剂通过抑制肾脏肾小管中负责从尿液中重吸收葡萄糖的SGLT2降低肾糖阈，促进尿葡萄糖排泄，从而达到降低血液循环中葡萄糖水平的作用。SGLT2抑制剂降低HbA1c幅度大约为0.5%~1.0%；减轻体重1.5~3.5kg，降低收缩压3~5mmHg。我国的研究结果与国际研究结果一致。SGLT2抑制剂与其他口服降糖药物比较，其降糖疗效与二甲双胍相当。在具有心血管高危风险的2型糖尿病患者中应用SGLT2抑制剂恩格列净或卡格列净的临床研究结果显示，该药物可使主要心血管不良事件和肾脏事件复合终点发生发展的风险显著下降，心力衰竭住院率显著下降。SGLT2抑制剂单独使用时不增加低血糖发生的风险，联合胰岛素或磺脲类药物时，可增加低血糖发生风险。SGLT2抑制剂在中度肾功能不全的患者中可以减量使用。在重度肾功能不全患者中因降糖效果显著下降不建议使用。SGLT2抑制剂的常见不良反应为生殖泌尿道感染，罕见的不良反应为酮症酸中毒（主要发生于1型糖尿病患者）。可能的不良反应包括急性肾损伤（罕见）、骨折风险（罕见）和足趾截肢（见于卡格列净）。目前在我国被批准临床使用的SGLT2抑制剂为达格列净、恩格列净和卡格列净。

**2. GLP-1受体激动剂** GLP-1受体激动剂通过激动GLP-1受体发挥降低血糖的作用。GLP-1受体激动剂以葡萄糖浓度依赖的方式增强胰岛素分泌、抑制胰高血糖素分泌，并能延缓胃排空，通过中枢性的食欲抑制来减少进食量。目前国内上市的GLP-1受体激动剂为艾塞那肽、利拉鲁肽、利司那肽和贝那鲁肽，均需皮下注射。GLP-1受体激动剂可有效降低血糖，并有显著降低体重和改善血脂、血压的作用。单独使用GLP-1受体激动剂不明显增加低血糖发生的风险。

GLP-1受体激动剂可以单独使用或与其他降糖药联合使用。多项临床研究结果显示，在一种口服降糖药（二甲双胍、磺脲类）治疗失效后加用GLP-1受体激动剂有效。GLP-1受体激动剂的常见不良反应为胃肠道症状（如恶心、呕吐等），主要见于初始治疗时，不良反应可随治疗时间延长逐渐减轻。有研究报道，利拉鲁肽、利司那肽和艾塞那肽在伴有心血管疾病史或心血管危险因素的2型糖尿病患者中应用，具有有益的作用及一定的安全性。

**3.胰岛素** 胰岛素治疗是控制高血糖的重要手段。1型糖尿病患者需依赖胰岛素维持生命，也必须使用胰岛素控制高血糖，并降低糖尿病并发症的发生风险。2型糖尿病患者虽不需要胰岛素来维持生命，但当口服降糖药效果不佳或存在口服药使用禁忌时，仍需使用胰岛素以控制高血糖，并减少糖尿病并发症的发生危险。在某些时候，尤其是病程较长时，胰岛素治疗可能是最主要的、甚至是必需的控制血糖措施。医务人员和患者必须认识到，与口服药相比，胰岛素治疗涉及更多环节，如药物选择、治疗方案、注射装置、注射技术、自我血糖监测、根据血糖监测结果所采取的行动等。与口服药治疗相比，胰岛素治疗需要医务人员与患者之间有更多的合作，并且需要患者掌握更多的自我管理技能。开始胰岛素治疗后医务人员应继续指导患者坚持饮食控制和运动，并加强对患者的教育和指导，鼓励和指导患者进行自我血糖监测并掌握根据血糖监测结果来适当调节胰岛素剂量的技能，以控制高血糖并预防低血糖的发生。开始胰岛素治疗的患者均应通过接受有针对性的教育来掌握胰岛素治疗相关的自我管理技能，了解低血糖发生的危险因素、症状以及掌握自救措施。

根据来源和化学结构的不同，胰岛素可分为动物胰岛素、人胰岛素和胰岛素类似物。根据作用特点的差异，胰岛素又可分为超短效胰岛素类似物、常规（短效）胰岛素、中效胰岛素、长效胰岛素、长效胰岛素类似物、预混胰岛素和预混胰岛素类似物。胰岛素类似物与人胰岛素相比控制血糖的效能相似，但在减少低血糖发生风险方面胰岛素类似物优于人胰岛素。

（1）胰岛素的起始治疗

1）1型糖尿病患者在发病时就需要胰岛素治疗，且需终身胰岛素替代治疗。

2）新发病2型糖尿病患者如有明显的高血糖症状、发生酮症或酮症酸中毒，可首选胰岛素治疗。待血糖得到良好控制和症状得到显著缓解后再根据病情确定后续的治疗方案。

3）新诊断糖尿病的患者分型困难，与1型糖尿病难以鉴别时，可首选胰岛素治疗。待血糖得到良好控制、症状得到显著缓解、确定分型后再根据分型和具体病情制定后续的治疗方案。

4）2型糖尿病患者在改变生活方式和口服降糖药治疗的基础上，若血糖仍未达到控制目标，即可开始口服降糖药和起始胰岛素的联合治疗。

5）在糖尿病病程中（包括新诊断的2型糖尿病），出现无明显诱因的体重显著下降时，应该尽早使用胰岛素治疗。

6）根据患者具体情况，可选用基础胰岛素或预混胰岛素起始胰岛素治疗。

（2）胰岛素的起始治疗中基础胰岛素的使用：基础胰岛素包括中效人胰岛素和长效胰岛素类似物。当仅使用基础胰岛素治疗时，保留原有各种口服降糖药物，不必停用胰岛素促泌剂。

使用方法：继续口服降糖药治疗，联合中效人胰岛素或长效胰岛素类似物睡前注射。起始剂量为0.1~0.3U/（kg·d）。根据患者空腹血糖水平调整胰岛素用量，通常每3~5天调整1次，根据血糖水平每次调整1~4U直至空腹血糖达标。如3个月后空腹血糖控制理想但HbA1c不达标，应考虑调整胰岛素治疗方案。

（3）预混胰岛素的使用：预混胰岛素包括预混人胰岛素和预混胰岛素类似物。根据患者的血糖水平，可选择每日1~2次的注射方案。当HbA1c比较高时，使用每日2次的注射方案。

1）每日1次预混胰岛素：起始的胰岛素剂量一般为0.2U/（kg·d），晚餐前注射。根据患者空腹血糖水平调整胰岛素用量，通常每3~5天调整1次，根据血糖水平每次调整1~4U直至空腹血糖达标。

2）每日2次预混胰岛素：起始的胰岛素剂量一般为0.2~0.4U/（kg·d），按1∶1的比例分配到早餐前和晚餐前。根据空腹血糖和晚餐前血糖分别调整早餐前和晚餐前的胰岛素用量，每3~5天调整1次，根据血糖水平每次调整的剂量为1~4U，直到血糖达标。

1型糖尿病在蜜月期阶段，可短期使用预混胰岛素每日2~3次注射。预混胰岛素不宜用于1型糖尿病的长期血糖控制。

（4）胰岛素的多次治疗

1）多次皮下注射胰岛素：在胰岛素起始治疗的基础上，经过充分的剂量调整，如患者的血糖水平仍未达标或出现反复低血糖，需进一步优化治疗方案。可以采用餐时+基础胰岛素（每日2~4次）或每日2~3次预混胰岛素进行胰岛素强化治疗，使用方法如下。

①餐时+基础胰岛素：根据睡前和餐前血糖的水平分别调整睡前和餐前胰岛素用量，每3~5天调整1次，根据血糖水平每次调整的剂量为1~4U，直至血糖达标。开始使用餐时+基础胰岛素方案时，可在基础胰岛素的基础上采用仅在一餐前（如主餐）加用餐时胰岛素的方案。之后根据血糖的控制情况决定是否在其他餐前加用餐时胰岛素。

②每日2~3次预混胰岛素（预混人胰岛素每日2次，预混胰岛素类似物每日2~3次）：根据睡前和三餐前血糖水平进行胰岛素剂量调整，每3~5天调整1次，直到血糖达标。研究证明在2型糖尿病患者采用餐时+基础胰岛素（每日4次）与每日3次预混胰岛素类似物进行治疗时，降低HbA1c的效能、低血糖发生率、胰岛素总剂量和对体重的影响在两组间无明显差别。

2）持续皮下胰岛素输注（continuous subcutaneous insulin infusion，CSII）：CSII是胰岛素强化治疗的一种形式，需要使用胰岛素泵来实施治疗。经CSII输入的胰岛素在体内的药代动力学特征更接近生理性胰岛素分泌模式。与多次皮下注射胰岛素的强化胰岛素治疗方法相比，CSII治疗与低血糖发生的风险降低相关。在胰岛素泵中只能使用短效胰岛素或速效胰岛素类似物。

CSII的主要适用人群有：1型糖尿病患者、计划受孕和已孕的糖尿病妇女或需要胰岛素治疗的GDM患者、需要胰岛素强化治疗的2型糖尿病患者。

3）短期胰岛素强化治疗方案：对于HbA1c≥9.0%或空腹血糖≥11.1mmol/L伴明显高血糖症状的新诊断2型糖尿病患者可实施短期胰岛素强化治疗，治疗时间在2周至3个月为宜，治疗目标为空腹血糖4.4~7.0mmol/L，非空腹血糖<10.0mmol/L，可暂时不以HbA1c达标作为治疗目标。胰岛素强化治疗时应同时对患者进行医学营养及运动治疗，并加强对糖尿病患者的教育。胰岛素强化治疗方案包括基础-餐食胰岛素治疗方案（多次皮下注射胰岛素或CSII）或预混胰岛素每天注射2或3次的方案。具体使用方法如下。

①多次皮下注射胰岛素：基础＋餐时胰岛素每日1~3次注射。血糖监测方案需每周至少3天，每天3~4点血糖监测。根据睡前和三餐前血糖水平分别调整睡前和三餐前的胰岛素用量，每3~5天调整1次，根据血糖水平每次调整的剂量为1~4U，直到血糖达标。

②每日2~3次预混胰岛素（预混人胰岛素每日2次，预混胰岛素类似物每日2~3次）：血糖监测方案需每周至少3天，每天3~4点血糖监测。根据睡前和餐前血糖水平进行胰岛素剂量调整，每3~5天调整1次，根据血糖水平每次调整的剂量为1~4U，直到血糖达标。

③CSII：血糖监测方案需每周至少3天，每天5~7点血糖监测。根据血糖水平调整剂量直至血糖达标。对于短期胰岛素强化治疗未能诱导缓解的患者，是否继续使用胰岛素治疗或改用其他药物治疗，应由糖尿病专科医师根据患者的具体情况来确定。对治疗达标且临床缓解者，可定期（如3个月）随访监测；当血糖再次升高，即空腹血糖≥7.0mmol/L或餐后2h血糖≥10.0mmol/L的患者重新起始药物治疗。

**4. 医学营养治疗** 医学营养治疗是糖尿病的基础治疗手段，包括对患者进行个体化营养评估、营养诊断、制定相应营养干预计划，并在一定时期内实施及监测。此治疗通过调整饮食总能量、饮食结构及餐次分配比例，有利于血糖控制，有助于维持理想体重并预防营养不良发生，是糖尿病及其并发症的预防、治疗、自我管理以及教育的重要组成部分。

（1）医学营养治疗的目标：参考《美国糖尿病学会2021膳食指南》及《中国2型糖尿病防治指南（2017）》的要求，确定糖尿病医学营养治疗的目标。

1）维持健康体重：超重/肥胖患者减重的目标是3~6个月减轻体重的5%~10%。消瘦者应通过合理的营养计划达到并长期维持理想体重。

2）供给营养均衡的膳食，满足患者对微量营养素的需求。

3）达到并维持理想的血糖水平，降低HbA1c水平。

4）减少心血管疾病的危险因素，包括控制血脂异常和高血压。

（2）营养教育与管理：营养教育与管理有助于改善糖耐量，减低患者发展为糖尿病的风险，并有助于减少糖尿病患者慢性并发症的发生。应对糖尿病患者设立教育与管理的个体化目标与计划。

**5.糖尿病的运动治疗** 运动锻炼在糖尿病患者的综合管理中占重要地位。规律运动有助于控制血糖，减少心血管危险因素，减轻体重，提升幸福感，而且对糖尿病高危人群一级预防效果显著。流行病学研究结果显示：规律运动8周以上可将糖尿病患者HbA1c降低0.66%；坚持规律运动12~14年的糖尿病患者病死率显著降低。糖尿病患者运动时应遵循以下原则：

（1）运动治疗应在医师指导下进行。运动前要进行必要的评估，特别是心肺功能和运动功能的医学评估（如运动负荷试验等）。

（2）成年糖尿病患者每周至少150min（如每周运动5天，每次30min）中等强度（50%~70%最大心率，运动时有点用力，心跳和呼吸加快但不急促）的有氧运动。研究发现即使一次进行短时的体育运动（如10min），累计每日30min，也是有益的。

（3）中等强度的体育运动。包括快走、打太极拳、骑车、乒乓球、羽毛球和高尔夫球。较大强度运动包括快节奏舞蹈、有氧健身操、慢跑、游泳、骑车上坡、足球、篮球等。

（4）如无禁忌证，每周最好进行2~3次抗阻运动（两次锻炼间隔≥48h），锻炼肌肉力量和耐力。锻练部位应包括上肢、下肢、躯干等主要肌肉群，训练强度为中等。联合进行抗阻运动和有氧运动可获得更大程度的代谢改善。

（5）运动项目要与患者的年龄、病情及身体承受能力相适应，并定期评估，适时调整运动计划。记录运动日记，有助于提升运动依从性。运动前后要加强血糖监测，运动量大或激烈运动时应建议患者临时调整饮食及药物治疗方案，以免发生低血糖。

（6）养成健康的生活习惯。培养活跃的生活方式，如增加日常身体活动，减少静坐时间，将有益的体育运动融入到日常生活中。

（7）空腹血糖>16.7mmol/L、反复低血糖或血糖波动较大、有糖尿病酮症酸中毒等急性代谢并发症、合并急性感染、增殖性视网膜病变、严重肾病、严重心脑血管疾病（不稳定型心绞痛、严重心律失常、一过性脑缺血发作）等情况下禁忌运动，病情控制稳定后方可逐步恢复运动。

## 第二章
# 中医对糖尿病的认识

### 一、病名

糖尿病属于中医"消渴"的范畴。消渴是由于禀赋不足、饮食不节、情志失调、体虚劳倦内伤等多种因素所致。消渴的病名最先出现于《素问·奇病论》，在书中具体阐述为"此肥美之所发也，此人必数食甘美而多肥也，肥者令人内热，甘者令人中满，故其气上溢，转为消渴"。除"消渴"外，古代医籍中"脾瘅""消中""热中""鬲消""消瘅""肺消""上消""中消""肾消""肾热病""食亦""漏风""风消"等与该病也十分相似。

东汉张仲景在《金匮要略·消渴小便不利淋病脉证并治》中论述了消渴病的病机和证治，提出了白虎加人参汤、肾气丸等多个方剂进行论治。《诸病源候论》书中专设"消渴病诸候"，从病名学角度阐释了"消渴"病名的含义，同时丰富了糖尿病并发症的内容。《外台秘要》载："古今录验论，消渴病有三，一渴而饮水多，小便数，无脂似麸片甜者，皆是消渴病也。二吃食多。不甚渴，小便少，似有油而数者，此是消中病也。三渴饮水不能多，但腿肿脚先瘦小，阴痿弱，数小便者，此是肾消病也。"为三消辨证体系奠定了基础，至《太平惠民和剂局方》正式提出三消病名。《太平圣惠方》卷第五十三《三消论》："夫三消者，一名消渴，二名消中，三名消肾。"明代王肯堂则在《证治准绳》中规范了三消的分类，提出"渴而多饮为上消，消谷善饥为中消，渴而便数为下消"。

### 二、病因病机

#### （一）病因

对于消渴病的病因，中医古籍中多从以下几个方面论述。

**1.先天禀赋不足** 先天禀赋不足是罹患消渴病的一个重要原因。《灵枢·五变》中记载："五脏皆柔弱者，善病消瘅。"《黄帝内经灵枢集注》曰："盖五脏主藏精者，五脏皆柔弱，则津液竭而善病消瘅矣。"肾主藏精，为先天之本，若先天不足，一方面肾中阴精亏虚，阴虚体质易患此病，另一方面，禀赋不足，五脏易于受损。阴精阴液不足，水竭火烈，燔灼津液，津亏液损，肺津不足烦渴多饮，胃津不足则多食易饥，肾虚开阖失权，水谷精微随小便外溢，从而发为消渴。

**2.饮食失节伤脾** 过食肥甘厚味、醇酒辛辣之品，是消渴发病的重要原因，也是当下糖尿病高发的始动因素。《素问·通评虚实论》云："凡治消瘅、仆击、偏枯、痿厥，气满发逆，肥贵人，则高粱之疾也。"张锡纯在《医学衷中参西录》中指出："消渴一证，古有上、中、下之分，其证皆起于中焦而极于上、下。"脾主运化，胃主腐熟水谷。饮食失节，脾胃运化失职，积热内蕴，胃火亢盛而脾阴不足，故而口渴多饮、消食善饥；水谷精微不能濡养肌肤筋肉，故而形体日益消瘦。

**3.情志失调伤肝** 情志因素亦为消渴病的病因之一。《素问·举痛论》有云："百病生于气也。"《灵枢·五变》亦云："人之善病消瘅者，何以候之……夫柔弱者，必有刚强，刚强多怒，柔者易伤也……怒则气上逆，胸中蓄积，血气逆留，髋皮充肌，血脉不行，转而为热，热则消肌肤，故为消瘅。"因此，长期过度情绪刺激，或忧思恼怒，或营谋强思，均不利于肝气的条达舒畅，郁久内火自燃，灼伤津液，发为消渴。

**4.劳倦过度伤肾** 过度劳倦或房劳不节，损伤脾胃和肾精，中焦内热，虚火内生，耗伤津液，肺燥而渴、胃热而饥、肾虚而消，发为消渴。或过劳伤肾，肾阳火衰，命门火力不足，五脏六腑均受累，脾胃失于温养，水谷不能蒸化，而五味亦不出矣。结果水反为湿，谷反为滞。

## （二）病机

关于消渴病的病机，自古以"阴虚为本，燥热为标"立论。消渴病常病及多个脏腑，肺、胃、肾为主要病变脏腑，尤以肾为关键。如《医学纲目·消瘅门》云："盖肺藏气，肺无病则气能管摄津液之精微，而津液之精微者收养筋骨血脉，余者为溲。肺病则津液无气管摄，而精微者亦随溲下，故饮一溲二。"肾为先天之本，寓元阴元阳，主藏精。肾阴亏虚则虚火内生，上燔心肺则烦渴多饮，中灼脾胃则胃热消谷。

病变脏腑常相互影响，如肺燥津伤，津液敷布失调，可导致脾胃失去濡养，肾精不得滋助；脾胃燥热偏盛，上可灼伤肺津，下可耗伤肾阴；肾阴不足则阴虚火旺，亦可上灼肺胃，终致肺燥胃热肾虚，故"三多"之症常可相互并见。

然阴阳两者互根互用，孤阴不生，独阳不长，阳虚也是消渴病不可忽视的一个重要因素。

## 三、治则治法

消渴病的治则以扶正祛邪，调整阴阳，调理脏腑为主。具体治法主要有清肺润燥、养阴生津，升补脾阳、健脾除湿及疏肝理气、滋阴补肾、温肾助阳等。

## 四、辨证分型

### （一）上消

**肺热津伤**

临床表现：口渴多饮，口舌干燥，尿频量多、烦热多汗；舌边尖红，苔薄黄，脉洪数。

治法：清热润肺，生津止渴。

代表方：消渴方。本方由黄连末、天花粉末、人乳汁、藕汁、姜汁、生地黄汁、蜂蜜组成。若烦渴不止。小便频数，加麦冬、葛根；若兼多食易饥、大便干结、舌苔黄燥，可用白虎加人参汤；若热伤肺阴、脉细苔少者，方用玉泉丸或二冬汤。

### （二）中消

**1.胃热炽盛**

临床表现：多食易饥，口渴，尿多，形体消瘦，大便干燥；苔黄，脉滑实有力。

治法：清胃泻火，养阴增液。

代表方：玉女煎。本方由生石膏、知母、熟地黄、麦冬、牛膝组成。若口苦，大便秘结不行，可重用石膏，加黄连、栀子；若口渴难耐、舌苔少津，加乌梅；若火旺伤阴，舌红而干、脉细数，方用竹叶石膏汤。

**2.气阴亏虚**

临床表现：口渴引饮，能食与便溏并见，或饮食减少，精神不振，四肢乏力，体瘦；舌质淡红，苔白而干，脉弱。

治法：益气健脾，生津止渴。

代表方：七味白术散。本方由人参、茯苓、白术、甘草、木香、葛根、藿香组成。兼肺中燥热者，加地骨皮、知母、黄芩；口渴明显者，加天花粉、生地黄、乌梅；气短、汗多者，合生脉散；食少腹胀者，加砂仁、鸡内金。

## （三）下消

**1.肾阴亏虚**

临床表现：尿频量多，混浊如脂膏，或尿甜，腰膝酸软，乏力，头晕耳鸣，口干唇燥，皮肤干燥，瘙痒；舌红苔少，脉细数。

治法：滋阴固肾。

代表方：六味地黄丸。本方由熟地黄、山萸肉、山药、茯苓、牡丹皮、泽泻组成。五心烦热、盗汗、失眠者，加知母、黄柏；尿量多而浑浊者，加益智仁、桑螵蛸；气阴两虚而伴困倦、气短乏力、舌质淡红者，加党参、黄芪、黄精；水竭火烈，阴伤阳浮者，用生脉散加天冬、鳖甲、龟甲；若见神昏、肢厥、脉微细等阴竭阳亡危象者，合参附龙牡汤。

**2.阴阳两虚**

临床表现：小便频数，混浊如膏，甚至饮一溲一，面容憔悴，耳轮干枯，腰膝酸软，四肢欠温，畏寒肢冷，阳痿或月经不调；舌苔淡白而干，脉沉细无力。

治法：滋阴温阳，补肾固涩。

代表方：金匮肾气丸。本方由附子、桂枝、干地黄、山萸肉、山药、茯苓、牡丹皮、泽泻组成。尿量多而混浊者，加益智仁、桑螵蛸、覆盆子、金樱子；身体困倦、气短乏力者，可加党参、黄芪、黄精。

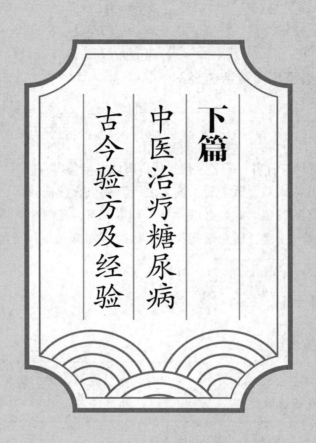

下篇

中医治疗糖尿病

古今验方及经验

# 第三章
# 古代验方及经验

## 一、先秦至汉《黄帝内经》

### 【原文】

帝曰：有病口甘者，病名为何？何以得之？岐伯曰：此五气之溢也，名曰脾瘅。夫五味入口，藏于胃，脾为之行其精气，津液在脾，故令人口甘也，此肥美之所发也。此人必数食甘美而多肥者，肥者令人内热，甘者令人中满，故其气上溢，转为消渴。治之以兰，除陈气也。（《黄帝内经·素问·奇病论》）

### 【文后附方】

以兰为汤饮之。

> **方解** | 本方主治脾瘅，消渴，病口甘。病位在脾、胃，脾胃积热，治以化湿醒脾。

## 二、汉《伤寒论》

### 【原文】

服桂枝汤，大汗出后，大烦渴不解，脉洪大者，白虎加人参汤主之。（26）

太阳病，发汗后，大汗出，胃中干，烦躁不得眠，欲得饮水者，少少与饮之，令胃气和则愈。若脉浮，小便不利，微热消渴者，五苓散主之。（71）

发汗已，脉浮数，烦渴者，五苓散主之。（72）

伤寒汗出而渴者，五苓散主之。不渴者，茯苓甘草汤主之。（73）

中风发热，六七日不解而烦，有表里证，渴欲饮水，水入则吐者，名曰水逆，五苓散主之。（74）

伤寒五六日，中风，往来寒热，胸胁苦满，嘿嘿不欲饮食，心烦喜呕，或胸中烦而不呕，或渴，或腹中痛，或胁下痞硬，或心下悸，小便不利，或不渴，身有微热，或咳者，小柴胡汤主之。（96）

伤寒四五日，身热恶风，颈项强，胁下满，手足温而渴者，小柴胡汤主之。（99）

伤寒若吐若下后，七八日不解，热结在里，表里俱热，时时恶风，大渴，舌上干燥而烦，欲饮水数升者，白虎加人参汤主之。（168）

伤寒无大热，口燥渴，心烦，背微恶寒者，白虎加人参汤主之。（169）

伤寒脉浮，发热无汗，其表不解，不可与白虎汤。渴欲饮水，无表证者，白虎加人参汤主之。（170）

（辨太阳病脉证并治）

**【原文】**

若渴欲饮水，口干舌燥者，白虎加人参汤主之。（222）

若脉浮发热，渴欲饮水，小便不利者，猪苓汤主之。（223）

阳明病，汗出多而渴者，不可与猪苓汤，以汗多胃中燥，猪苓汤复利其小便故也。（224）

病人无表里证，发热七八日，虽脉浮数者，可下之。假令已下，脉数不解，合热则消谷喜饥，至六七日不大便者，有瘀血，宜抵当汤。（257）

（辨阳明病脉证并治）

**【原文】**

少阴病，下利六七日，咳而呕渴，心烦不得眠者，猪苓汤主之。（319）

（辨少阴病脉证并治）

## 【原文】

厥阴之为病，消渴，气上撞心，心中疼热，饥而不欲食，食则吐蛔，下之利不止。（326）

（辨厥阴病脉证并治）

## 【文后附方】

### （1）白虎加人参汤

知母六两　石膏一斤，碎，绵裹　甘草二两，炙　粳米六合　人参三两

上五味，以水一斗，煮米熟汤成，去滓，温服一升，日三服。

> **方解** ｜ 本方主治大渴。病位在胃，胃热津伤，治以清泻胃热，益气生津。

### （2）五苓散

猪苓十八铢，去皮　泽泻一两六铢　白术十八铢　茯苓十八铢　桂枝半两，去皮

上五味，捣为散，以白饮和服方寸匕，日三服，多饮暖水，汗出愈。如法将息。

> **方解** ｜ 本方主治小便不利，微热消渴，病位在膀胱，膀胱气化不利，治以利水通阳化气。

### （3）小柴胡汤

柴胡半斤　黄芩三两　人参三两　甘草三两，炙　半夏半升，洗　生姜三两，切　大枣十二枚，擘

上七味，以水一斗二升，煮取六升，去滓，再煎，取三升，温服一升，日三服。

> **方解** ｜ 本方主治口渴多饮，口苦，胸胁苦满，易郁易怒。病位在胆，少阳胆气不利，治以和解少阳，疏利气机。

（4）猪苓汤

猪苓去皮　茯苓　泽泻　阿胶　滑石碎,各一两

上五味,以水四升,先煮四味,取二升,去滓,内阿胶烊消,温服七合,日三服。

> **方解**｜本方主治渴欲饮水,小便不利,病位在肾、膀胱,水热互结阴伤,治以清热利水育阴。

（5）抵当汤

水蛭熬　虻虫各三十个,去翅足,熬　桃仁二十个,去皮尖　大黄三两,酒洗

上四味,以水五升,煮取三升,去滓,温服一升,不下,更服。

> **方解**｜本方主治口渴不欲饮,消谷善饥,面色黧黑,肌肤甲错。病位在小肠,瘀热互结,治以通腑化瘀泻热。

## 三、汉《金匮要略》

### 【原文】

大逆上气,咽喉不利,止逆下气,麦门冬汤主之。

（肺痿肺痈咳嗽上气病脉证治第七）

### 【原文】

男子消渴,小便反多,以饮一斗,小便一斗,肾气丸主之。

渴欲饮水不止者,文蛤散主之。

小便不利者,有水气,其人苦渴,栝蒌瞿麦丸主之。

（消渴小便不利淋病脉证并治第十三）

### 【文后附方】

（1）麦门冬汤

麦门冬七升　半夏一升　人参二两　甘草二两　粳米三合　大枣十二枚

上六味，以水一斗二升，煮取六升，温服一升，日三夜一服。

> **方解**　本方主治口渴多饮，尿量频多，神疲乏力，动则气短，舌红苔黄或苔少剥脱，脉虚细数。病位在肺、胃，气阴两虚，治以养阴益气。

### （2）肾气丸

干地黄八两　薯蓣四两　山茱萸四两　泽泻三两　茯苓三两　牡丹皮三两桂枝一两　附子炮，一两

上八味，末之，炼蜜和丸梧子大，酒下十五丸，加至二十五丸，日再服。

> **方解**　本方主治男子消渴，小便反多，以饮一斗，小便一斗，病位在肾，肾气虚弱，治以温补肾气。

### （3）文蛤散

文蛤五两

上一味，杵为散，以沸汤五合，和服方寸匕。

> **方解**　本方主治渴欲饮水不止，病位在肾，阴虚有热，治以咸凉润下，生津止渴。

### （4）栝蒌瞿麦丸

栝蒌根二两　茯苓三两　薯蓣三两　附子一枚，炮　瞿麦一两

上五味，末之，炼蜜丸梧子大，饮服三丸，日三服，不知，增至七八丸，以小便利，腹中温为知。

> **方解**　本方主治小便不利，其人苦渴，病位在肺、肾，下寒上燥，治以温阳利水，润燥止渴。

## 四、汉《华佗神方》

### 【原文】

消渴者，谓渴而不小便也。由少服五石诸丸散，积久经年，石势

结于肾中，使人下焦虚热，及至年衰血气减少，不能制于石，石势独盛，则肾为之燥，故饮水而不小便也。(《华佗神方》卷四《华佗治消渴神方》)

【文后附方】

麦门冬　茯苓　黄连　石膏　葳蕤各八分　人参　黄芩　龙胆各六分枳实五分　升麻四分　生姜　枸杞子　栝蒌根各十分

上为末，蜜丸如梧子大，以茆根一升，粟米三合，煮汁服十丸，日再。若渴则与此，饮大麻亦得。

> **方解**｜本方主治消渴之渴而不小便，病位在肾，为下焦虚热，气阴两虚，肾燥所致。功效为滋阴清热，益气养阴。

## 五、晋《脉经》

【原文】

师曰：厥阴之为病，消渴，气上冲心，心中疼热，饥而不欲食，食即吐，下之不肯止。

寸口脉浮而迟，浮则为虚，迟则为劳。虚则卫气不足，迟则荣气竭。趺阳脉浮而数，浮则为气，数则消谷而紧(《要略》紧作大坚)，气盛则溲数，溲数则紧(《要略》作坚)。紧数相搏，则为消渴。

男子消渴，小便反多，以饮一斗，小便一斗，肾气丸主之。(《脉经》卷八《平消渴小便利淋脉证第七》)

【文后附方】

**肾气丸**（引自《金匮要略》）

干地黄八两　薯蓣四两　山茱萸四两　泽泻三两　茯苓三两　牡丹皮三两桂枝一两　附子炮，一两上八味，末之，炼蜜和丸梧子大，酒下十五丸，加至二十五丸，日再服。

> **方解** | 本方主治消渴，小便反多，以饮一斗，小便一斗。病位在肾，肾阳亏虚，治以温补肾阳。

## 六、隋《黄帝内经太素》

### 【原文】

黄帝曰：有病口甘者，名为何？何以得之？岐伯曰：此五气之溢也，名曰脾瘅。夫五味入于口，藏于胃，脾为之行其清气，液在脾，令人口甘，此肥羹之所致也。此人必数食甘美而多肥者，令人内热，甘者令人满，故其气上溢转，转为消渴。治之以兰，兰除陈气。（《黄帝内经太素》卷第三十《脾瘅消渴》）

## 七、唐《备急千金要方》

### 【原文】

论曰：凡积久饮酒，未有不成消渴，然则大寒凝海而酒不冻，明其酒性酷热，物无以加。脯炙盐咸，此味酒客耽嗜，不离其口，三觞之后，制不由己，饮啖无度，咀嚼鲊酱，不择酸咸，积年长夜，酣兴不解，遂使三焦猛热，五脏干燥。木石犹且焦枯，在人何能不渴。治之愈否，属在病者。若能如方节慎，旬月可瘳，不自爱惜，死不旋踵。方书医药，实多有效，其如不慎者何？其所慎者有三：一饮酒，二房室，三咸食及面。能慎此者，虽不服药而自可无他；不知此者，纵有金丹亦不可救，深思慎之。又曰：消渴之人愈与未愈，常须思虑有大痈，何者？消渴之人，必于大骨节间发痈疽而卒，所以戒之在大痈也，当预备痈药以防之。有人病渴利始发于春，经一夏，服栝楼豉汁得其力，渴渐瘥，然小便犹数甚，昼夜二十余行，常至三四升，极瘦不减二升也，转久便止，渐食肥腻，日就羸瘦，喉咽唇口焦燥，吸吸少气，不得多语，心烦热，两脚酸，食乃兼倍于常，而不为气力者，当知此病皆由虚热所为耳。治法：可常服栝楼汁以除热，牛乳、杏酪善于补，此法最有益。（《备急千金要方》卷二十一《消渴淋闭方》）

**【文后附方】**

（1）麦门冬 茯苓 黄连 石膏 萎蕤各八分 人参 龙胆 黄芩各六分 升麻四分 枳实五分 生姜屑 枸杞子《外台》用地骨皮 栝楼根各十分

上十三味，粒，九如梧子大，以茅根、粟米汁服十九，日二。若渴则与此饮至足大麻亦得。

饮方如下：

茅根切，一升 粟米三合

上二味，以水六升，煮取米熟，用下前方。

> **方解** 本方主治消渴，除肠胃热实。病位在肝、脾、肾，病因病机为热盛阴亏，治以清胃泻热，清肝火，益气养阴。

（2）栝楼根 生姜各五两 生麦门冬用汁 芦根切，各二升 茅根切，三升

上五味，㕮咀，以水一斗，煮取三升，分三服。

> **方解** 本方主治热盛阴亏之消渴。病位在胃，治以清热养阴。

## 八、唐《外台秘要》

**【原文】**

《病源》：夫消渴者，渴而不小便是也。由少服五石诸丸散，积久经年，石势结于肾中，使人下焦虚热。及至年衰，血气减少，不能制于石。

石势独盛，则肾为之燥，故引水而不小便也。其病变者，多发痈疽，此坐热气，留于经络，经络不利，血气壅涩，故成痈脓也。

诊其脉，数大者生，细小浮者死。又沉小者生，实牢大者死。

有病口甘者名为何？何以得之？此五气之溢也，名曰脾瘅。夫五味入于口，藏于胃，脾为之行其精气。溢在于脾，令人口甘，此肥美之所发也。此人必数食甘美而多肥，肥者令人内热，甘者令人中满，故其气上溢，为消渴也。

厥阴之为病，消渴，气上冲，心中疼热，饥不欲食，甚者则欲吐，下之不肯止。

《养生法》云：人睡卧，勿张口，久成消渴及失血也。

赤松子云：卧闭目不息十二通，治饮食不消。其汤熨针石，别有正方，补养宣导，今附于后。

法云：解衣惔卧，伸腰膜少腹，五息止。引肾去消渴，利阴阳。解衣者，使无窒碍。惔卧者，无外想，使气易行。伸腰者，使肾无逼蹙。膜者，大努使气满少腹者，月聂腹牵气使止息即为之。引肾者，引水来咽喉，润上部，去消渴枯槁病。利阴阳者，饶气力也。（出第五卷中。通按：后条，古人喜石，宜消渴。今服石者少，何有此症？缘酒多令中，三焦热，脏腑燥，亦致消渴，不必皆由服石也。但治法颇同。）

《千金》论曰：夫消渴者，凡积久兴酒，无有不成消渴病者。然则大寒凝海而酒不冻，明其酒性酷热，物无以加。脯炙盐咸，此味酒客耽嗜，不离其口，三觞之后，制不由己。饮啖无度，咀嚼鲊酱，不择酸咸，积年长夜，酣兴不懈。遂使三焦猛热，五脏干燥。木石犹且焦枯，在人何能不渴。疗之愈否，属在病者。若能如方节慎，旬月而瘳；不自爱惜，死不旋踵。方书医药，实多有效，其如不慎者何？其所慎者有三：一饮酒，二房室，三咸食及面。能慎此者，虽不服药，而自可无他；不知此者，纵有金丹，亦不可救。深思慎之！深思慎之！

凡消渴之人，愈与未愈，常须虑患大痈，何者？消渴之人，必于大骨节间忽发痈疽而卒，所以戒在大痈也。当预备痈药以防之。（《外台秘要》卷第十一《消渴方一十七首》）

## 【文后附方】

### （1）麦门冬丸（方出《千金方》，名见《外台秘要》）

麦门冬八分，去心　茯苓八分，坚白者　黄连八分　石膏八分，碎　葳蕤八分
人参六分　龙胆六分　黄芩六分　升麻四分　栝楼十分　枳实五分，炙　生姜屑
十分　地骨皮六分　茅根切，一升　粟米三合，白粱米

上十五味，以水六升，煮茅根及粟米令烂，余十三味捣末，蜜和丸
如梧子，以前茅根、粟米汁作饮，服十丸，日二。若渴，则与此饮至足。
大麻亦得。忌猪肉酢物。

> **方解**｜本方主治消渴，肠胃热实。病位在肝、脾、肾，病因病机为热
> 盛阴亏，治以清胃泻热，清肝火，益气养阴。

### （2）栝楼汤（方出《千金方》，名见《外台秘要》）

栝楼五两，切　麦门冬汁，三升　生姜五两，切　茅根切，三升　芦根切，二升
上五味，以水一斗，煮取三升，分为三服。忌如药法。

> **方解**｜病位在肺、胃、肾，病因病机为热盛阴亏，治以清热养阴。

### （3）茯苓汤（引自《千金方》）

茯苓五两，一作茯神　栝楼五两　知母四两　小麦二升　麦门冬五两，去心
大枣二十枚，去核　生地黄六两　葳蕤四两　淡竹叶三升

上九味，切，以水三斗，先煮小麦、竹叶，取九升，去滓，纳诸药，
煮取四升。分四服，不问早晚，随渴即进。非但正治胃渴，通治渴病，
热即服之。忌芜荑酢物。

> **方解**｜本方主治胃腑实热，引饮常渴。病位在胃，病因病机为胃热炽
> 盛，治以泻热止渴。

### （4）猪肚丸（引自《千金方》）

猪肚一枚，治如食法　黄连五两，去毛　栝楼四两　麦门冬四两，去心　知母

四两　茯神四两　梁米五两

上七味，捣为散，纳肚中，线缝，安置甑中蒸之极烂熟，接热及药，木臼中捣，可堪丸。若硬加少蜜和丸如梧子，饮汁下三十丸，日再服，渐加至四五十丸，渴即服之。

> **方解**｜病位在胃，病因病机为热盛阴亏，治以清胃泻火，补益脾胃。

### （5）栝楼散（引自《千金方》）

栝楼八分　麦门冬六分，去心　甘草六分，炙　铅丹八分

上四味，捣为散，以浆水服方寸匕，日三服。忌海藻菘菜。（一方有茯苓六分）

> **方解**｜病位在胃、肾，病因病机为热盛阴亏，治以清胃泻火，滋补肾阴。

### （6）黄芪汤（方出《千金方》，名见《外台秘要》）

黄芪三两　茯神三两　栝楼三两　甘草三两，炙　麦门冬三两，去心　干地黄五两

上六味，切，以水八升，煮取二升半，分三服。忌芜荑、酢物、海藻、菘菜。日进一剂，服十剂讫，服丸药。后肾消门中宣补丸是。

> **方解**｜病位在脾、肾，病因病机为气阴两虚，治以益气养阴。

### （7）胃反吐食方（引自《千金方》）

茯苓八两　泽泻四两　白术三两　生姜三两　桂心三两　甘草一两，炙

上六味，切，以水一斗，煮小麦三升，取五升，去滓，纳茯苓等，煮取二升半。一服八合，日再。

> **方解**｜本方主治消渴，阴脉绝，胃反吐食。病位在脾、胃，病因病机为脾虚、胃气上逆，治以健脾和胃。

（8）取屋上瓦三十年者，破如雀头三大升，以东流水两石，煮取二斗。（引自《千金方》）

干地黄八两　生姜八两　橘皮三两　甘草三两, 炙　人参三两　黄芪三两　桂心二两　远志三两, 去心　当归二两　芍药二两　大枣二十枚, 擘　白术八两

上十二味，切，纳瓦汁中，煮取三升，分温四服。单瓦汁亦佳。（一方无甘草）

> **方解** 病位在脾、肾，病因病机为脾肾两虚，治以健脾补肾。

（9）**四肢烦疼方**（引自《千金方》）

葛根一斤　人参一两　甘草一两, 炙　竹叶一把

上四味，切，以水一斗五升，煮取五升，渴则饮一升，日三夜二。忌海藻、菘菜。

> **方解** 本方主治热病后虚热渴，四肢烦疼。病位在脾、心，病因病机为心火炽盛、气阴两虚，治以清心火，益气养阴。

（10）**填骨煎**（引自《千金方》）

茯苓三两　菟丝子三两　山茱萸三两　当归三两　大豆黄卷一升　石韦二两, 去毛　牛膝三两　巴戟天三两　麦门冬三两, 去心　天门冬五两, 去心　五味子三两　人参二两　远志三两, 去心　桂心二两　附子二两, 炮　石斛三两

上十六味，先捣筛，别取生地黄十斤、生栝楼十斤，舂绞取汁，于火上煎之减半，便作数分纳药，并下白蜜二升、牛髓一升，微火煎之，令如糜。食如鸡子黄大，日三。亦可饮服之佳。忌酢物、鲤鱼、生葱、猪肉、冷水。（一方有肉苁蓉四两）

> **方解** 本方主治虚热渴。病位在脾、肾，病因病机为脾肾两虚，治以健脾补肾。

**【原文】**

《近效极要》：论消渴旧来以为难疗。古方有黄连汤牛胆丸为胜，亦不能好瘥。自作此方以来，服者皆瘥，服多者即吐水，岂有更渴之理。(《外台秘要》卷第十一《近效极要消渴方二首》)

**【文后附方】**

（11）**麦门冬丸**（引自《近效极要》）

麦门冬五两，去心　干地黄三两　蜀升麻五两　黄芩五两　栝楼七两　苦参八两　人参三两　黄连五两　黄柏五两

上九味，末之，以牛乳和，众手捻作丸子，曝干，以饮服二十丸，日二，加至五六十丸。忌芜荑、猪肉、冷水。

> **方解**｜病位在脾、胃、肾，病因病机为热盛阴亏、气阴两虚，治以清热生津，益气养阴。

（12）黄连五两　苦参一斤　知母五两　栝楼二两　麦门冬五两，去心　牡蛎粉五两，熬　人参五两　黄芪五两　干地黄五两（引自《近效极要》）

上九味，末之，以牛乳丸，清浆服二十丸，日二服，加至五十丸。忌猪肉、冷水、芜荑。

> **方解**｜病位在脾、胃、肾，病因病机为热盛阴亏、气阴两虚，治以清热生津，益气养阴，收敛固涩。

**【原文】**

《广济》疗口干数饮水，腰脚弱，膝冷，小便数，用心力即烦闷健忘方。

又疗消渴口苦舌干方。

《千金》口含酸枣丸，疗口干方。(《外台秘要》卷第十一《消渴口干燥方三首》)

## 【文后附方】

### （13）用心力即烦闷健忘方（引自《广济方》）

麦门冬十二分，去心　牛膝六分　龙骨八分　土瓜根八分　狗脊六分　茯神六分　人参六分　黄连十分　牡蛎六分，熬碎　山茱萸八分　菟丝子十二分，酒渍一宿　鹿茸八分，炙

上十二味，捣筛为末，蜜和丸，每服食后煮麦饮，服如梧子二十丸，日二服，渐加至三十丸。忌生菜、热面、猪牛肉、蒜、黏食、陈臭、酢物等。

> **方解** 本方主治消渴之口干数饮水，腰脚弱，膝冷，小便数，用心力则烦闷健忘。病位在脾、胃、肾，病因病机为阴阳两虚，治以阴阳双补。

### （14）消渴口苦舌干方（引自《广济方》）

麦门冬五两，去心　茅根一升　栝楼三两，切　乌梅十颗，去核　小麦三合　竹茹一升

上六味，以水九升，煮取三升，去滓，细细含咽，分为四五服。忌热面、炙肉。

> **方解** 本方主治消渴之口苦舌干。病位在心、胃，病因病机为阴虚生热，治以养阴润燥清热。

### （15）千金口含酸枣丸（引自《千金方》）

酸枣一升五合，去核　石榴子五合，干之　葛根三两　乌梅五十颗，去核　麦门冬四两，去心　茯苓三两半　覆盆子三两　桂心三两六铢　石蜜四两半　栝楼三两半

上十味，捣筛，蜜和为丸，含如酸枣许大，不限昼夜，常令口中有津液出为佳。忌大酢、生葱。

> **方解** 本方主治消渴口干。病位在肾、胃，病因病机为阴津亏虚，治以养阴润燥。

## 【原文】

《病源》：内消病者，不渴而小便多是也。由少服五石，热结于肾，内热之所作也。所以服石之人小便利者，石性归肾，肾得石则实，实则消水浆，故利。利多则不得润养五脏，脏衰则生诸病焉。由肾盛之时，不惜真气，恣意快情，数使虚耗，石热孤盛，则作消中，故不渴而小便多也。（出第五卷中）

《千金》论曰：寻夫内消之为病，当由热中所作也，小便多于所饮，令人虚极短气。又内消者，食物皆消作小便，而又不渴。正观十年，梓州刺史李文博，先服白石英久，忽然房道强盛，经月余渐患渴，经数日小便大利，日夜百行以来，百方疗之，渐以增剧，四体羸惙不能起止，精神恍惚，口舌焦干而卒。此病虽稀，甚可畏也。利时脉沉细微弱，服枸杞汤即效。若恐不能长愈，服铅丹散立效，其间将服除热宣补丸。

《古今录验》论消渴病有三：一渴而饮水多，小便数，无脂，似麸片甜者，皆是消渴病也；二吃食多，不甚渴，小便少，似有油而数者，此是消中病也；三渴饮水不能多，但腿肿脚先瘦小，阴痿弱，数小便者，此是肾消病也，特忌房劳。若消渴者，倍黄连；消中者，倍栝楼；肾消者，加芒硝六分。（《外台秘要》卷第十一《消中消渴肾消方八首》）

## 【文后附方】

### （16）枸杞汤（引自《千金方》）

枸杞枝叶一斤　栝楼根三两　石膏三两　黄连三两　甘草二两，炙

上五味，切，以水一斗，煮取三升，去滓。分温五服，日三夜二服。困重者多合，渴即饮之。忌海藻、菘菜、猪肉。

> **方解**　本方主治内消之不渴而小便多，小便多于所饮，口渴多饮（补充自《杂病广要》）。病位在肾、胃，病因病机为劳逸失度，热盛阴亏，阴虚燥热，治以清胃泻热，养阴润燥。

### （17）铅丹散（引自《千金方》）

铅丹二分，熬，别研入　栝楼根十分　甘草十分，炙　泽泻五分　胡粉二分，

熬，研入　石膏五分，研　白石脂五分，研入　赤石脂五分

上八味，捣研为散，水服方寸匕，日三服，少壮人一匕半。患一年者服之一日瘥，二年者二日瘥。渴甚者夜二服，若腹中痛者减之。丸服亦佳，一服十九，以瘥为度，不要伤多，令人腹痛。此方用之如神，已用经今三十余载矣。忌海藻、菘菜。文仲云：腹中痛者，宜浆水饮汁下之亦得。又《备急》云：不宜酒下，用麦汁下之亦得。丸服者服十九，日再服，合一剂。救数人得愈。《古今录验》云：服此药了，经三两日，宜烂煮羊肝肚空腹吃之，或作羹亦得，宜汤淡食之。候小便得咸苦，即宜服后花苁蓉丸，兼煮散将息。

> **方解**　本方主治消渴止小便数，兼消中。病位在肾、胃，病因病机为津液内耗，热盛伤阴，治以清热养阴，生津止渴。

## （18）宣补丸（引自《千金方》）

黄芪三两　栝楼三两　麦门冬三两，去心　茯神三两　人参三两　甘草三两，炙黄连三两　知母三两　干地黄六两　石膏六两，研　菟丝三两　肉苁蓉四两

上十二味，末之，以牛胆汁三合，共蜜和丸梧子大，以茅根汁服三十九，日渐加至五十九。一名茯神丸。

> **方解**　本方主治肾消渴，小便数。病位在脾、胃、肾，病因病机为热盛阴亏，气阴两虚，治以清热，益气养阴。

## （19）肾沥汤（引自《千金方》）

羊肾一具，去脂膜，切　远志二两，去心　人参二两　泽泻二两　干地黄二两桂心二两　当归二两　龙骨二两　甘草二两，炙　麦门冬一升，去心　五味子五合茯苓一两　芎劳二两　黄芩一两　生姜六两　大枣二十枚

上十六味，切，以水一斗五升，煮羊肾取一斗二升，纳药取三升，分三服。忌海藻、菘菜、生葱、酢物、芜荑。

> **方解**　本方主治虚损消渴，小便数，腰痛。病位在脾、胃、肾，病因病机为热盛阴亏、肾虚，治以清热，补肾养阴。

## （20）阿胶汤（引自《千金方》）

阿胶三两　干姜二两　麻子一升　远志四两，去心　附子一两，炮　人参一两
甘草三两，炙

　　上七味，切，以水七升，煮取二升半，去滓，纳胶令烊，分三服。说云：小便利多白，日夜数十行至一石，令五日服之甚良。忌海藻、菘菜、猪肉、冷水。

> **方解**　本方主治久虚热，小便利而多，或服石散人虚热，多由汗出当风取冷，患脚气，喜发动，兼消渴肾消，脉细弱。病位在肾，病因病机为虚热日久，肾虚，治以补肾养阴。

## （21）肾消夜尿七八升方（引自《千金方》）

鹿角一具，炙令焦

　　上一味，捣筛，酒服方寸匕，渐渐加至一匕半。

> **方解**　本方主治肾消，夜尿七八升。病位在肾，病因病机为肾阳亏虚，治以补肾温阳。

## （22）黄芪汤（引自《千金方》）

黄芪二两　芍药二两　生姜二两　当归二两　桂心二两　甘草二两　大枣三十枚　麦门冬一两，去心　干地黄一两　黄芩一两

　　上十味，切，以水一斗，煮取三升，去滓，空腹温分三服。忌海藻、菘菜、生葱、芜荑。

> **方解**　本方主治消中虚劳少气，小便数。病位在肾、脾，病因病机为肾虚，气阴两虚，治以补肾，益气养阴。

## （23）花苁蓉丸（引自《古今录验方》）

花苁蓉八分　泽泻四分　五味子四分　紫巴戟天四分，去心　地骨皮四分　磁石六分，研水，淘去赤汁，干之，研入　人参六分　赤石脂六分，研入　韭子五分，熬　龙骨五分，研入　甘草五分，炙　牡丹皮五分　干地黄十分　禹余粮三分，研入　桑螵蛸三十枚，炙　栝楼四分

上十六味，捣筛，蜜和丸如梧子，以牛乳空腹下二十九，日再服。忌海藻、菘菜、胡荽、芜荑等物。

> **方解**　本方主治内消之服前件铅丹丸，得小便咸苦如常，后恐虚惫者。病位在肾，病因病机为肾虚，治以补肾。

### （24）**煮散方**（引自《古今录验方》）

桑根白皮六分　薏苡仁六分　通草四分　紫苏茎叶四分　五味子六分　覆盆子八分　枸杞子八分　干地黄九分　茯苓十二分　菝葜十二分　黄芪二分

上十一味，捣，以马尾罗筛之，分为五帖，每帖用水一升八合，煎取七合，去滓，温服。忌酢物、芜荑。

> **方解**　本方主治内消之服前丸（花苁蓉丸）渴多者。病位在肾、肺、脾，病因病机为肺热津伤，肾阴亏虚，治以宣肺清热，补肾养阴。

## 【原文】

《千金》论曰：凡消渴病经百日以上者，不得灸刺，灸刺则于疮上漏脓水不歇，遂成痈疽，羸瘦而死。亦忌有所误伤皮肉，若作针孔许大疮者，所饮之水，皆于疮中变成脓水而出，若水出不止者，必死，慎之慎之。初得消渴者，可依后方灸刺之为佳。

孙氏云：消渴病百日外，既不许针刺，所饮之水，皆化为脓水，不止者皆死，特须慎之。又云：仍不得误伤皮肉，若有小疮，亦云致死。既今亦得消渴，且未免饮水，水入疮即损人。今初得日，岂得令其灸刺，致此误伤之祸，辄将未顺其理，且取百日以上为能，未悟初灸之说，故不录灸刺。凡灸刺则外脱其气。消渴皆是宣疾，灸刺特不相宜，唯脚气宜即灸之，是以不取灸穴者耳。

又有人患消渴，小便多而数，发在于春，经一夏，专服栝楼及豉汁，得其力，渴渐瘥。然小便犹数甚，昼夜二十余行，常至三四升，极差不减二升也。转久便止，渐食肥腻，日就羸瘦，唇口干燥，吸吸少气，不得多语，心烦热，两脚酸，食乃兼倍于常，而不为气力者，然此病皆由虚热所为耳。疗法：栝楼汁可长服以除热，牛乳、杏酪善于补。此法最有益。(《外台秘要》卷第十一《消渴不宜针灸方一十首》)

## 【文后附方】

### （25）加减六物丸（引自《文仲方》）

栝楼根八分　麦门冬六分，去心　知母五分　人参四分　苦参粉四分　土瓜根四分

上药捣筛，以牛胆和为丸，如小豆，服二十丸，日三服，麦粥汁下。未知，稍加至三十丸。咽干者加麦门冬，舌干加知母，胁下满加人参，小便难加苦参，小便数加土瓜根，随患加之一分。

> **方解** 本方主治消渴热中，小便多而数，日就羸弱，唇口干燥，心烦热，两脚酸，食乃兼倍于常，而不为气力者。病位在脾、胃，病因病机为热盛阴亏，治以清热养阴。

### （26）黄连丸（引自《文仲方》）

黄连一斤，去毛　生地黄十斤

上二味，捣绞地黄取汁，渍黄连，出曝之燥，复纳之，令汁尽，干捣之下筛，蜜和丸如梧子，服二十丸，日三服。亦可散，以酒服方寸匕，日三服。尽更令作，即瘥止。忌猪肉、芜荑。

> **方解** 本方主治消渴之小便多而数，日就羸弱，唇口干燥，心烦热，两脚酸，食乃兼倍于常，而不为气力者。病位在胃、肾，病因病机为热盛阴亏，治以清热养阴。

### （27）栝楼粉散（引自《千金方》）

深掘大栝楼根，厚削皮至白处

上一味，寸切，以水浸，一日一易，经五日，出取烂捣破之，以绢袋盛摆之，一如出粉法，水服方寸匕，日三四，亦可作粉粥乳酪中食之，不限多少，取瘥止。

> **方解**　本方主治消渴之小便多而数，日就羸弱，唇口干燥，心烦热，两脚酸，食乃兼倍于常，而不为气力者。病位在脾、胃，病因病机为热盛阴亏，治以清热养阴。

## 【原文】

《肘后》卒消渴小便多方。(《外台秘要》卷第十一《卒消渴小便多太数方八首》)

## 【文后附方】

（28）酒煎黄柏汁（引自《肘后备急方》）

酒煎黄柏汁，取性饮之。

> **方解**　病位在肾，病因病机为阴虚内热，治以滋阴清热。

（29）桑根白皮炙令黄黑色，切（引自《肘后备急方》）

桑根白皮新掘入地三尺者佳，炙令黄黑色，切，以水煮之，无多少，但令浓，随意饮之，无多少。亦可纳少粟米，勿与盐。

> **方解**　本方主治消渴，日饮水一斛。病位在肺，病因病机为肺热津伤，治以清热润肺。

（30）**猪肚黄连丸**（引自《肘后备急方》）

猪肚一枚，洗去脂膜　黄连末三斤

纳猪肚中蒸之一石米熟，即出之，曝干，捣丸如梧子，服三十丸，日再服，渐渐加之，以瘥为度。忌猪肉。

> **方解**　本方主治消渴，小便数。病位在脾、胃，病因病机为胃热炽盛，脾气亏虚，治以清胃泻热，益气健脾。

## 【原文】

论曰：消渴者，原其发动，此则肾虚所致，每发即小便至甜，医者多不知其疾，所以古方论亦阙而不言，今略陈其要。按《洪范》稼穑作甘。以物理推之，淋饧醋酒作脯法，须臾即皆能甜也。足明人食之后，滋味皆甜，流在膀胱，若腰肾气盛，则上蒸精气，气则下入骨髓，其次以为脂膏，其次为血肉也，其余别为小便，故小便色黄，血之余也。臊气者，五脏之气。咸润者，则下味也。腰肾既虚冷，则不能蒸于上，谷气则尽下为小便者也。故甘味不变，其色清冷，则肌肤枯槁也。犹如乳母，谷气上泄，皆为乳汁。消渴疾者，下泄为小便，此皆精气不实于内，则便羸瘦也。

又肺为五脏之华盖，若下有暖气蒸即肺。若下冷极即阳气不能升，故肺干则热。故《周易》有否卦，乾上坤下，阳阻阴而不降，阴无阳而不升，上下不交，故成否也。譬如釜中有水，以火暖之，其釜若以板盖之，则暖气上腾，故板能润也；若无火力，水气则不上，此板终不可得润也。火力者，则为腰肾强盛也，常须暖将息。其水气即为食气，食气若得暖气，即润上而易消下，亦免干渴也。是故张仲景云：宜服此八味肾气丸，并不食冷物及饮冷水。今亦不复渴，比频得效，故录正方于后耳。

凡此疾与脚气虽同为肾虚所致，其脚气始发于二三月，盛于五六月，衰于七八月。凡消渴始发于七八月，盛于十一月十二月，衰于二月三月，其故何也？夫脚气者，拥疾也；消渴者，宣疾也。春夏阳气上，故拥疾发，即宣疾愈也。秋冬阳气下，故宣疾发，即拥疾愈也。审此二者，疾可理也。又宜食者，每间五六日空腹一食饼，以精羊肉及黄雌鸡为臛，此可温也。若取下气不食肉、菜，食者宜煮牛膝、韭、蔓菁，又宜食鸡子、马肉，此物微拥，亦可疗宣疾也。拥之过度，便发脚气，犹如善为政者，宽以济猛，猛以济宽，随事制度，使宽猛得所，定之于心，口不能言也。

又庸医或令吃栝楼粉，往往经服之都无一效。又每至椹熟之时，取烂美者水淘去浮者餐之，候心胸间气为度，此亦甚佳。生牛乳暖如人体，渴即细细呷之亦佳。张仲景云：足太阳者，是膀胱之经也。膀胱者，是肾之腑也。而小便数，此为气盛，气盛则消谷，大便硬，衰则为消渴也。（《外台秘要》卷第十一《近效祠部李郎中消渴方二首》）

## 【文后附方】

（31）黄连二十分　苦参粉十分　干地黄十分　知母七分　牡蛎八分　麦门冬十二分，去心　栝楼七分，一方无，余及数分并同

上七味，捣筛，牛乳和为丸，如梧子大，并手作丸，曝干，油袋盛用，浆水或牛乳下，日再服二十丸，一方服十五丸。患重者渴瘥后，更服一年以来。此病特慎獐鹿肉，须慎酒、炙肉、咸物。吃索饼五日一顿，细切精羊肉勿著脂饱食。吃羊肉须著桑根白皮食。一方云：瘥后须服此丸一载以上，即永绝根源。此病特忌房室、热面并干脯，一切热肉、粳米饭、李子等。若觉热渴，加至二十五丸亦得，定后还依前减。其方神效无比，余并准前方。忌猪肉、芜荑。

> **方解**　本方主治消渴之多饮而尿数，饮一斗水，小便亦得一斗（先服八味肾气丸讫，后服此药压之方）。病位在胃、肾，病因病机为热盛阴亏，治以清热养阴。

## 九、宋《太平圣惠方》

## 【原文】

夫消渴者，为虽渴而不小便是也。由少年服五石诸丸，积经年岁，石势结于肾中，使人下焦虚热。及至年衰，血气减少，不复能制于石，石势独盛，则肾为之燥，故引水而小便少也。其病变者多发痈疽，此由滞于血气，留于经络，不能通行，血气壅涩，故成痈脓也。诊其脉，数大者生，细小浮者死；又沉小者生，实大者死。病有口甘者，名之为何何？以得之此五气之溢也，名曰脾瘅。夫五味入于口，藏于胃，脾之所为行。其气液在于脾，令人口甘，此肥美之所发。此人必数食甘美，上

溢为消渴也。(《太平圣惠方》卷第五十三《治消渴诸方》)

【文后附方】

**（1）麦门冬散**

麦门冬二两，去心　茅根二两，剉　栝楼根二两　芦根一两，剉　石膏二两
甘草一两，炙微赤，剉

上件药，捣粗罗为散，每服四钱，以水一中盏，入小麦一百粒，煎至六分，去滓，不计时候温服。

> **方解** | 本方主治消渴之体热烦闷，头痛，不能食。病位在胃，病因病机为热盛阴亏，治以养阴清热。

**（2）**铁粉一两，细研　麦门冬二两，去心，焙　牡蛎一两，烧为粉　知母一两
黄连二两，去须　苦参一（二）两，剉　栝楼根二两　金箔一百片，细研　银箔
五十（二百）片，细研

上件药，捣细罗为散，入铁粉等，同研令匀，每服不计时候，以清粥饮调下一钱。

> **方解** | 本方主治消渴不止，心神烦乱。病位在肾、心，病因病机为肾虚，下焦湿热，心火上炎，治以补肾，清利湿热，清心泻火。

**（3）黄丹散**

黄丹三分，炒令紫色　栝楼根一两　前胡（胡粉）一两　甘草一两，炙微赤，剉
泽泻半两　石膏一两，细研　赤石脂半两，细研　贝母半两，煨令微黄

上件药，捣细罗为散，入研了药令匀，不计时候，以清粥饮调服一钱。

> **方解** | 本方主治消渴之心神烦闷，头痛。病位在心，病因病机为痰热扰心，治以清热化痰。

**（4）**黄丹一两，炒令紫色　栝楼根一两　麦门冬二两，去心，焙　甘草二两，

炙微赤，剉 赤茯苓一两

上件药，捣细罗为散，入黄丹研令匀，每服不计时候，以温水调下一钱。

> **方解** 本方主治消渴不止。病位在脾、胃、心，病因病机为阴津不足、湿热蕴结，治以养阴清热利湿。

（5）铅霜半两，细研 黄连半两，去须 栝楼根半两 人参半两，去芦头 黄丹半两，炒令紫色

上件药，捣细罗为散，入研了药令匀，不计时候，以温水调下半钱。

> **方解** 病位在肾，病因病机为下焦虚热，治以滋阴清热，益气养阴。

## （6）心烦躁方

栝楼根一两 石膏二两 甘草一两，炙微赤，剉 柑子皮一两，汤浸，去白瓤

上件药，捣细罗为散，每服不计时候，煮大麦饮调下一钱。

> **方解** 本方主治消渴，心烦躁。病位在胃，病因病机为热盛阴亏，治以清热养阴。

## （7）赤茯苓煎

赤茯苓五两，为末 白蜜半斤 淡竹沥一小盏 生地黄汁一中盏

上件药，调搅令匀，以慢火煎成膏，每服不计时候，以清粥饮调下一茶匙。

> **方解** 本方主治消渴之心神烦乱，唇口焦干，咽喉不利。病位在心，病因病机为心火亢盛，阴液亏虚，治以清心安神，养阴生津。

（8）密陀僧半两，细研 黄连半两，去须 滑石半两，细研 栝楼根半两

上件药，捣细罗为散，入研了药令匀，不计时候，用清粥饮调下一钱。

> **方解** 本方主治消渴多饮，小便涩少，皮肤干燥，心神烦热。病位在心、胃，病因病机为痰热扰心，阴津亏虚，治以清热祛痰，养阴生津。

### （9）黄连散

黄连二两，去须，捣罗为末　生地黄汁三合　生栝楼汁三合　牛乳三合

上用三味汁相和，每服三合，不计时候，调下黄连末一钱。

> **方解** 本方主治消渴。病位在肺、心，病因病机为热盛阴亏，治以清热养阴。

### （10）白羊肺—具，切片　牡蛎二两，烧为粉　胡燕窠中草烧灰一两

上件药，捣细罗为散，每于食后，以新汲水调下二钱。

> **方解** 病位在肾、心、肺，病因病机为上焦热盛，治以清心养肺。

### （11）黄连丸

黄连半两，去须　黄芪半两，剉　栀子仁一分　苦参半两，剉　人参一两（分），去芦头　葳蕤一分　知母一分　麦门冬一两，去心，焙　栝楼根半两　甘草一分，炙微赤，剉　地骨皮一分　赤茯苓一分　生干地黄一分　铁粉半分，研

上件药，捣罗为末，炼蜜和捣三二百杵，丸如梧桐子大，不计时候，以粥饮下三十丸。

> **方解** 本方主治消渴久不瘥，体瘦心烦。病位在心、肾，病因病机为心火亢盛，下焦虚热，治以滋阴清热，益气养阴。

### （12）铁粉丸

铁粉二两，细研　鸡膍胵一两，微炙　栝楼根三分　土瓜根一两　苦参三分，剉　黄连三分去须　麦门冬一两，去心，焙　牡蛎三分，烧为粉　桑螵蛸三分，微炒　金箔五十片，细研　银箔五十片，细研

上件药，捣罗为末，入研了药，更研令匀，炼蜜和捣三五百杵，丸如梧桐子大，每服，不计时候，以清粥饮下三十丸。

> **方解** 本方主治消渴，困笃。病位在肾、心，病因病机为下焦虚热、气阴两虚，肾燥，治以滋阴清热，益气养阴。

### （13）栝楼根丸

栝楼根一两　麦门冬一两，去心，焙　甘草三分，炙微赤，剉　黄连三分，去须　赤石脂半两　泽泻半两　石膏一两

上件药，捣罗为末，炼蜜和捣三二百杵，丸如梧桐子大，不计时候，以清粥饮下三十丸。

> **方解** 本方主治消渴，心神虚烦燥闷。病位在肾、心，病因病机为热盛阴亏，治以滋阴清热，益气养阴。

（14）黄连一两，去须　皂荚树鹅一两，微炙　苦参二两，剉　栝楼根二两　赤茯苓二两　知母二两　白石英一两，细研　金箔五十片，细研　银箔五十片，细研

上件药，捣罗为末，入石英、金银箔相和，研令匀，以炼蜜和捣三五百杵，丸如梧桐子大，每服不计时候，煮小麦汤下三十丸，竹叶汤下亦得。

> **方解** 本方主治消渴久不止，心神烦壅，眠卧不安。病位在心，病因病机为热盛阴亏，痰热扰心，治以养阴清热，祛痰安神。

（15）栝楼根二两　麦门冬二两，去心，焙　苦参三分，剉　人参三分，去芦头　知母三分

上件药，捣罗为末，用牛胆汁和丸，如小豆大，不计时候，以清粥饮下二十丸。

> **方解** 本方主治消渴之四肢烦热，口干心燥。病位在胃、心，病因病机为热盛阴亏，治以益气养阴清热。

（16）水蛇一条活者剥皮，炙黄，捣末　蜗牛不限多少，水浸五日，取涎入腻粉一分，煎令稠　麝香一分，细研

上件药，用粟米饭和丸，如绿豆大，每服不计时候，以生姜汤下十丸。

> **方解** | 病位在肾、心，病因病机为阴虚燥热，治以滋阴清热，益气养阴，开窍醒神。

（17）苦参三两，剉　黄连一两，去须　麝香一钱，细研

上件药，捣罗为末，入麝香，研令匀，炼蜜和丸，如梧桐子大，每服不计时候，以清粥饮下二十丸。

> **方解** | 本方主治消渴之烦热闷乱。病位在心，病因病机为邪热扰心，治以清心开窍。

（18）黄连一两（斤），去须　生地黄五斤，烂研，布绞取汁

上捣黄连碎，入地黄汁内，浸一宿，曝干，又浸，又曝，令地黄汁尽为度。曝干捣罗为末，炼蜜和捣三五百杵，丸如梧桐子大，不计时候。以清粥饮下二十丸。

> **方解** | 本方主治消渴久不瘥，吃食少，心神烦乱。病位在心、胃、肾，病因病机为热盛阴亏，治以清热养阴。

### （19）**身体黄瘦方**

栝楼根　黄连去须　铁粉细研，以上各等分

上件药，捣罗为末，入铁粉研令匀，炼蜜和丸，如梧桐子大，不计时候，煎茅根汤下二十丸。

> **方解** | 本方主治消渴之饮水绝多，身体黄瘦。病位在胃，病因病机为热盛阴亏，治以清热养阴。

（20）黄连半两，去须　黄丹半两，炒令紫色　豆豉半两，炒干

上件药，捣罗为末，入黄丹研令匀，用软饭和丸，如梧桐子大，每于

食后，以温水下十五丸。

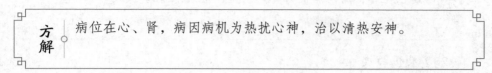

> **方解** 病位在心、肾，病因病机为热扰心神，治以清热安神。

（21）密陀僧三分，细研　黄连三分，去须

上件药，捣细罗为散，都研令细，每遇渴时，抄一字于舌上，以水下之。

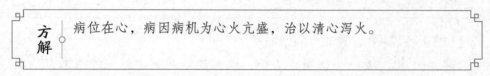

> **方解** 病位在心，病因病机为心火亢盛，治以清心泻火。

（22）瓦窑突上黑煤结干似铁屎者，半斤　生姜四两

瓦窑突上黑煤，结干似铁屎者，半斤，捣取末，更以生姜四两同捣，绢袋盛，以水五升浸，取汁，不计时候，冷饮半合。

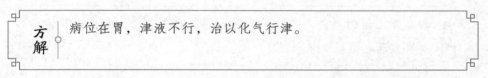

> **方解** 病位在胃，津液不行，治以化气行津。

（23）黄柏半斤

细剉，以水一斗，煮三二十沸，去滓，恣意饮之，便愈。

> **方解** 本方主治消渴小便不利。病位在肾，病因病机为下焦虚热，治以滋阴清热。

（24）故屋上古瓦两口

净洗捶碎，以水煮取浓汁，食后，温频服一小盏。

> **方解** 病位在肾，病因病机为下焦虚热，气阴两虚，肾燥，治以滋阴清热，益气养阴。

（25）黄连三两，去须

上捣罗为末，炼蜜和丸，如梧桐子大，每于食后，以温水下二十丸。

| 方解 | 病位在胃，病因病机为胃热炽盛，治以清胃泻热。 |

**（26）桑根白皮**三两，剉

上以水三大盏，煎至二盏，去滓，温温频服一小盏。

| 方解 | 病位在肺，病因病机为肺热炽盛，治以清肺泻火。 |

**（27）冬瓜**一枚　**黄连**二两，去须

冬瓜一枚，近一头切断，去子，以黄连二两，去须，杵为末，纳瓜中，合定，用绳缚。蒸半日取出，候冷热得所，取瓜中水，不计时候，饮一小盏。其冬瓜皮肉，晒干。兼理骨蒸劳，及酒黄多年者，为散，每于食后，以温水调下二钱甚效。

| 方解 | 本方主治消渴热，或心神烦乱。病位在胃、心，病因病机为心胃火旺，治以清热利湿。 |

**（28）生栝楼根**五两

烂研，用水三大盏，浸一宿，绞取汁，每于食后，服一小盏。

| 方解 | 病位在肺、胃，病因病机为热盛阴亏，治以清热养阴。 |

**（29）罂粟**一合

细研，以温水一大盏，调令匀，分三服，食前服之。

| 方解 | 病位在肺、大肠，病因病机为肺气不敛，治以敛肺涩肠。 |

**（30）地骨皮**一两，末

上以半天河水一中盏，井华水一大盏，同煎至一大盏，去滓，食后分

温二服。

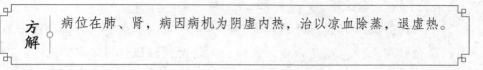

方解｜病位在肺、肾，病因病机为阴虚内热，治以凉血除蒸，退虚热。

## 【原文】

夫消渴烦躁者，由肾气虚弱，心脏极热所致也。肾主于水，心主于火，肾水枯竭，则不能制于火。火炎上行，而干于心，心气壅滞，则生于热也。此皆由下焦久虚，因虚生热，积热不散，伏留于上焦之间，故令渴而烦躁也。(《太平圣惠方》卷第五十三《治消渴烦躁诸方》)

## 【文后附方】

### （31）黄芪散

黄芪一两，剉　人参半两，去芦头　麦门冬一两，去心　桑根白皮一两，剉　知母三分　栝楼根三分　黄连一两，去须　石膏二两　葛根半两，剉　赤茯苓半两　地骨皮半两　川升麻半两　甘草半两，炙微赤，剉

上件药，捣筛为散，每服四钱，以水一中盏，入生姜半分，淡竹叶二七片，煎至六分，去滓，不计时候温服。

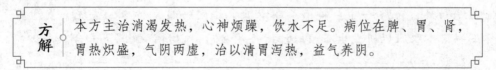

方解｜本方主治消渴发热，心神烦躁，饮水不足。病位在脾、胃、肾，胃热炽盛，气阴两虚，治以清胃泻热，益气养阴。

### （32）芦根散

芦根一两，剉　赤茯苓一两　麦门冬一两，去心　人参半两，去芦头　黄芩三分　桑根白皮三分，剉　甘草半两，炙微赤，剉

上件药，捣筛为散，每服四钱，以水一中盏，入生姜半分，淡竹叶二七片，煎至六分，去滓，不计时候温服。

方解｜本方主治消渴烦躁，体热不能食。病位在心、肺，心肺热盛，气阴两虚，治以清心养肺，益气养阴。

（33）地骨皮一两　栝楼根一两　芦根一两，剉　人参半两，去芦头　麦门冬一两半，去心　赤茯苓三分　生干地黄一两　黄芩三分

上件药，捣筛为散，每服四钱，以水一中盏，入生姜半分，小麦一百粒，淡竹叶二七片，煎至六分，去滓，不计时候温服。

> **方解**｜本方主治消渴，体热烦躁。病位在心、肾，心火炽盛，肾阴亏虚，治以清泻心火，滋补肾阴。

### （34）黄连散

黄连一两，去须　栝楼根一两半　麦门冬一两，去心　知母三分　人参半两，去芦头　地骨皮三分　黄芩三分　川升麻三分

上件药，捣筛为散，每服四钱，以水一中盏，入生姜半分，淡竹叶二七片，煎至六分，去滓，不计时候温服。

> **方解**｜本方主治消渴烦躁，饮水不止。病位在心、肾，心火炽盛，肾阴亏虚，治以清泻心火，滋补肾阴。

（35）大冬瓜一枚，割开头，去子　黄连一斤，去须　甘草一（三）两，炙微赤，剉　童子小便一斤　地黄汁五合　蜜五合

上件药，捣甘草黄连，罗为末，都入冬瓜内，即以头却盖之，又以黄土泥封裹，可厚一寸，候干，即以糠火烧之一日，待冷，去泥，置于露下一宿，取瓜烂研，生布绞取汁，每于食后，以清粥饮调下一合。

> **方解**｜本方主治消渴烦躁，饮水不止，或成骨蒸之状。病位在肾、心，心火炽盛，肾阴亏虚，治以清泻心火，滋补肾阴。

### （36）麦门冬散

麦门冬二两，去心　川升麻一两　黄连一两，去须　柴胡一两，去苗　赤茯苓二两　黄芩一两　生干地黄一两　人参半两去芦头　栝楼根一两　甘草半两，炙微赤，剉

上件药，捣筛为散，每服四钱，以水一中盏，入生姜半分，淡竹叶

六七片，煎至六分，去滓，不计时候温服。

> **方解** 本方主治消渴。心燥烦热，不得睡卧。病位在肾、心，心火炽盛，肾阴亏虚，治以清泻心火，滋补肾阴。

（37）麦门冬半两，去心　土瓜根一两　小麦一合　黄芩半两

上件药，都细剉和匀，每服半两，以水一大盏，入竹叶二七片，生姜半分，煎至五分，去滓，不计时候温服。

> **方解** 本方主治消渴烦躁，不得眠卧。病位在肾、心，心火炽盛，肾阴亏虚，治以清泻心火，滋补肾阴。

（38）**除烦躁方**

秦艽二两，去苗　甘草三分，炙微赤，剉

上件药，捣筛为散，每服四钱，以水一中盏，入生姜半分，煎至六分，去滓，不计时候温服。

> **方解** 本方主治消渴烦躁。病位在肾、心，下焦虚热，治以滋阴清热。

（39）**知母散**

知母一两　麦门冬一两，去心　黄芩三分　川升麻三分　犀角屑三分　葛根三分，剉　甘草三分，炙微赤，剉　马牙硝一两半

上件药，捣粗罗为散，每服四钱，以水一中盏，入生姜半分，淡竹叶二七片，煎至六分，去滓，不计时候温服。

> **方解** 本方主治消渴。心热烦躁，口干颊赤。病位在肾、心，下焦虚热，治以滋阴清热。

（40）麦门冬一两半，去心，焙　栝楼根一两　黄芩三分　牡蛎一两，烧为粉　黄连一两，去须　金箔五十片，细研　银箔五十片，细研

上件药，捣细罗为散，入研了药令匀，每服，不计时候，煎淡竹叶汤

调下一钱。

> **方解** 本方主治消渴烦躁，羸瘦乏力，不思饮食。病位在肾、心，下焦虚热，治以滋阴清热。

### （41）栝楼丸

栝楼根二两　麦门冬二两，去心，焙　知母一两　人参三分，去芦头　黄芩半两　苦参半两，剉　土瓜根半两　赤茯苓一两

上件药，捣罗为末，炼蜜和捣三二百杵，丸如梧桐子大，每服，不计时候，以温粥饮下三十丸。

> **方解** 本方主治消渴烦躁，小便不利。病位在肾、心，下焦虚热，治以滋阴清热

### （42）生葛根切去皮

木臼内，捣取汁一大盏，入蜜二大匙，搅令匀，不计时候，分为三服。

> **方解** 本方主治消渴烦躁，狂乱，皮肤干燥。病位在肾、心，热盛阴亏，治以滋阴清热。

## 【原文】

夫消渴之病，常饮水而小便少也。若因虚而生热者，则津液少，故渴也。是以心气通于舌，脾气通于口，怒气在内，乘于心脾，津液枯竭，故令口舌干燥也。（《太平圣惠方》卷第五十三《治消渴口舌干燥诸方》）

## 【文后附方】

### （43）麦门冬散

麦门冬一两，去心　地骨皮三分　栝楼根三分　人参半两，去芦头　芦根一两，剉　黄芪三分，剉　甘草半两，炙微赤，剉　黄芩三分　茅根一两，剉　石膏三两

上件药，捣筛为散，每服五钱，以水一大盏，入生姜半分，竹茹半分，小麦半合，煎至五分，去滓，不计时候温服。

> **方解**　本方主治消渴。口舌焦干，心神烦热。病位在肾、脾，虚热，下焦虚热，气阴两虚，治以滋阴清热，益气养阴。

### （44）人参散

人参三分，去芦头　地骨皮一两　赤茯苓三分　麦门冬二两，去心　甘草三分，炙微赤，剉　芦根二两，剉　葛根三分，剉　黄芪三分，剉　川升麻一两　黄芩半两

上件药，捣筛为散，每服四钱，以水一中盏，入生姜半分，淡竹叶二十片，煎至六分，去滓，不计时候温服。

> **方解**　本方主治消渴。口舌干燥，烦热。病位在肾、脾，虚热，下焦虚热，气阴两虚，治以滋阴清热，益气养阴。

### （45）地骨皮散

地骨皮一两　茯神三分　栝楼根一两　黄连一两，去须　石膏二两　甘草半两，炙微赤，剉　麦门冬一两，去心　黄芩一两　远志三分，去心

上件药，捣筛为散，每服四钱，以水一中盏，煎至六分，去滓，每于食后温服。

> **方解**　本方主治消渴。口舌干燥，精神恍惚，烦躁不安。病位在肾，下焦虚热，治以滋阴清热。

### （46）麦门冬一两，去心　人参半两，去芦头　黄芪三分，剉　赤茯苓三分　甘草半两，炙微赤，剉　葛根半两，剉　枇杷叶三分，拭去毛，炙微黄

上件药，捣筛为散，每服四钱，以水一中盏，入生姜半分，淡竹叶二七片，煎至六分，去滓，不计时候温服。

> **方解**　本方主治消渴。虚烦，口舌干燥。病位在肾、脾、肺，下焦虚热，气阴两虚，治以滋阴清热，益气养阴。

### （47）黄连散

黄连二两，去须　葛根二两，剉　麦门冬一两，去心　枇杷叶一两，拭去毛，炙微黄

上件药，捣筛为散，每服四钱，以水一中盏，入生姜半分，淡竹叶二七片，煎至六分，去滓，不计时候温服。

> **方解**｜本方主治消渴。口舌干燥，烦热，不能饮食。病位在心、肺，虚热，心肺热盛，治以清心养肺。

### （48）麦门冬丸

麦门冬三两，去心，焙　栝楼根三分　知母三分　黄芩三分　甘草半两，炙微赤，剉　黄连一两，去须　铁粉一两半，细研

上件药，捣罗为末，入铁粉，研令匀，炼蜜和捣三二百杵，丸如梧桐子大，每于食后，以清粥饮下二十九。

> **方解**｜本方主治消渴。口舌干燥，烦热狂乱。病位在肾，下焦虚热，治以滋阴清热。

### （49）犀角丸

犀角屑三分　铅霜半两，细研　麦门冬二两，去心，焙　铁粉一两，细研　甘草半两，炙微赤，剉　郁金半两　地骨皮半两　栝楼根三分　子芩半两　茯神半两　玄参半两　胡黄连三分

上件药，捣罗为末，入研了药令匀，炼蜜和捣三五百杵，丸如梧桐子大，每于食后，煎竹叶汤下二十九。

> **方解**｜本方主治消渴。口舌干燥，烦热，心神如狂。病位在肾，下焦虚热，治以滋阴清热。

（50）地骨皮一两　小麦半两　麦门冬一两，去心

上件药，细剉和匀，每服半两，以水一大盏，煎至五分，去滓，每于食后温服。

> **方解** 本方主治消渴，口舌干燥，骨节烦热。病位在肾，下焦虚热，治以滋阴清热。

### （51）天竹黄散

天竹黄一两，细研　黄连半两，去须　栀子仁半两　川大黄半两，剉碎，微炒　马牙硝半两，细研　甘草一两（分），炙微赤，剉

上件药，捣细罗为散，入研了药令匀，每于食后，煎竹叶水调下二钱。

> **方解** 本方主治消渴，心神烦躁，口干舌涩。病位在胃、大肠，虚热，胃肠燥热，治以清热润燥。

【原文】

夫消渴饮水过度者，由肾虚心热，三焦不和，上热下冷故也。凡人好食热酒炙肉，或服乳石壅滞之药，热毒在内，不得宣通，关膝闭塞，血脉不行，热气蒸于脏腑，津液枯竭，则令心肺烦热，咽喉干燥，故令渴不止，而饮水过度也。(《太平圣惠方》卷第五十三《治消渴饮水过度诸方》)

【文后附方】

### （52）羚羊角散

羚羊角屑三分　知母三分　黄芪三分，剉　栝楼根三分　麦门冬三分，去心　茯神三分　地骨皮三分　人参三分，去芦头　防风三分，去芦头　甘草半两，炙微赤，剉　石膏一两半　酸枣仁三分，微炒　黄芩半两

上件药，捣筛为散，每服五钱，以水一大盏，入生姜半分，淡竹叶二七片，小麦半合，煎至五分，去滓，每于食后温服。

> **方解** 本方主治消渴饮水，过多不止，心神恍惚，卧不安稳。病位在心、肾，好食热酒炙肉。或服乳石壅滞之药，心火炽盛，肾阴亏虚，治以清泻心火，滋补肾阴。

### （53）黄丹散

黄丹一两　胡粉一两　栝楼根一两　甘草半两，炙微赤，剉　泽泻三分　石膏一两半　麦门冬半两，去心，焙　白石脂三分

上件药，捣细罗为散，每服不计时候，以清粥饮调下一钱。

> **方解**　本方主治消渴。饮水过多，烦热不解。病位在心、肾，好食热酒炙肉。或服乳石壅滞之药，心火炽盛，肾阴亏虚，治以清泻心火，滋补肾阴。

### （54）黄芪散

黄芪一两，剉　栝楼根一两　麦门冬二两，去心，焙　赤茯苓半两　甘草半两，炙微赤，剉

上件药，捣细罗为散，每于食后，煎竹叶水调下二钱。

> **方解**　本方主治消渴。饮水过多，烦热不解。病位在心、肾，好食热酒炙肉。或服乳石壅滞之药，肾虚心热，三焦不和，上热下冷。治以滋阴清热。

### （55）栝楼根丸

栝楼根三分　黄丹半两　葛根半两　黄连一两，去须

上件药，捣罗为末，入黄丹，研令匀，炼蜜和丸，如梧桐子大，每服，以温水下十九，遇渴吃水，即便服之。

> **方解**　本方主治消渴。饮水过多，不知足限。病位在脾、胃、肾，好食热酒炙肉。或服乳石壅滞之药，热盛阴亏。治以清热养阴。

### （56）黄丹一分　栝楼根半两　槟榔一分，末　绿豆粉一两

上件药，都研令匀，用白面三两相和，作餺飥，用生姜、葱、薤白、豉汁煮熟，和汁温食之。

> **方解**　本方病位在脾、胃、肾，好食热酒炙肉。或服乳石壅滞之药，热盛阴亏。治以清热养阴。

（57）密陀僧半两，细研　蜡面茶半两　黄连半两，去须　滑石半两　栝楼根半两

上件药，捣细罗为散，每服，不计时候，以清粥饮调下一钱。

> **方解**｜本方病位在脾、胃、肾，好食热酒炙肉。或服乳石壅滞之药，热盛阴亏，治以清热养阴。

（58）铅一斤　水银二两，先熔铅，旋投入水银，候铅面上有花晕上，便以铁匙掠取于乳钵内，研之　皂荚一挺，不蚛者，涂酥，炙令黄，去皮子，入麝香一钱，同碾为末

上件药，每服，炒皂荚散一钱，以水一中盏，煎至六分，去滓，令温，每于食后，调下铅黄散半钱。

> **方解**｜本方病位在肾、心，好食热酒炙肉。或服乳石壅滞之药，肾虚心热，三焦不和，上热下冷，治以滋阴清热。

（59）黄连半两，去须　栝楼根半两　密陀僧半两，细研　人参半两，去芦头

上件药，捣细罗为散，入密陀僧，研令匀，每于食后，以温浆水调下一钱。

> **方解**｜本方病位在心、肺，好食热酒炙肉。或服乳石壅滞之药，心肺热盛，气阴两虚，治以清心养肺，益气养阴。

（60）栝楼一两　黄连二两，去须　甘草一两，炙微赤，剉

上件药，捣筛为散，每服三钱，以水一中盏，煎至六分，去滓，每于食后温服。

> **方解**｜本方病位在心、肺，好食热酒炙肉。或服乳石壅滞之药，心肺热盛，治以清心养肺。

（61）地骨皮一两　甘草三分，炙微赤，剉　桑根白皮三两，剉

上件药，捣筛为散，每服四钱，以水一中盏，入生姜半分，煎至六分，去滓，每于食后温服。

> **方解** 本方病位在肾，好食热酒炙肉。或服乳石壅滞之药，下焦虚热，治以滋阴清热。

（62）栝楼根半两　汉防己半两　黄连半两，去须　黄丹半两

上件药，捣细罗为散，入黄丹，研令匀，每于食后，以温水调下一钱。

> **方解** 本方病位在心、肺，好食热酒炙肉。或服乳石壅滞之药，心肺热盛，治以清心养肺。

### （63）麦门冬散

麦门冬一两，去心　栝楼根一两　知母一两　黄芪一两，剉　甘草半两，炙微赤，剉　牡蛎一两半，烧为粉

上件药，捣筛为散，每服四钱，以水一中盏，入生姜半分，煎至六分，去滓，不计时候温服。

> **方解** 本方主治消渴。日夜饮水，过多不足，口干燥，小便数。病位在脾、肾、心，好食热酒炙肉。或服乳石壅滞之药，气阴两虚，治以益气养阴。

### （64）土瓜根丸

土瓜根三分　栝楼根一两　麦门冬一两，去心　知母三分　苦参一两，剉　石膏一两，细研　鸡膍胵七枚，微炒　子芩三分　铁粉一两，细研　川大黄一两，剉碎，微炒　龙齿三分　大麻仁一两，研如膏　金箔五十片，细研　银箔五十片，细研　泽泻三（二）分

上件药，捣罗为末，入研了药令匀，炼蜜和捣三五百杵，丸如梧桐子大，每于食后，煎竹叶小麦汤下三十九。

> **方解** 本方主治消渴。饮水过度，烦热不解，心神恍惚，眠卧不安。病位在肾，好食热酒炙肉。或服乳石壅滞之药，下焦虚热，治以滋阴清热。

（65）**镇心止渴铁粉丸**

铁粉一两，细研　黄连二两，去须　苦参一两，剉　麦门冬二两，去心，焙
土瓜根一两　牡蛎粉一两　金箔五十片，细研　银箔五十片，细研　栝楼根二两

上件药，捣罗为末，入研了药，都研令匀，炼蜜和捣三五百杵，丸如
梧桐子大，不计时候，以清粥饮下三十九。

> **方解**｜本方主治消渴。饮水过度，渴尚不止，口舌干燥，心神烦乱，
> 坐卧不安。病位在肾、心，好食热酒炙肉。或服乳石壅滞之药，
> 肾虚心热，三焦不和，上热下冷，治以滋阴清热。

（66）黄狗胆一枚　獖猪胆一枚

上件狗胆，并入猪胆内，阴干，候堪丸，即丸如梧桐子大。每服，以
麝香汤下二丸，小儿半丸。

> **方解**｜本方主治消渴，饮水过甚，并小儿渴疾。病位在肾、心，好食
> 热酒炙肉。或服乳石壅滞之药，心火炽盛，肾阴亏虚。治以清
> 泻心火，滋补肾阴。

## 【原文】

夫消渴饮水腹胀者，由水气流行，在于脾胃，脾得湿气，不能消谷，
复遇经络否涩，气血行，则水不得宣通，停聚流溢于膀胱之间，故令胀
满也。(《太平圣惠方》卷第五十三《治消渴饮水腹胀诸方》)

## 【文后附方】

（67）**人参散**

人参一两，去芦头　桑根白皮半两，剉　陈橘皮一两，汤浸，去白瓤，焙　半
夏半两，汤浸七遍，去滑　黄芪三分，剉　木香半两　赤芍药半两　草豆蔻半两，
去皮　桂心半两　槟榔半两　枇杷叶半两，拭去毛，炙微黄

上件药，捣筛为散，每服三钱，以水一中盏，入生姜半分，煎至六
分，去滓，不计时候温服。

> **方解** 本方主治消渴。饮水过多，心腹胀满，不能下食。病位在脾，水湿之气，脾虚湿盛。治以健脾化湿利水。

### （68）陈橘皮散

陈橘皮一两，汤浸，去白瓤，焙　诃黎勒皮半两　赤茯苓半两　桂心半两　大腹皮半两，剉　芎䓖半两　枳壳半两，麸炒微黄，去瓤　赤芍药半两　甘草一分，炙微赤，剉

上件药，捣筛为散，每服四钱，以水一中盏，入生姜半分，煎至六分，去滓，每于食前温服。

> **方解** 本方主治消渴。饮水过多，心腹胀满，或胁肋间痛，腰腿沉重。病位在脾，水湿之气，脾虚湿盛。治以健脾化湿利水。

### （69）桂心散

桂心半两　人参半两，去芦头　白茯苓半两　诃黎勒皮半两　大腹皮半两，剉　甘草半两，炙微赤，剉　枳壳半两，麸炒微黄，去瓤　厚朴一两，去粗皮，涂生姜汁，炙令香熟　白术半两　前胡半两，去芦头

上件药，捣筛为散，每服四钱，以水一中盏，入生姜半分，枣三（二）枚，煎至六分，去滓，每于食前温服。

> **方解** 本方主治消渴。饮水，伤冷太过，致脾气虚，腹胁胀满，不思饮食。病位在脾，水湿之气，脾虚湿盛。治以健脾化湿利水。

### （70）赤茯苓半两　人参半两，去芦头　赤芍药半两　白术三分　前胡三分，去芦头　枳壳半两，麸炒微黄，去瓤　槟榔三分　厚朴三分，去粗皮，涂生姜汁，炙令香熟　桂心三分　甘草半两，炙微赤，剉

上件药，捣筛为散，每服四钱，以水一中盏，入生姜半分，枣三枚，煎至六分，去滓，每于食前温服。

> **方解** 本方主治消渴，饮水太过，胃气不和，腹胀，不思饮食。病位在脾，水湿之气，脾虚湿盛。治以健脾化湿利水。

### （71）半夏散

半夏半两，汤洗七遍，去滑　赤茯苓一两　人参一两，去芦头　白术三分　木香半两　甘草半两，炙微赤，锉　陈橘皮一两，汤浸，去白瓤，焙

上件药，捣粗罗为散，每服三钱，以水一中盏，入生姜半分，竹茹一分，枣二枚，煎至六分，去滓，不计时候温服。

> **方解**｜本方主治消渴，饮水腹胀，烦热呕吐，不思食。病位在脾，水湿之气，脾虚湿盛。治以健脾化湿利水。

### （72）槟榔散

槟榔一两　桑根白皮一两，锉　赤茯苓一两　紫苏茎叶一两　木通一两，锉　麦门冬一两，去心

上件药，捣筛为散，每服四钱，以水一中盏，入生姜半分，葱白七寸，煎至六分，去滓，不计时候温服。

> **方解**｜本方主治消渴，饮水不止，小便复涩，心腹连膀胱胀闷，胸膈烦热。病位在脾，水湿之气，脾虚湿盛。治以健脾化湿利水。

### （73）大黄丸

川大黄三两，锉碎，微炒　栝楼根一两　芎䓖三分　枳壳一两，麸炒微黄，去瓤　槟榔一两　桂心三分

上件药，捣罗为末，炼蜜和丸，如梧桐子大，不计时候，以温水下三十丸。

> **方解**｜本方主治消渴腹胀。病位在胃，阳明热盛。治以通腑泻热。

### 【原文】

夫五脏六腑皆有津液，若腑脏因虚，而生热气，则津液竭，故渴也。夫渴数饮水，其人必眩。背寒而呕者，因利虚故也。诊其脉滑甚，为喜

渴，其病变成痈疽，或为水病也。(《太平圣惠方》卷第五十三《治消渴后成水病诸方》)

### 【文后附方】

#### (74)紫苏散

紫苏茎叶一两　桑根白皮一两，剉　赤茯苓一两　羚羊角屑三分　槟榔三分　木香半两　桂心半两　独活半两　枳壳半两，麸炒微黄，去瓤　郁李仁二两，汤浸去皮，微炒

上件药，捣粗罗为散，每服四钱，以水一中盏，入生姜半分，煎至六分，去滓，不计时候温服。

> **方解** 本方主治消渴后，遍身浮肿，兼有心膈不利。病位在肺、脾、肾，阴虚燥热，肺脾气滞，水液停聚。治以滋阴清热，行气利水。

#### (75)赤茯苓散

赤茯苓一两　紫苏子一两　白术一两　前胡一两，去芦头　人参一两，去芦头　陈橘皮三分，汤浸去白瓤，焙　桂心三分　木香三分　槟榔三分　甘草半两，炙微赤，剉

上件药，捣筛为散，每服三钱，以水一中盏，入生姜半分，枣三枚，煎至六分，去滓，不计时候温服。

> **方解** 本方主治消渴后，头面脚膝浮肿，胃虚不能下食，心胸不利，或时吐逆。病位在脾、胃。由于脾胃气滞，以致水液停聚。治以行气利水。

#### (76)升麻散

川升麻一两　栝楼根一两半　赤茯苓一两　麦门冬二两，去心，焙　桑根白皮二两，剉　青橘皮三分，汤浸去白瓤，焙

上件药，捣细罗为散，每服，以温水调下一钱，日三四服。

> **方解** 本方主治消渴后成水病，面目身体浮肿。病位在肺，肺热壅闭，宣降失司。治以清肺泻热。

### （77）人参散

人参三分，去芦头　猪苓三分，去黑皮　木通一两，剉　黄连一两，去须　麦门冬一（二）两，去心，焙　栝楼根二两

上件药，捣细罗为散，每服，以温水调下一钱，日三四服。

> **方解** 本方主治消渴后，四肢虚肿，小便不利。病位在心、肺，由于心肺热盛，以致宣降失司。治以益气养阴。

### （78）汉防已丸

汉防已三分　猪苓三分，去黑皮　栝楼根一两　赤茯苓一两　桑根白皮一两半，剉　白术半两　杏仁一两，汤浸去皮尖双仁，麸炒微黄　郁李仁一两半，汤浸去皮，微炒　甜葶苈一两，隔纸炒令紫色

上件药，捣罗为末，炼蜜和捣三二百杵，丸如梧桐子大，每于食前以温水下三十九。

> **方解** 本方主治消渴，已觉津液耗竭，身体，浮气如水病者。病位在肺、脾、肾，见肺热壅滞、肠燥津亏，治以清肺泻热，滋阴润燥。

### （79）甜葶苈一两，隔纸炒令紫色　杏仁一两，汤浸去皮尖双仁，麸炒微黄　栝楼根一两　汉防已一两

上件药，捣罗为末，炼蜜和捣三二百杵，丸如梧桐子大，每服，煎赤茯苓汤下三十九，日三四服。

> **方解** 本方主治消渴后，成水病浮肿。病位在肺，病因病机为肺热炽盛。治以通腑泻热。

### （80）萝卜子三两，炒令黄　紫苏子二两，微炒

上件药，捣细罗为散，每服煎桑根白皮汤，调下二钱，日三四服。

> **方解** 本方主治消渴后，变成水气，令作小便出。病位在脾、肺，病因病机为气滞津停。治以利气行水。

## 十、宋《圣济总录》

### 【原文】

论曰：脾主口，心主舌。消渴口舌干燥者，邪热积于心脾，津液枯耗，不能上凑故也。其证饮食无味，善渴而口苦，治法当涤去心脾积热，使藏真濡于脾则愈。(《圣济总录》卷第五十八《消渴门·消渴口舌干燥》)

### 【文后附方】

#### （1）茯苓汤

白茯苓去黑皮　麦门冬去心，焙，各四两　石膏五两　茅根剉，一升

上四味，粗捣筛，每服四钱匕，水一盏半，入冬瓜一片，同煎至七分，去滓温服。不拘时。

> **方解** 本方主治消渴，口干唇焦，唯欲饮水者，病位在心、脾，因邪热积于心脾，津液枯耗，不能上凑所致，故法当涤去心脾积热。

#### （2）升麻丸

升麻　黄连去须　龙胆　黄芩去黑心，剉　犀角镑　葳蕤　知母焙，各一分
前胡去芦头　鳖甲醋炙，去裙襕，各半两　朴硝研，一分

上十味，捣研为末，炼蜜和丸，如梧桐子大，每服二十丸，不拘时，温浆水下。

> **方解** 本方主治消渴，口舌干燥，四肢酸疼，日晡颊赤烦闷者，病位在心、脾，因邪热积于心脾，津液枯耗，不能上凑所致，故法当涤去心脾积热。

（3）**枸杞汤**（引自《释僧深药方》）

枸杞根剉，二两　　石膏碎，一两　　小麦一两半

上三味，粗捣筛，每服三钱匕，水一盏，煎至七分，去滓温服，不拘时候。

> **方解** | 本方主治消渴，唇干舌燥者，病位在脾，因邪热积于脾，肾津枯耗，不能上承脾肾，故法当清热泻火，生津止渴。

（4）**麦门冬丸**（引自《近效极要》）

麦门冬去心，焙　　生干地黄焙　　升麻　　黄芩去黑心　　黄连去须　　黄柏去粗皮
人参　　栝楼实　　苦参各二两

上九味，捣罗为末，以牛乳和，众手丸如梧桐子大，每服二十九，至三十九，米饮下。

（5）**酸枣仁丸**

酸枣仁一升　　醋石榴子曝干，五合　　葛根剉，三两　　乌梅五十枚，去核，炒
麦门冬去心，焙

白茯苓去黑皮，各三两　　覆盆子去茎，二两　　桂心去粗皮，一两　　栝楼根三两
石蜜别研，四两

上一十味，九味捣罗为末，与石蜜和令匀，更入炼蜜和丸，如酸枣大，每服一丸，不拘时、含化咽津。

> **方解** | 上二方主治消渴，口舌干燥者，病位在心、脾，因邪热积于心脾，津液枯耗，不能上凑所致，故法当涤去心脾积热。

（6）**地黄煎**

生地黄细切，三斤　　生姜细切，半斤　　生麦门冬去心，二斤

上三味，一处于石臼内，捣烂，生布绞取自然汁，用银石器盛，慢火熬，稀稠得所。以瓷合贮，每服一匙，用温汤化下、不拘时。

> **方解** | 本方主治消渴，口舌干燥者，病位在脾、肾，因邪热积于脾，肾津枯耗，不能上凑，故法当滋阴生津止渴。

### （7）麦门冬丸

麦门冬去心，焙　土瓜根剉　山茱萸　鹿茸酒浸炙，去毛　牛膝去苗，剉　狗脊碎，剉，去毛　茯神去木　人参各一两　黄连去须　菟丝子酒浸一宿，曝干，别捣为末，各一两半　龙骨烧　牡蛎煅，各三分

上一十二味，捣罗为末，炼蜜丸如梧桐子大，每服二十九，不拘时、煮小麦饮下，加至三十九。

> **方解**　本方主治消渴，口干喜饮水，小便数，心烦闷，健忘怔忪者，病位在心、脾、肾三脏，因邪热积于心脾，肾阴枯耗，不能上凑，故法当涤去心脾积热，滋养肾阴。

### （8）冬瓜饮（引自《金匮翼》）

冬瓜一枚重三斤，去皮瓤，分作十二片　麦门冬去心，二两　黄连去须，一两半

上三味，以二味粗捣筛，作十二服，每服水三盏，入冬瓜一片劈碎，同煎至一盏。去滓温服，日三夜二。

> **方解**　本方主治消渴口干，日夜饮水无度，浑身壮热者，病位在心脾，因邪热积于心脾，津液枯耗，不能上凑，故法当涤去心脾积热。

### （9）栝楼丸

栝楼根五两　黄连去须，一两　浮萍草二两

上三味，捣罗为末，用生地黄汁半盏，于石臼内，木杵捣令匀，再入面糊。丸如梧桐子大，每服三十九，食后临卧、牛乳汤下。日三，煎菖蒲汤下，亦得。

> **方解**　本方主治消渴，饮水不止，小便中如脂，舌干燥渴喜饮者，病位在心脾，因邪热积于心脾，津液枯耗，不能上凑，故法当涤去心脾积热，生津止渴。

### （10）乌梅汤

乌梅肉炒，二两　茜根剉，一两　黄芩去黑心，一分　葛根剉　人参　白茯苓去黑皮　甘草炙，各半两

上七味，粗捣筛，每服三钱匕，水一盏，煎至八分，去滓不拘时温服。

> **方解**｜本方主治消渴，膈热咽干，病位在心、脾，因邪热积于心脾，津液枯耗，不能上凑，故法当涤去心脾积热，生津止渴。

### （11）地黄煎丸

生地黄取汁，二升半　生栝楼根取汁，二升半　羊脂碎切，半升　白蜜一斤　黄连去须，一斤，别捣为末

上五味，先取地黄汁等四味，入银石器内，慢火煎令脂消。熟倾出。将黄连末同捣。令得所，众手丸如梧桐子大，每服二十九，粟米饮下，日三五服。

> **方解**｜本方主治消渴，口舌干燥，病位在心、脾，因邪热积于心脾，津液枯耗，不能上凑，故法当涤去心脾积热，滋阴生津。

### （12）地骨皮饮

地骨皮剉　土瓜根剉　栝楼根剉　芦根剉，各一两半　麦门冬去心，焙，二两　大枣七枚，去核

上六味，剉如麻豆，每服四钱匕，水一盏，煎取八分，去滓温服，不拘时。

> **方解**｜本方主治消渴，日夜饮水不止，小便利者，病位在脾、肾，因邪热积于脾，肾津枯耗，不能上凑，故法当清热泻火，滋阴生津止渴。

### （13）栝楼根汤

栝楼根切　黄连去须　石膏碎，各三两　枸杞叶切，半斤　甘草炙，二两

上五味，粗捣筛，每服四钱匕，水一盏，煎至七分，去滓，不拘时温服。

| 方解 | 本方主治消渴，口舌焦干，精神恍惚者，病位在脾、肾，因邪热积于脾，肾津枯耗，不能上凑，故法当清热泻火，滋阴生津止渴。 |

### （14）茅根汤

茅根剉　芦根剉　菝葜细剉，各二两　石膏碎，一两半　乌梅去核，炒，半两　淡竹根剉，一两

上六味，粗捣筛，每服四钱匕，水一盏半，煎取一盏，去滓温服，不拘时。

| 方解 | 本方主治消渴，口干小便数者，病位在心、脾，因邪热积于心脾，津液枯耗，不能上凑，故法当涤去心脾积热。 |

### （15）磁石汤

磁石一两半，捣如麻粒大，先以水淘去赤汁，候干分为五帖，每帖用绵裹入药内煎　黄芪剉　地骨皮剉　生干地黄焙　五味子　桂去粗皮　枳壳去瓤麸，炒　槟榔剉，各半两

上八味，七味粗捣筛，分为五帖，每帖先用水三盏，与磁石一帖，同煎至一盏半，去滓分二服。

| 方解 | 本方主治消渴，肾脏虚损，腰脚无力，口舌干燥者，病位在肾，因肾阴枯耗，不能上凑，故法当滋养肾阴。 |

### （16）麦门冬汤

生麦门冬去心，一两半　栝楼根三两　茅根　竹茹各五两　小麦三合　乌梅去核，七枚

上六味，粗捣筛，每服五钱匕，水一盏半，煎至一盏，去滓温服，不拘时。

| 方解 | 本方主治消渴，舌干引饮者，病位在心、脾，因邪热积于心脾，津液枯耗，不能上凑，故法当涤去心脾积热。 |

（17）枸杞根白皮　小麦　生麦门冬去心，各一升

上三味，以水一斗，煮取五升，去滓，渴即饮之。

> **方解**｜本方主治消渴，舌干体瘦者，病位在心、脾，因邪热积心脾，肾津枯耗，不能上凑，病位在心、脾、肾三脏，法当清热生津。

## （18）猪胆煎

雄猪胆五枚　定粉一两

上二味，以酒煮胆，候皮烂，即入粉研细，同煎成煎，丸如鸡头大，每服二丸，含化咽津。

> **方解**｜本方主治口中干燥，无津液而渴者，病位在心、脾，因邪热积于心脾，津液枯耗，不能上凑，故法当涤去心脾积热。

## 【原文】

论曰：消渴饮水过多，久则渗漏脂膏，脱耗精液，下流胞中，与水液浑浊，随其小便利下膏凝，故谓之消渴小便白浊也。（《圣济总录》卷第五十八《消渴门·消渴小便白浊》）

## 【文后附方】

## （19）肾沥汤

白羊肾一具，去脂膜，切　黄芪剉　杜仲剉，炒　五味子　生姜切，各一两半
生干地黄焙，一两　人参半两　大枣五枚，去核　磁石三两，椎碎，绵裹

上九味，除羊肾、磁石外，剉碎分为二剂，先以水四升，煎肾与磁石及二升，去肾然后下诸药，再煎取八合，去滓分二服食前。

> **方解**｜本方主治消渴，小便白浊如脂者，因饮水过多，久则渗漏脂膏，脱耗精液，下流胞中，与水液浑浊，随小便利下膏凝，病位在脾、肾，故法当补肾健脾。

## （20）铁粉丸

铁粉研，水飞过干秤三两，再研　　鸡䏶胵阴干五枚，炙熟　　黄连去须，三两　　牡蛎炒，研如面，二两

上四味，先捣二味，细罗为末，再与铁粉、牡蛎研匀，炼蜜和剂，以酥涂杵熟捣，丸如梧桐子大，每服三十九，食前煎粟米饮下，渐加至四十九。

> **方解**　本方主治消渴，腑脏枯燥，口干引饮，小便如脂者，因饮水过多，久则渗漏脂膏，脱耗精液，下流胞中，与水液浑浊，随小便利下膏凝，病位在脾、肾，故法当分清别浊。

## （21）金牙石汤

金牙石捣碎，研　　厚朴去粗皮，涂生姜汁，炙熟　　石菖蒲各一两半　　贝母煨，去心，一两　　乌梅去核，微炒　　葶苈子炒，别捣如膏，各三分　　桂去粗皮　　高良姜　　菟丝子酒浸两宿，曝干，微炒别捣，各半两

上九味，先捣八味为粗末，次入金牙石再研匀，每服三钱匕，水一盏，入枣二枚去核，煎七分去滓，早晚食前温服。

> **方解**　本方主治消渴，小便浓浊如面汁，此为肾冷，病位在肾，因饮水过多，久则渗漏脂膏，脱耗精液，下流胞中，与水液浑浊，随小便利下膏凝，故法当补肾利水。

## （22）冬瓜饮（引自《金匮翼》）

冬瓜一枚　　黄连去须，十两，别捣为细末

上二味，先取冬瓜剖开，去瓢净，糁黄连末在瓜内，却用瓜顶盖，于热灰中煨熟，去皮细切，烂研，布绞取汁，每服一盏至二盏，食前服，日三夜二。

> **方解**　本方主治消渴，能食而饮水多，小便如脂麸片，日夜无度者，病位在脾、肾，因饮水过多，久则渗漏脂膏，下流胞中，与水液浑浊，随小便利下膏凝，故法当清热利湿。

### （23）黄连丸

黄连去须　栝楼根各五两

上二味，捣罗为末，生地黄汁和剂，石臼内用木杵涂酥捣匀熟，丸如梧桐子大。每服三十丸，食后牛乳下，日二。

> **方解**　本方主治消渴，饮水不知休，小便中如脂，舌干口渴，病位在脾、肾，因饮水过多，久则渗漏脂膏，化热伤阴，下流胞中，与水液浑浊，随小便利下膏凝，法当清热养阴。

### （24）葶苈丸

葶苈子慢火炒，别捣如膏，一两半　枳壳去瓤，麸炒　桂去粗皮　羚羊角镑　白茯苓去黑皮　柴胡去苗　鳖甲去裙襕，醋浸炙　防风去叉　菟丝子酒浸两宿，焙干，炒，别捣　牛膝去苗　安息香各三分　陈橘皮汤浸，去白，焙，一两

上一十二味，捣罗为末，炼蜜和剂，酥涂杵捣匀熟。丸如梧桐子大，每服三十丸。空腹酒下。

> **方解**　本方主治消渴下冷，小便浓白如泔，呕逆不下食，病位在肾，因饮水过多，久则渗漏脂膏，脱耗精液，下流胞中，与水液浑浊，随小便利下膏凝，法当补肾利水。

### （25）山茱萸丸

山茱萸　栝楼根剉　土瓜根剉　苦参　龙骨细研，各一两半　黄连去须，三两半

上六味，先捣罗五味，次入龙骨，再研匀，用生栝楼汁和剂，酥涂杵捣匀熟。丸如梧桐子大，每服三十丸，食后煎白茅根饮下，日三。

> **方解**　本方主治消渴，饮水极多，肢体羸弱。小便如米泔，腰膝冷痛，病位在肾，因饮水过多，久则渗漏脂膏，脱耗精液，下流胞中，与水液浑浊，随小便利下膏凝，法当补肾利水。

### （26）肉苁蓉丸

肉苁蓉去皱皮，酒浸，切，焙　泽泻　五味子　巴戟天去心　当归切，焙

地骨皮各一两　磁石煅，醋淬七遍　人参　赤石脂各一两半　韭子炒　白龙骨
甘草炙，剉　牡丹皮各一两　熟干地黄焙，一两　禹余粮煅，三分　桑蛸螵炙，
四十枚

上一十六味，捣罗为末，炼蜜丸如梧桐子大，每服二十丸，以牛乳
下，日三。

> **方解** | 本方主治消渴，尿脂，小便如泔者，病位在肾，因饮水过多，
> 久则渗漏脂膏，脱耗精液，下流胞中，与水液浑浊，随小便利
> 下膏凝，故法当补肾壮阳。

## 【原文】

论曰：脾，土也，土气弱则不能制水。消渴饮水过度，脾土受湿，而
不能有所制，则泛溢妄行于皮肤肌肉之间，聚为浮肿胀满而成水也。(《圣
济总录》卷第五十九《消渴后成水》)

## 【文后附方】

### （27）猪苓散

猪苓去黑皮　人参各三分　木通剉，一两一分　黄连去须，一两半　麦门冬去
心，焙　栝楼根各二两

上六味，捣罗为细散，每服一钱匕，温浆水调下。日三，以瘥为度。

> **方解** | 本方主治消渴后四肢浮肿，小便不利，渐成水病者，病位在脾，
> 因脾虚湿困，法当健脾利水，养阴生津。

### （28）瞿麦汤（引自《近效极要》）

瞿麦穗　滑石　泽泻各半两　防己三分　大黄剉，炒　黄芩去黑心，各一分
桑螵蛸炒，一十四枚

上七味，粗捣筛，每服三钱匕，水一盏，煎至七分，去滓空心温服，
良久再服。

> **方解** | 本方主治消渴欲成水气，面目并膝胫浮肿，小便不利。病位在脾，因脾虚湿困，法当健脾利水，养阴生津。

### （29）茯苓散

赤茯苓去黑皮　栝楼根　麦门冬去心，焙，各一两半　升麻一两　桑根白皮剉，二两　陈橘皮汤浸，去白，焙，三分

上六味，捣罗为细散，每服一钱匕，清水调下，日再。

> **方解** | 本方主治消渴后数饮呕逆，虚羸欲成水病者，病位在脾，因脾虚湿困，故法当健脾利水，养阴生津。

### （30）紫苏汤

紫苏茎叶　桑根白皮剉　赤茯苓去黑皮，各一两　羚羊角镑　槟榔剉，各三分　木香　桂去粗皮　独活去芦头　枳壳去瓤，麸炒　各半两　郁李仁汤浸去皮尖，炒，二两

上一十味，粗捣筛，每服四钱匕，水一盏半，生姜半分切，煎至八分，去滓温服。不拘时。

> **方解** | 本方主治消渴后，遍身浮肿，心膈不利者，病位在心肺，因水饮停滞，心膈不利，故法当宣肺行气利水。

### （31）茯苓汤

赤茯苓去黑皮　泽泻　麦门冬去心，焙　杜仲去粗皮，炙，各二两　桑白皮剉三两　桂去粗皮，一两　磁石捣如麻粒大，淘去赤水，四两

上七味，粗捣筛，每六钱匕，水二盏，枣三枚劈破，薤白五茎细切，煎至一盏，去滓分二服，空腹温服，如人行十里再服，至晚亦然，此药内消，不吐利，服一剂讫，津液未通。血脉未行，肌肤未润，更服一剂。

> **方解** | 本方主治三焦气不宣通，膈壅停水，不下至肾，肾消肌肉化为小便者，病位在肺、脾、肾，因三焦气不宣通，故法当健脾补肾利水，养阴生津。

### （32）防已丸

防已　猪苓去黑皮　郁李仁汤浸，去皮尖，炒　杏仁去皮尖双仁，炒，各一两半　栝楼根　赤茯苓去黑皮　葶苈子纸上炒　桑根白皮剉，各二两　白术三分

上九味，为细末，炼蜜丸如梧桐子大，每服二十丸，空腹浆水下，日一服，肿消小便快为度。

> 方解｜本方主治消渴瘥后，津液枯竭，身体虚浮，欲成水病，因脾虚湿困，肺失宣降，病位在脾、肺，故法当泻肺行气利水。

### （33）赤茯苓汤

赤茯苓去黑皮　紫苏子　白术　前胡去芦头　人参各一两　陈橘皮汤浸，去白，焙　桂去粗皮　木香　槟榔剉，各三分　甘草炙，剉，半两

上一十味，粗捣筛，每服三钱匕，水一盏半，生姜半分拍碎，枣二枚劈破，煎至一盏，去滓温服，不拘时。

> 方解｜本方主治消渴后，头面脚膝浮肿，胃虚不能下食，心胸不利，或时吐逆者，病位在脾，因脾虚湿困，故法当健脾行气利水。

## 【原文】

论曰：消渴则随饮而出，皆作小便，由少服乳石所致。久则营卫损伤，精血不足，肌肤减耗，石气增炽，随附经络，津液内竭，经络凝涩，荣卫不行，热气留滞，故变痈疽。此当精穷治法，恐毒气不出，穿通腑脏也。（《圣济总录》卷第五十九《消渴后成痈疽》）

## 【文后附方】

### （34）栝楼根丸

栝楼根一两一分　铅丹研，一两　干葛粉三分　附子炮裂，去皮脐，半两

上四味，以二味捣罗为细末，与葛粉、铅丹和匀，炼蜜丸梧桐子大，每服二十丸，温水下，不拘时候。

方解｜本方主治消渴后虚热留滞，结成痈疽者，因少服乳石，下焦虚热，阴阳两伤，病位在肾，故法当清热养阴，温补肾阳。

### （35）八珍散

水银入铅丹，点少水，研，令星尽·栝楼根各一两　苦参剉　知母焙，各一两半　铅丹半两　密陀僧研　牡蛎熬　黄连去须，各一两

上八味，除水银铅丹外，捣罗为细散，入水银铅丹末和匀，每服一钱匕，温水调下，不拘时候。

方解｜本方主治消渴后烦热，结成痈疽者，因少服乳石，营卫不行，热气滞留，病位在肾，故法当清热解毒。

### （36）玄参散

玄参洗，切　犀角镑屑　芒硝研细　黄芪细剉　沉香剉　木香　羚羊角镑屑，各一两　甘草生，剉，三分

上八味，捣罗为细散，每服二钱匕，温水调下，不拘时候。

方解｜本方主治渴利后，经络痞涩，营卫留结成痈疽者，因少服乳石，营卫不行，热气滞留，病位在胃、肾，故法当清热解毒。

### （37）磁石饮

磁石性紧者，四两

上一味，杵碎，以水五升，瓷器中煮取四升，候冷不拘多少，旋饮之。

方解｜本方主治消渴后成痈疽者，因少服乳石，营卫不行，热气滞留，病位在胃、肾，故法当清热解毒。

### （38）磁石散

磁石引铁者，火烧醋淬二十遍，一两　黄芪细剉　地骨皮洗　生干地黄焙，各三分　五味子　枳壳去瓤，麸炒　桂去粗皮　槟榔剉，各半两

上八味，捣罗为细散，每服三钱匕，温水调下，日三服。

> **方解** 本方主治消渴后成痈疽者，因少服乳石，营卫不行，热气滞留，病位在胃、肾，故法当清热解毒。

### （39）麦门冬汤

麦门冬去心，焙　赤茯苓去黑皮　栝楼实焙　地骨皮洗，切，各二两　甘草炙，剉，三两

上五味，粗捣筛，每服三钱匕，水一盏，煎七分，去滓温服，不拘时。

> **方解** 本方主治消渴后，热毒结成痈疽属虚热者，因少服乳石，热盛阴亏，病位在胃、肾，故法当清热养阴。

### （40）桑根白皮汤

桑根白皮剉，炒，半斤

上一味，粗捣筛，每服三钱匕，水一盏，煎至七分，去滓温服，日再。

> **方解** 本方主治消渴后心肺气独盛，结成痈疽者，因少服乳石，营卫不行，热气滞留，病位在心、肺，故法当清热解毒。

### （41）石膏汤

石膏碎，一两半　知母焙，一两半　犀角镑屑，一两　升麻三分　栝楼根生者削去皮，细切，可半斤，烂研，生布绞取汁两合半，如无，以干者四两代之　土瓜根绞取汁，两合半，无生者，以干者四两代之

上六味，除汁外，粗捣筛，每服三钱匕，二药汁各半合，水一盏半，小麦少许，同煎至八分，去滓温服，不拘时。

> **方解** 本方主治消渴后成痈疽者，因少服乳石，营卫不行，热气滞留，病位在胃、肾，故法当清热解毒。

## （42）铅丹散（引自《千金方》）

铅丹别研，半两　栝楼根—两　泽泻　石膏研　赤石脂　白石脂各一两一分
胡粉研，半两　甘草炙，到，一两

上八味，捣罗五味为细散，入别研三味和匀。每服二钱匕，温水调
下，不拘时服。

> **方解** | 本方主治消渴后虚热，结成痈疽者，因少服乳石，营卫不行，
> 热气滞留，病位在肺、胃，法当清热解毒。

## （43）磁石丸

磁石火烧醋淬二七遍，一两　大豆二合　莽苣洗，切　人参　赤茯苓去黑皮
萵根到，各三分　石膏碎，一两一分　黄芩去黑心　栝楼根　甘草炙，到　知母
焙，各一两

上一十一味，捣研为细末，炼蜜和丸，梧桐子大。每服三十丸，温水
下，日三服。

> **方解** | 本方主治消渴内虚热，结成痈疽者，因少服乳石，心肺热盛，
> 气阴两虚，病位在心、肺，法当清心养肺，益气养阴。

# 十一、宋《针灸资生经》

## 【原文】

古方载渴病有三：曰消渴，曰消中，曰消肾。消肾最忌房事。李祠
部必云肾虚则消渴，消中亦当忌也。张仲景云：宜服八味元，或服之不
效者，不去附子也。有同舍患此，人教服去附子加五味子八味元，即效。
有同官患此，予教服《千金》枸杞汤，效。(《针灸资生经·消渴》)

## 【文后附方】

## （1）去附子加五味子八味元

熟地黄　山茱萸　山药　泽泻　牡丹皮　茯苓　肉桂　五味子

> **方解** 本方主治消肾。病位在肾，肾阴不足，治以滋补肾阴。

## （2）枸杞汤（引自《千金方》）

枸杞枝叶一斤　黄连三两　栝楼根三两　甘草三两　石膏三两

上五味，㕮咀，以水一斗，煮取三升，分五服，日三夜二。剧者多合，渴即饮之。

> **方解** 本方主治渴而利，病位在胃，热盛津亏，治以清热生津。

## 十二、宋《幼幼集成》

### 【原文】

《经》曰：心移热于肺，传为膈消。又曰：二阳结，谓之消。夫消渴者，枯燥之病也。凡渴而多饮为上消，肺热也；多食善饥为中消，胃热也；渴而小便数，膏浊不禁为下消，肾热也。虽为火盛水衰之证，然由虚热者多，实热者少。若作有余治之，误之甚矣。

始而心肺消渴，脾胃消中，或肾虚消浊；传染日久，即肠胃合消，五脏干燥，精神倦怠，以致消瘦四肢，将为不起之候。初起治之得法，必不至是。

一、消渴，由心火动而消上，上消乎心，移热于肺，渴饮茶水，饮水又渴，名曰上消。小便最多，由其水不能停，所以饮水无厌。若饮一溲一者，可治；饮一溲二者，不可治。宜莲花饮为主，次以生津四物汤滋其阴，庶几有济。

二、消肌，脾火动而消中，中消于脾，移热于胃，喜多食，食无足时，小便色黄，名曰中消。宜人参白虎，清胃保中。

三、消浊，乃上消之传变。肺胃之热久不清，乃致动而消肾，移热于膀胱，小便浑浊，色如膏脂，名曰下消。宜加味地黄汤，滋其真阴，久服可愈。

以上渴证，初起者，宜用前法。倘日久不愈，津液枯焦，其渴愈甚。若仍用黄连、花粉苦寒之类，未有不致危殆者，惟七味白术散对证之药，放胆用之，非此不能。(《幼幼集成》卷三《消渴证治》)

【文后附方】

（1）**莲花饮**

白莲须　粉干葛　白云苓　大生地以上各一钱　真雅连　天花粉　官拣参　北五味　净知母　炙甘草　淡竹叶以上各五分

灯心十茎，水煎，热服。

> **方解**｜本方主治上消口渴，饮水不休。病位在心、肺，因心火动而消上，移热于肺，故法当清心养肺。

（2）**生津四物汤**

白归身　大生地　杭白芍　净知母　大麦冬　官拣参以上各一钱　正川芎　正雅连　天花粉　川黄柏　炙甘草以上各五分　肥乌梅一粒

灯心十茎，水煎，热服。

> **方解**｜本方主治上消，已服莲花饮后，用此。病位在心、肺，因心火动而消上，移热于肺，故法当清心养肺。

（3）**人参白虎汤**（引自《伤寒论》）

官拣参一钱　熟石膏二钱　净知母一钱五分　炙甘草一钱

加晚粳米一两为引，水煎，以米熟为度，澄清热服。

> **方解**｜本方主治中消，消谷易饥，食无厌足。病位在胃，因脾火动而消中，移热于胃，胃热炽盛，故法当清胃泻热。

（4）**加味地黄汤**

大怀地二钱　正怀山一钱五分　山茱肉一钱二分　宣泽泻六分　粉丹皮一钱

白云苓一钱二分　建莲肉七分　净知母五分　芡实米一钱　大麦冬一钱　北五味十四粒

　　净水浓煎，清晨空心服。

> **方解**｜本方主治下消，小便浑浊，色如膏脂。病位在肺、胃，因肺胃之热久不清，移热膀胱，故法当清热养阴。

### （5）七味白术散

　　官拣参一钱　漂白术一钱　白云苓一钱　南木香三分　藿香叶一钱　粉干葛二钱　炙甘草五分

　　水煎，当茶饮。

> **方解**｜本方主治小儿久病消渴，口干不止。病位在脾，因病久不愈，脾气亏虚，故法当健脾益气。

## 十三、宋《医心方》

### 【原文】

　　《病源论》云：消渴者，渴而不小便是也。由少服五石诸丸散，积经年岁，石热结于肾中，使人下焦虚热。及至年衰血气减少，不能复制于石，石热独盛，则肾为之燥，肾燥故引水而不小便也。其病变多发痈疽。此坐热气留于经络，经络不利，血气痈涩，故成痈脓。

　　《千金方》云：论曰：凡积久兴酒，未有不成消渴。然则大寒凝海而酒不冻，明其酒性酷热，物无以加，脯炙石盐，咸无以喻。此之二味，酒客耽嗜，不离其口，三觞之后，制不由己。饮啖无度，咀嚼酢酱，不择酸咸。积年长夜，醉兴不懈，遂使三焦猛热，五脏干燥。木石犹且焦枯，在人何能不渴？

　　《小品方》云：说曰：少时服五石诸丸散者，积经年岁，人转虚耗，石热结于肾中，使人下焦虚热，小便数利，则作消利，消利之病，不渴而小便自利也；亦作消渴，消渴之疾，但渴不利也；又作渴利，渴利之病，随饮小便也；又作强中病，强中病者，茎长兴，终不痿，溺液自出；亦作痈疽之病。凡如此等，宜服猪肾荠苨汤，制其肾中石势。将饵鸭通丸便瘥也。其方在本书中。

今案 渴家可食物：

苏蜜煎（治消渴、补内。） 寒水石（一名白水石。《本草》云：主止渴。） 石膏（《本草》云：主止消渴。） 大麦（《本草》云：主消渴。和名：不止牟支。） 青粱米（《本草》云：主渴利。和名：安波乃米。） 小麦（《本草》云：止燥渴。和名：古牟支。） 粟米（《本草》云：主消渴。和名云：阿波乃宇留之称。） 赤小豆（《本草》云：主止消渴。和名云：阿加阿都支。） 猕猴桃（崔禹云：主消渴。和名：已久波。） 乌芋（《本草》云：主消渴。和名：久和为。） 菰根（《七卷食经》云：除消渴。和名：已毛乃祢。） 竹笋（《本草》云：主消渴。和名：多加牟奈。） 冬瓜（《本草陶注》云：主消渴。和名：加毛宇利。） 葵菜（崔禹云：主消渴。和名：阿不比。） 菘菜（《本草》云：解消渴。和名：太加奈。） 芦茯（《本草》云：主消渴，大有验。和名：于保祢。） 蘩蒌（《七卷食经》：主消渴。和名：波久倍良。） 蓴（《本草》云：主消渴。和名：奴奈波。） 骨蓬（《本草》云：主消渴。和名：加波保祢。） 石莼（崔禹云：治消渴。和名：右毛。） 紫苔（崔禹云：止消渴。和名：须牟乃利。） 牛乳（《本草》云：止渴。和名：宇之乃知。） 酪（《本草》云：止渴。） 鹿头（苏敬云：主消渴。崔禹云：主消渴。） 鲤鱼（《本草》云：止渴。和名：已比。） 海月（崔禹云：主消渴。和名：久良介。） 鳢（《本草》云：止渴。和名：加支。） 石阴子（崔禹云：主消渴渴利。和名：加世。） 龙蹄子（崔禹云：主消渴渴利。和名：世。） 寄居（崔禹云：主渴。和名：加牟奈。） 河贝子（崔禹云：主消渴。和名：三奈。） 田中蠃子（《本草》云：止渴。和名：多都比。）

渴家可忌物：

《千金方》云：所慎物有三：一则酒炙；二则房室；三则咸食及面。

《养生要集》云：小麦合菰米食，复饮酒，令人消渴。

《小品方》云：忌食猪肉。（《医心方》卷第十二《治消渴方第一》）

## 【文后附方】

### （1）铅丹散（引自《小品方》）

铅丹（一名铅华，和名多尔，《本草》云：朱雀精也）二分　栝楼十分　泽泻（音昔，私也反）五分　石膏（一名细石）五分　赤石脂五分　白石脂（一名白要）五分胡粉二分　甘草十分

凡八物，冶，下筛，酒服方寸匕，日三。不知，稍增，年壮服半匕。得病一年，服药一日愈；二年，二日瘥，甚者，夜以水服，勿用酒。

> **方解**｜本方主治消渴，小便数者，病位在肾、胃，因少服五石诸丸散，积久兴酒，热盛伤阴，故法当清热养阴，生津止渴。

### （2）栝楼丸（引自《小品方》）

栝楼三分　铅丹三分　葛根三分　附子一分，炮

凡四物，冶，下筛，蜜丸如梧子，饮服十九，日三。

> **方解**｜本方主治消渴，日饮一石许，小便不通者，病位在肾，因燥邪伤阴，热盛阴亏，肾虚，故法当清热养阴，补肾。

### （3）石膏半斤（引自《葛氏方》）

捣碎，以水一斗，煮取五升，稍服。

> **方解**｜本方主治消渴，小便多者，病位在胃，因热盛伤津，胃热炽盛，故法当清胃泻热。

### （4）栝楼根薄切，炙，五两（引自《葛氏方》）

水五升，煮取四升，饮之。

> **方解**｜本方主治消渴，小便多者，病位在胃，因热盛伤津，胃热炽盛，故法当清胃泻热。

（5）**小麦汤**（引自《古今录验方》）

小麦一升　栝楼根切，一升　麦门冬一升

上三物，以水三斗，煮取一斗半饮之。

> **方解**　本方主治消渴，日饮六七斗者，病位在胃，因热盛伤津，胃热炽盛，气阴两虚，故法当清胃泻热，益气养阴。

（6）**枸杞汤**（引自《释僧深药方》）

枸杞根五升，剉皮　石膏（一名细石）一升　小麦三升，一方小豆

凡三物，切，以水加上没手，合煮，麦熟汤成，去滓，适寒温饮之。

> **方解**　本方主治消渴唇干口燥者，病位在肾、胃，因热盛阴亏，肾虚，故法当清热养阴，补肾。

（7）麦门冬一两　土瓜根二两　竹叶一把（引自《范汪方》）

凡三物，㕮咀，水七升，煮取令得三升半，分再服。

> **方解**　本方主治消渴之心肺热盛证，病位在心、肺，法当清心养肺。

（8）**萹草**（引自《本草经集注》）

煮萹草汁及生汁服之。

> **方解**　本方主治消渴之胃热炽盛证，病位在胃，法当清胃泻热。

## 十四、宋《类编朱氏集验医方》

【原文】

消渴。（《类编朱氏集验医方》卷之二《伤寒门·消渴》）

## 【文后附方】

**（1）八味圆**（引自《金匮要略》）

八味圆去附子加五味子

用茧空及茄空煎汤下。

> 方解　病位在肾，肾阳亏虚，治以温补肾阳。

**（2）鹿茸圆**

鹿茸二两　菟丝子一两，浸酒蒸　天花粉半两

上炼蜜为丸。每服五十丸，空心，北五味子汤服。

> 方解　本方主治渴疾。病位在肾，肾阳亏虚，治以温补肾阳。

**（3）五味子汤**

北五味子　黄芪生　人参　麦门冬去心，各一两半　甘草炙，半两

上咬咀，每服半两，水一盏半，煎八分。温服，无时。一日一夜五七服妙。

> 方解　本方主治渴疾。病位在肺、脾，气阴两虚，治以益气养阴。

**（4）黄芪六一汤**

黄芪六两半，用盐水湿润，饭上蒸三次，焙　粉草一两，半生半炙

上细末。每服一钱，早晨日午，白汤点，酒调尤好。

> 方解　本方主治渴疾。病位在肺、脾，肺脾气虚，治以补气生津。

### （5）棘钩子散

棘钩子本草载云距揉　当门子五粒

上用棘钩子煎汤，吞下当门子，其渴立止。

> **方解** 本方主治伤酒多，或成渴证。病位在脾、胃，伤酒过多，而生湿热，治以清热利湿。

### （6）冬瓜饮子

大冬瓜子去皮，捣烂，取自然汁五大碗　五苓散一两，去桂

上调成饮子。时时吃一盏，吃药时不得与水。不过二料立愈。

> **方解** 本方主治渴疾。病位在脾、胃，脾胃湿热，治以清热利湿。

### （7）白术散

白术一两　人参　茯苓　甘草各半两

上为末。每服七钱，水盏半，煎七分服。凡吐渴之后，多有肿疾，仍须服复元丹数服。

> **方解** 本方主治胃虚发渴。病位在脾、胃，脾胃气虚，治以健脾和胃。

### （8）加味四君子汤

人参　白茯苓　白术　甘草　桔梗

上等分，细末。白汤调下。

> **方解** 病位在脾，脾气亏虚，治以健脾补气。

### （9）神功散

北白芍药一两半　甘草一两

上吹咀。每服三钱，水盏半，煎六七分。无时服。

> **方解** 病位在脾，阴津不足，治以养阴生津。

### （10）麦门冬圆

麦门冬去心，烂研成膏　瓜蒌根　黄连去须

上二味为末，入麦门冬内，捣匀为丸。每服三十九，早晚食后，煎麦门冬汤下。

> **方解** 病位在胃，热盛阴亏，治以清热养阴。

### （11）参芪汤

人参　桔梗　天花粉　甘草各一两　白芍药　绵芪盐汤浸，各二两　白茯苓北五味各一两半

上㕮咀。每服四大钱，水盏半，煎八分，日进四服。留滓，合煎。一方有木瓜、干葛、乌梅三味。

> **方解** 病位在脾，气阴两虚，治以补气养阴。

### （12）鸡苏圆

鸡苏圆用五味子煎汤吞下，仍服安肾圆。

> **方解** 本方主治病后虚赢发渴。病位在肾，肾虚津亏，治以补肾生津。

## 十五、宋《鸡峰普济方》

### 【原文】

《古今录验》论消渴病有三，一渴而饮水多，小便数，其脂似麸片甜

者，此是消渴病；二吃食多，不甚渴，小便少似有油而数者，此是消中病也；三渴水不多，但腿肿脚先瘦小，阴萎弱，数小便者，此是肾消病也，特忌房劳。若消渴者，倍黄连；消中者，倍瓜蒌；肾消者，加芒硝六分，（《鸡峰普济方》卷第十九《消渴·水》）

## 【文后附方】

### （1）熟干地黄丸

熟干地黄二两　五味子　泽泻　远志　牛膝　玄参　车前子　桑螵蛸　山茱萸　桂心　人参　附子各半两　黄芪　枸杞子　肉苁蓉　薯蓣　牡丹　白茯苓　甘草各三分　麦门冬一两半　菟丝子　白石英各一两

上为细末，入石英，研令匀，炼蜜和杵三五百下，丸梧桐子大，每于食前，以温酒下三十九。

> **方解** 本方主治消肾，烦渴，小便数多，脚弱阴萎，唇干眼涩，身体乏力。病位在肾，肾阳亏虚，治以温补肾阳。

### （2）黄芪丸

黄芪　肉苁蓉　鹿茸各一两　人参三分　枸杞子二分　熟干地黄二两　白茯苓三分　甘草各半两　地骨皮半两　泽泻　附子　巴戟　禹余粮　桂　牡丹皮　五味子　龙骨各三分　磁石一两　赤石脂三分　麦门冬半两　牡蛎三分

上为细末，入研了药令匀，炼蜜和杵五七百下，丸梧桐子大，每服食前，米饮下三十九。

> **方解** 本方主治大渴后，上焦烦热不退，下元虚乏，羸瘦无力，小便白浊，饮食微少。病位在肾，肾气虚乏，不能蒸腾以助运化，治以温补肾气，交通心肾。

### （3）苁蓉丸

肉苁蓉一两　熟干地黄一两半　麦门冬二两　泽泻　五味子各半两　磁石　黄芪　人参各一两　桂半两　巴戟半两　地骨皮三分　当归半两　鸡肶胵一两　赤石脂半两　韭子半两　白龙骨半两　甘草半两　禹余粮三分　牡丹皮半两

桑螵蛸一两半

上为细末，入研了药令匀，炼蜜和杵三五百下，丸梧桐子大，每服食前，清粥饮下三十丸。

> **方解** 本方主治痟肾，小便滑数，四肢羸瘦，脚膝乏力。病位在肾，肾阳亏虚，治以温补肾阳。

### （4）山茱萸丸

山茱萸　鹿茸　附子炮　五味子　苁蓉　巴戟　泽泻　禹余粮　牡丹皮各一两半　磁石　麦门冬　赤石脂　白龙骨各三两　瓜蒌　熟干地黄　韭子各二两半　桂心一两一分

上为细末，炼蜜和丸梧桐子大，每服二十丸，空心酒下，日再服。

> **方解** 本方主治三消，饮食倍多，肌肉羸瘦，小便频数，口干喜饮。病位在肾，肾阳亏虚，治以温补肾阳。

### （5）肾沥汤

鸡肶胵　远志　人参　黄芪　泽泻　桑螵蛸　熟干地黄　桂　当归龙骨各一两　甘草半两　麦门冬二两　五味子半两　磁石三两　白茯苓一两芎䓖二两　玄参半两

为末，每服用羊肾一对，切去脂膜，先以水一大盏半，煮肾至一盏，去水上浮膜及肾，次入药三钱、生姜半分，煎至五分，去滓，空心温服，晚食前再服。

> **方解** 本方主治痟肾，气虚损，发渴，小便数，腰膝痛。病位在肾，肾阳亏虚，治以温补肾阳。

### （6）花苁蓉丸（引自《古今录验方》）

花苁蓉八分　泽泻　五味子　紫巴戟天　地骨白皮　瓜蒌各四分　磁石人参　赤石脂各六分　干姜十分　禹余粮三分　桑螵蛸三十个

上为细末，炼蜜和丸梧桐子大，以牛乳空腹下二十丸，日再服。忌海藻、菘菜、胡荽、芜荑等。

> **方解** 本方主治消渴。服前件铅丹丸，得小便咸苦如常，后恐虚急者并宜服此。病位在肾，肾阳亏虚，治以温补肾阳。

### （7）黄连黄芪丸

黄芪　黄连　熟干地黄　牡蛎　鹿茸各一两　白茯苓　土瓜根　玄参　地骨皮　龙骨　人参　桑螵蛸　五味子各三分　麦门冬二两　菝葜半两

上为细末，炼蜜和杵五七百下，丸梧桐子大，每服三十九，食前米饮下。

> **方解** 本方主治痟肾，小便白浊，四肢羸瘦，渐至困乏。病位在肾，肾气亏虚，不能藏精化气，内生虚热，治以温补肾阳。

### （8）鸡内金散

朱砂　黄连　铁粉　瓜蒌各三两　赤石脂　芦荟　龙骨各二两　铅丹　胡粉各一两　甘草　泽泻各一两半　牡蛎三分　螵蛸三十个　鸡胚胵七个

上为细末，空心，大麦汤调下三钱匕，小便减，渴止，食后服。

> **方解** 本方主治消渴。病位在心、肾，心火炽盛，肾阳亏虚，治以清心泻火，滋补肾阴。

### （9）薯蓣丸

薯蓣　鸡胚胵　熟地黄　牡丹皮　黄芪　瓜蒌根　白龙骨　白茯苓　山茱萸　桂　泽泻　附子　枸杞子各半两　麦门冬二两

上为末，炼蜜和杵三五百下，丸梧桐子大，每服食前以清粥饮下三十九。

> **方解** 本方主治痟肾，小便滑数，四肢少力，羸瘦困乏，全不思食。病位在脾、肾，脾肾两虚，治以温补脾肾。

### （10）茱萸黄芪丸

黄芪　山茱萸　人参　五味子各三分　熟干地黄　鸡胚胵　肉苁蓉

牛膝　补骨脂　鹿茸各一两　麦门冬二两　地骨皮　白茯苓　玄参各半两

上为细末，炼蜜和杵三五百下，丸梧桐子大，每于食前以粥饮下三十丸。

> **方解** | 本方主治痟肾，心神虚烦，小便无度，四肢羸瘦，不思饮食，唇舌干燥，脚膝乏力。病位在肾，肾阳亏虚，治以温补肾阳。

### （11）人参肾沥汤

人参　石斛　麦门冬　泽泻　熟地黄　瓜蒌根　地骨各两　远志　甘草　当归　五味子　桑白皮　桂心　茯苓各半两

上为粗末，以水一盏半，煮羊肾一个至一盏，入药二钱，仍先去肾，煎至六分，去滓，温服不以时。

> **方解** | 本方主治大虚不足，小便数，嘘吸，焦渴引饮，膀胱满。病位在脾、肾，脾肾两虚，治以健脾补肾。

### （12）增损肾沥汤

远志　人参　泽泻　熟地黄　当归各三分　桂　茯苓　黄芩　甘草　芎䓖　龙骨各一分　五味子二分　麦门冬二分

上为粗末，以水一盏半，煮羊肾一个至一盏，去肾，入药二钱，煎至六分，去滓，温服，日三。兼服后方。

> **方解** | 本方主治肾气不足，消渴小便数，腰痛乏力，消瘦。病位在脾、肾，脾肾两虚，治以健脾补肾。

### （13）熟地黄散

熟干地黄　鸡胚胵　黄芪　白茯苓　牡蛎粉　人参　牛膝各一两　麦门冬　桑螵蛸　枸杞子各三分　龙骨一两半

上为细末，每服三钱，以水一中盏，煎至六分，去滓，非时温服。

> **方解** | 本方主治痟肾，小便滑数，口干心烦，皮肤干燥，腿膝消细，渐至无力。病位在脾、肾，脾肾两虚，治以健脾补肾。

（14）**白茯苓丸**（引自《太平圣惠方》）

白茯苓　覆盆子　黄连　人参　瓜蒌根　熟干地黄　萆薢　玄参各一两
鸡䏶胵三个　石斛　蛇床子各三分

上为细末，炼蜜和杵三五百下，丸梧桐子大，每于食前煎磁石汤下
三十九。

> **方解**｜本方主治痟肾，因痟中之后，胃热入肾，消烁肾脂，令肾枯燥，
> 遂致此病，即两腿渐细，腰脚无力。病位在胃、肾，热盛阴亏，
> 遂至肾亏，治以清热养阴，补肾。

（15）**千金古瓦汤**（引自《千金方》）

白术四分　熟干地黄八分　陈皮　人参　甘草　黄芩　远志各三分　当归
桂　白芍药各三分

上为粗末，每服四钱，先以水三大碗，煮屋上瓦二两（二十年以上
者，打碎如皂子大），煮至一碗半，去瓦块，入药末，并生姜十片、枣一
个，再煎至二大盏，去滓，放温服，渴时饮之，多吃不妨。

> **方解**｜本方主治消渴虚乏，食少无力，小便频数。病位在脾、肾，脾
> 肾两虚，治以健脾补肾。

（16）**黄芪散**

黄芪　麦门冬　茯神　龙骨　瓜蒌根　熟干地黄　桑螵蛸　白石脂
泽泻各一两　甘草三分

上为细末，每服四钱，以水一中盏，入生姜半分、枣三个，煎至六
分，去滓，空心温服。

> **方解**｜本方主治痟肾，心神烦闷，小便白浊。病位在心、肾，肾气不
> 足，心神不安，治以补肾安神。

（17）**铁粉汤**

铁粉一两　麦门冬二两　牡蛎　知母各一两　黄连　苦参　瓜蒌根各二两
金箔一百片　银箔二百片

上为细末，铁粉同研令匀，不以时候，清粥饮调下一钱。

> **方解** 本方主治消渴不止，心神烦乱。病位在心、肾，肾气不足，心神不安，治以补肾安神。

### （18）金箔铅丹丸

金箔一百片　银箔二百片　铅丹　麦门冬　牡蛎　知母各一两　黄连　瓜蒌根　苦参各二两

上为末，用瓜蒌汁和，惟夏季即用炼蜜和，丸梧桐子大，每服四十九，食后以米饮下，日进二服，当日必见效，可服及十日，每三五十九后每日只进一服，服药次忽觉腹痛，以厚朴六钱、陈皮一分、生姜六钱，都剉碎，用水二升，煎至半升，温服讫，良久用水饭压之，腹不冷痛不用此法。

> **方解** 本方主治消渴不止。病位在肾，肾气不足，湿热内生，治以补肾，清利湿热。

### （19）菟丝子散（引自《太平圣惠方》）

菟丝子　黄连　肉苁蓉　五味子各一两　蒲黄　鸡胚中黄皮各一两半　磁石半两

上为细末，入研药令匀，每服二钱，食前粥饮调下。

> **方解** 本方主治痟肾，小便白浊或不禁。病位在肾，肾阳亏虚，治以温补肾阳。

### （20）人参鹿茸丸

鹿茸　肉苁蓉各一两半　黄芩　人参　土瓜根各三分　鸡胚胵十个　菟丝子三两

上为细末，炼蜜和杵三五百下，丸梧桐子大，每服三十九，食前米饮下。

> **方解** 本方主治痟肾，小便滑数白浊，将欲沉困。病位在肾，肾阳亏虚，治以温补肾阳。

## （21）黄芪汤

黄芪　茯神　瓜蒌根　人参　甘草各一两半　麦门冬　熟地黄各二两半

上水煎服之。此病切忌慎者三：一饮酒，二行房，三咸食及面食。

> **方解**｜本方主治消渴。男子消渴，小便极多，水饮一斗，小便一斗，肾气丹主之，既服前肾气丹补其虚损，食后宜此药。病位在脾、肾，脾肾两虚，治以健脾补肾，止渴退热。

## （22）菝葜汤

菝葜一两，剉如豆大

上用水二盏半，煎至八分，去滓，温服，旦中暮各一服，觉减则日二服，后以药调补。此方在肾沥汤方前。

> **方解**｜本方主治肾虚，小便数而渴，清瘦体虚，舌干枯，上焦客热，下元冷凉。病位在肾，肾虚湿胜，治以利湿去浊。

## （23）断渴汤

乌梅肉二两　麦门冬　人参　甘草　茯苓　干葛各一两

上为细末，每服三钱，以水一盏半，煎至六分，去滓，温服。

> **方解**｜本方主治消渴不止。病位在肾，气阴两虚，治以清热养阴，益气生津。

## （24）阿胶汤

阿胶半两　干姜十分　麻子仁　远志各一两半　附子一个

上为粗末，每服二钱，以水一盏，煎至六分，去滓，温服不以时。

> **方解**｜本方主治虚热，小便利而多服石散，入小肠客热，当风取冷，患脚气，喜发动兼渴消，肾脉细弱微。病位在肾，阴阳两虚，治以阴阳双补。

### （25）茯苓黄连丸

黄连末八分　茯苓六分　木香二分　诃子皮一分

上为细末，水煮面糊为丸梧桐子大，每服三十九，空心，泻止勿服。

> **方解**　本方主治渴人引饮既久，夏秋之交，湿气过多，脾胃又弱，时或泄泻。病位在脾，脾虚湿胜，治以健脾止泻。

### （26）葛根饮子

葛根　麦门冬　竹茹　菝葜各半两

上为粗末，水煎或熬粥食之亦佳。

> **方解**　本方主治消渴。病位在肾，热盛阴亏，治以健脾止泻。

### （27）干葛散

仙人骨去花结子了，萝卜干者是　仙人蓑衣出了莲子，干莲蓬　干葛　银汤瓶内碱

上四味等分，为细末，每服二钱，紫苏熟水下。

> **方解**　本方主治消渴。病位在肾，热盛阴亏，治以清热养阴。

### （28）枸杞汤（引自《千金方》）

枸杞根五升　麦门冬三升　小麦二升

上三味，以水二斗，煮麦熟药成，去滓，每服一升，日再服。

> **方解**　本方主治虚劳，口中苦渴，骨节烦热或寒。病位在脾、胃、肾，热盛阴亏，治以清热养阴。

### （29）消余丸

退钳锅一个　牡蛎不以多少，末

上以牡蛎实纳在钳锅内，大火煅通赤，放冷，各捣研为细末，每秤一两，

更入干葛一两，研匀，以鸡子清和丸梧桐子大，每服二十丸，猪肉汤下。

> 方解｜本方主治消渴，小便不禁。病位在肾，肾精不足，治以滋肾填精。

### （30）罂粟汤

罂粟不以多少

上研，煮稀粥，日饮一盏。

> 方解｜本方主治消渴，引饮不止。病位在肺，肺气虚弱，治以收敛肺气。

### （31）菟丝子丸

菟丝子拣择，水淘，浸三日，控令干，乘润杵，筛粗末，再焙

上为细末，炼蜜合面糊为丸梧桐子大，每服米饮下三十丸。

> 方解｜本方主治消渴。病位在肾，肾阳亏虚，治以温补肾阳。

### （32）黄连丸

黄连不以多少

上纳猪肚中，饭上蒸烂，同杵丸梧桐子大，每服米饮下三十丸。

> 方解｜本方主治消渴。病位在胃，胃热炽盛，治以清胃泻热。

### （33）黄连煎

黄连末以新瓜蒌根汁和作饼子，焙干

上为细末，炼蜜和丸梧桐子大，每服三四十丸，熟水下，不以时。

> 方解｜本方主治酒毒水毒渴不止。病位在肾，热盛阴亏，治以清热养阴。

（34）熟干地黄丸

熟干地黄十二分　天门冬十分　干姜六分　菟丝子十分　石斛八分　当归
白术　白芍药　牛膝　紫菀　防风　地骨皮各六分　甘草八分　肉苁蓉　麦
门冬　玄参各七分　人参　茯苓　杏仁　麻子仁各八分　椒目三分

上为细末，炼蜜和丸梧桐子大，空心酒下二十丸，再服渐加至三十丸，忌鲤鱼、海藻、菘菜、桃、李、雀肉、鱼鲊、芜荑。

> **方解** | 本方主治五劳七伤，六极八风，十二痹，消渴，心下积聚。病位在肾，阴阳两虚，治以阴阳双补。

（35）生地黄丸

地黄汁　瓜蒌汁各三升半　牛脂三升　白蜜半升　黄连末一斤

上同煎可丸，即丸梧桐子大，每服五丸，不以时，米饮下。

> **方解** | 本方主治消渴，面黄咽燥，短气。病位在脾、胃、肾，热盛阴亏，治以养阴清热。

（36）茱萸丸

苁蓉　五味子　山茱萸　干山药

上等分，为细末，酒煮面糊为丸梧桐子大，米饮下三十九丸，空心。

> **方解** | 本方主治消中，其人素渴引饮，一旦不渴，小便日夜数十行，气乏内消。病位在肾，肾阳亏虚，治以温补肾阳。

# 十六、宋《是斋百一选方》

## 【原文】

治消渴方

眉山揭颖臣长七尺，健饮啖，倜傥人也。忽得消渴疾，日饮水数斗，食倍常而数溺，消渴药服之逾年，疾日甚，自度必死，治棺衾，嘱其子于人。蜀有良医张肱隐之子，不记其名，为诊脉，笑曰：君几误死。取麝香（当门子），以酒濡之，作十许圆，用枳椇子作汤，吞之遂愈。问其所以，张生云："消渴、消中皆脾弱肾败，上不能节汤水，肾液不上沂，乃成此疾。今诊颖臣脾脉极热，而肾不衰，当由果实与酒过度，热在脾，所以饮食过人，而多饮水，饮水既多，不得不多溺，非消渴也。麝香能败瓜果，花近辄不结，枳椇亦胜酒，屋外有此木，屋内酿酒不熟，以木为屋，屋下亦不可酿，故以此二物为药，以去生果酒之毒也"（枳音旬里切，枸音矩）。以其实如鸟乳所能来巢，今俗讹谓之鸡矩子，亦谓之癞汉指头盖，取其似也，食之如牛乳，小儿喜食之，《本草》木部作枳椇（音之矩）。

治消渴，伏深铃辖方，沈德和尚书传。

治消渴，钱有文知府方。

治消渴，郭都巡方。

（《是斋百一选方》卷之十二《消渴　酒疸》）

## 【文后附方】

（1）麝香当门子

以酒濡之，作十许圆，用枳椇子作汤。

> **方解** | 本方主治消渴之日饮水数斗，食倍常而数溺。病位在胃，为胃热炽盛所致。功效为清胃泻热。

## （2）伏深铃辖方

密陀僧二两，别研极细　　川黄连一两，为细末

上二味用蒸饼为圆，如梧桐子大，每服五圆，煎茧空、茄根汤下，临卧服，次日加至十圆，以后每日加五圆，至三十圆止。服药之后，以见水恶心为度，即不须服，不过五六服必效。若觉恶心，但每日食干物以压之，旬日后自定。奇甚奇甚。茧空是出蚕蛾了茧壳。

> **方解** | 病位在胃，为胃热炽盛所致。功效为清胃泻热。

### （3）钱有文知府方

牛鼻木二个，洗净，细剉，男患用雌，女患用雄　甘草　人参各半两　白梅十个大者

上用水四碗煎至二碗，滤去滓，热服为妙。

> **方解** │ 病位在脾、肾，为气阴两虚所致。功效为益气养阴生津。

### （4）郭都巡方

瓜蒌根　黄连

上等分为细末，研麦门冬取自然汁和药圆如绿豆大，每服十五圆至二十圆。熟水下。

> **方解** │ 病位在胃，为热盛阴虚所致。功效为清热养阴。

## 十七、宋《普济本事方》

### 【原文】

《古方验录论》：消渴有三种：一者渴而饮水多，小便数，脂似麸片甜者，消渴病也；二者吃食多，不甚渴，小便少，似有油而数者，消中病也；三者渴饮水不能多，但腿肿，脚先瘦小，阴痿弱，小便数，此肾消病也。特忌房劳。（《普济本事方》卷第六《诸嗽虚汗消渴》）

### 【文后附方】

### （1）治消渴方

浮石　舶上青黛各等分　麝少许

上细末，每服一钱，温汤调下。

> **方解** │ 病位在肺，为热盛阴虚所致。治以清热生津。

（2）**生地黄煎**（引自《千金方》）

生地黄汁　赤蜜各一斤　人参去芦　茯苓去皮　芍药　白术各三两　甘草二两 生麦门冬一斤　石膏六两　生葳蕤四两　干地黄三两　远志二两　豉心一斤

上十三味，哎咀，水一斗二升，煮十一味，取二升七合，去滓，下地黄、蜜更煎，取三升五合，分四服。

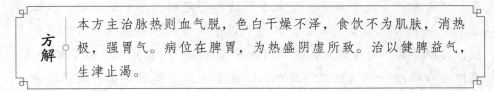

方解 | 本方主治脉热则血气脱，色白干燥不泽，食饮不为肌肤，消热极，强胃气。病位在脾胃，为热盛阴虚所致。治以健脾益气，生津止渴。

## 十八、宋《仁斋直指方论（附补遗）》

### 【原文】

水包天地，前辈尝有是说矣。然则中天地而为人，水亦可以包润五脏乎？曰天一生水，肾实主之，膀胱为津液之府，所以宣行肾水，上润与肺，故识者以肺为津液之脏，自上而下，三焦脏腑皆圉乎天一真水之中，《素问》以水之本在肾，末在肺者此也。真水不竭，安有所谓渴哉！人惟淫欲恣情，酒面无节，酷嗜炙煿糟藏、咸酸酢醯、甘肥腥膻之属，复以丹砂五石济其私，于是炎火上熏，脏腑生热，燥气炽盛，津液干焦，渴引水浆而不能自禁矣！渴之为病有三：曰消渴，曰消中，曰消肾，分上中下三焦而应焉。热气上腾，心虚受之，心火散漫，不能收敛，胸中烦躁，舌赤唇红，此渴引饮常多，小便数而少，病属上焦，谓之消渴。热蓄于中，脾虚受之，伏阳蒸胃，消谷善饥，饮食倍常，不生肌肉，此渴亦不甚烦，但欲饮冷，小便数而甜，病属中焦，谓之消中。热伏于下，肾虚受之，腿膝枯细，骨节酸痛，精走髓虚，引水自救，此渴水饮不多，随即溺下，小便多而浊，病属下焦，谓之消肾。自消肾而析之，又有五石过度之人，真气既尽，石气独留，而肾为之石，阳道兴强，不交精泄，谓之强中。消渴轻也，消中甚焉，消肾又甚焉，若强中则其毙可立待也。虽然，真水不充，日从事于杯勺之水，其间小便或油腻，或赤黄，或泔白，或渴而且利，或渴而不利，或不渴而利，但所食之物，皆从小便出焉。甚而水气浸渍，溢于肌肤，则胀为肿满，猛火自炎，留于肌肉，则发为痈疽，此又病之深而证之变者也。总前数者，其何以为执剂乎？吁！此虚阳炎上之热也。叔和有言：虚热不可大攻，热去则寒起，请援此以为治法。又曰：消渴证候，人皆知其心火上炎，肾水下泄，小便愈多，津液愈涸，饮食滋味，皆从小便消焉。是水火不交济然尔，孰知脾土不能制肾水，而心肾二者皆取气于胃乎？治法总要当服真料参苓白术散，可以养脾，自生津液，兼用好粳米煮粥，以膋肉碎细，入盐醋油酒，葱椒茴香调和，少顷粥熟而后入，以此养肾，则水有所司，又用净黄连湿锉，入雄猪肚中密扎，于斗米上蒸烂，添些蒸饭，臼中杵粘，丸如桐子。每服百粒，食后米饮下，可以清心止渴。(《仁斋直指方论（附补遗）》卷之十七《消渴》)

## 【文后附方】

### （1）参苓白术散（引自《太平惠民和剂局方》）

莲子肉去皮　薏苡仁　缩砂仁　桔梗炒令深黄色，各一斤　白扁豆姜汁浸，去皮，微炒，一斤半　白茯苓　人参去芦　甘草炒　白术　山药各二斤

上为细末。每服二钱，枣汤调下，小儿量岁数加减服。

> **方解**｜本方主治消渴，消肾。病位在肾、心、脾，为心火炽盛，肾阴不足所致，脾虚湿盛所致。治以健脾利湿、清热养阴。

### （2）黄芪汤

黄芪　茯神　瓜蒌根　麦门冬去心，各一两　北五味子　甘草炙，各半两　生干地黄一两半

上锉细。每四钱，新水煎服。

> **方解**｜本方主治诸渴疾。病位在脾，为脾气虚弱，津液生化不足所致。治以益气健脾，滋阴生津。

（3）猪肚丸

川黄连五两　净白干葛　知母　茯神　麦门冬去心　大熟地黄洗，焙，各二两　瓜蒌根　粟米各三两　人参一两

上木白中同捣为散，入净猪肚内缝密，置甑内蒸极烂，乘热再杵细，若硬加蜜，丸桐子大。蒸汁下五十丸，或粥饮下。

（4）卫生天花丸

黄连净三两，童尿浸三宿，焙　白扁豆姜制，去皮炒，二两　辰砂　白茯苓　牡蛎粉　知母　苦参　天花粉　铁粉各半两　芦荟一分　金银箔各二十片

上末，取瓜蒌根生汁和生蜜，丸桐子大。每三十丸，麦门冬汤下。

> **方解**｜本方主治渴证。病位在心、肝、脾，为心肝火旺，脾虚湿盛所致。治以清热降火，健脾养阴。

（5）蜡苓丸

黄蜡　雪白茯苓各四两

上茯苓为末，熔蜡和丸，弹子大。每一丸，不饥饱细嚼下。

> **方解**｜本方主治淋浊，渴证。病位在肾、脾，为脾肾阳虚，津液不固所致。治以补脾益肾，散寒化湿。

（6）辰砂妙香散

茯苓　茯神去木　山药炒　远志水浸，去心，酒炒　黄芪炙，各一两　人参　甘草炙　北梗各半两　木香　辰砂别研，各三钱　麝香一钱重

上细末。每服二钱，加辰砂少许，用灯草、茯苓煎汤调下，日三服。

> **方解**｜本方主治渴证，小便涩数而沥，兼有油浊。病位在心、肾，为心气不足，肾精不固所致。治以益气宁心，固精止遗。

（7）瓜连丸

黄连净锉，用冬瓜汁浸一宿，晒干，凡七次

上末，冬瓜汁丸桐子大。每三四十丸，半饥饱熟水下，或五十丸米饮下。

> **方解** 本方主治消渴骨蒸。病位在肺、脾，为肺脾阴虚燥热所致。治以清热养阴。

### （8）茯神丸

人参　茯神　生干地黄　黄连净　麦门冬去心，焙　枳壳制　牡蛎粉各一两　石莲肉　黄芪炙　知母各半两　瓜蒌根三分

上末，炼蜜同捣三百杵，丸桐子大。每五十丸，清粥饮下。

> **方解** 本方主治消中，烦渴消谷，小便数。病位在脾、胃，为脾胃虚热，津液不固所致。治以健脾固涩，清热养阴。

### （9）小菟丝子丸

菟丝子五两，洗，酒浸三宿，研，捏饼，焙　石莲肉二两　白茯苓一两　山药一两，留一半打糊

上为末，山药糊丸桐子大。每五十丸用芎䓖汤多加茯苓，以天花粉、北五味子煎汤下。

> **方解** 本方主治消肾。病位在肾，为肾阳不足所致。治以温肾固涩。

### （10）枸杞子丸

枸杞　菟丝子酒浸，研，焙　白茯苓　黄芪炙　牡蛎粉　牛膝　熟地黄洗　麦门冬去心，各一两　鸡内金微炙，一两半　桑螵蛸　瓜蒌根各三分　山茱萸　牡丹皮各半两

上末，炼蜜和捣三百杵，丸桐子大。每五十丸，食前粥饮下。

> **方解** 本方主治消肾，久渴困乏，小便滑数。病位在肝、肾，为肝肾不足，气阴亏虚所致。治以补益肝肾，益气养阴，收敛固涩。

### （11）平补丸

菟丝子酒浸，研，焙　山茱萸酒浸，焙　当归　益智仁各半两　川楝肉　牛膝　葫芦巴炒　厚杜仲姜制，炒　巴戟去心　苁蓉酒浸，焙，各三钱半　乳香二钱

上末，糯米糊丸桐子大。每五十丸，枣汤或盐汤食前服。

> **方解**　本方主治消肾不渴，肌肉瘦削，小便涩数而沥，如欲渗之状。病位在肾，为肾阴阳俱亏所致，治以平补肾阴肾阳。

## （12）双补丸

鹿角胶二两　沉香半两　泽泻截块再蒸，半两　覆盆子　白茯苓　人参　宣木瓜　薏苡仁　黄芪炙　熟地黄洗，再蒸　苁蓉酒浸，焙　菟丝子酒浸，蒸，碾焙　北五味子　石斛炒　当归酒浸，焙，各一两　麝香一钱

上末，炼蜜丸桐子大，朱砂衣。每五十丸，空心枣汤下。

> **方解**　本方主治肾虚水涸，燥渴劳倦。病位在肾、脾，为脾肾虚损，气血阴阳俱亏所致。治以补肾健脾，益气养阴。

## （13）枇杷叶散

枇杷叶去毛，水洗二张　麦门冬去心，一钱　五味子去梗，五分　瓜蒌实　生地黄　人参去苗芦，各七分　茯神去木　粉葛家种者佳，一钱　知母去毛　甘草炙，以上各七分

上作一服，水二钟，竹叶十四片，入乌梅一个，去内仁，煎七分，去滓，食远温服，不拘时。

> **方解**　本方主治消渴，胸满心烦，津液大消。病位在肺、脾，为肺脾阴虚所致。治以养阴清热。

## （14）人参白术汤（引自《黄帝素问宣明论方》）

人参　白术　当归　芍药　大黄　山栀子　荆芥穗　薄荷　桔梗　知母　泽泻各半两　茯苓去皮　连翘　瓜蒌根　干葛各一两　甘草三两　藿香叶　青木香　官桂各一分，即二钱半是也　石膏四两　寒水石二两　滑石半斤

上为细末。每服抄五钱，水一茶盏，入盆消半两，生姜三片，煎至半盏，绞汁，入蜜少许，温服。渐加至十余钱，得脏腑流利取效。如常服，以意加减，兼服消痞丸散，以散肠胃结，治湿热内甚自利者，去了大黄、芒硝。

方解｜本方主治胃膈瘅热烦满，饥不欲食，瘅成为消中，善食而瘦，燥热郁甚，而成消渴，多饮而数小便。兼疗一切阳实阴虚，风热燥郁，头目昏眩，中风偏枯，酒过积毒，一切肠胃燥涩，倦闷壅塞，疮疥瘘痹，并伤寒杂病，产后烦渴，气液不得宣通。病位在胃肠，为胃肠阴虚燥热所致。治以滋阴清热，养胃润肠。

（15）三黄丸（引自《小儿药证直诀》）

黄芩半两，去心　大黄去皮，湿纸裹煨　黄连去须，各一钱

上同为细末，面糊丸绿豆大或麻子大。每服五七丸至十五丸、二十丸，食后，米饮送下。

方解｜本方主治男子、妇人三焦积热，咽喉肿闭，心膈烦躁，小便赤涩，大便秘结。病位在三焦，为三焦火热炽盛所致。治以泻火解毒。

（16）六味地黄丸（引自《小儿药证直诀》）

干山药　山茱萸肉各四两　泽泻去毛　牡丹皮去心　白茯苓去皮，各三两
熟苄八两

上为末，炼蜜为丸梧子大。每服五六十丸，空心白汤下，寒月温酒下，如肾虚有饮作痰喘，生姜汤下。

方解｜本方主治形体瘦弱，无力多困，肾气久虚，久新憔悴，寝汗发热，五脏齐损，遗精便血，消渴淋浊等证。妇人血虚无子者。病位在肾，为肾阴亏损所致。治以滋阴补肾。

## 十九、金《素问病机气宜保命集》

### 【原文】

论曰：消渴之疾，三焦受病也，有上消、中消、肾消。上消者，上焦受病，又谓之膈消，肺也，多饮水而少食，大便如常，或小便清利，知

其燥在上焦也，治宜流气润燥。中消者，胃也，渴而饮食多，小便黄，经曰热能消谷，知热在中，法云宜下之，至不欲饮食则愈。肾消者，病在下焦，初发为膏淋，下如膏油之状，至病成而面色黧黑，形瘦而耳焦，小便浊而有脂，治法宜养血以肃清，分其清浊，而自愈也。

法曰：上燥而渴，辛甘而补，用润肺，故可用蜜煎生姜汤，大器顿之，时时呷之。法云：心肺之病，莫厌频而少饮。《内经》云：补上治上宜以缓。又曰：辛以润之，开腠理，致津液，津液通则肺气下流，故气下火降而燥衰矣，其渴乃止。又，经曰：二阳结为消。王注曰：二阳结于胃及大阳，俱热也。肠胃燥热，则善消水谷。用甘辛降火之剂，黄连末一斤，生地黄自然汁、白莲花藕自然汁、牛乳各一斤，熬成膏子，黄连末为丸，如桐子大，每服三十丸，少呷温水送下，日进十服，渴病立止。

治上焦膈消而不欲多食，小便清利，宜小柴胡汤，或加白虎汤，或钱氏方中地骨皮散内加芍药、黄芪、石膏、黄芩、桔梗之类是也。（《素问病机气宜保命集》卷下《消渴论第二十三》）

## 【文后附方】

### （1）小柴胡汤（引自《伤寒论》）

柴胡半斤　黄芩三两　人参三两　甘草三两，炙　半夏半升，洗　生姜三两，切　大枣十二枚，擘

上七味，以水一斗二升，煮取六升，去滓，再煎取三升，温服一升，日三服。

> **方解**｜本方主治消渴，膈消，不欲多食，小便清利。病位在心、肺，为上焦燥热所致。治以和解少阳。

### （2）白虎汤（引自《伤寒论》）

知母六两　石膏一斤，碎　甘草二两，炙　粳米六合

上四味，以水一斗，煮米熟汤成，去滓，温服一升，日三服。

> **方解**｜本方主治消渴，膈消，不欲多食，小便清利。病位在心、肺，为上焦燥热所致。治以和解少阳。

（3）**地骨皮散**（引自《小儿药证直诀》）内加芍药、黄芪、石膏、黄芩、桔梗之类

地骨皮自采，佳　知母　银州柴胡去芦　甘草炙　半夏汤洗十次，切，焙

人参切去顶，焙　赤茯苓各等分　芍药　黄芪　石膏　黄芩　桔梗

上为细末。每服二钱，姜五片，水一盏，煎至八分，食后温服，量大小加减。

> **方解**　本方主治消渴，膈消，不欲多食，小便清利。病位在心、肺，为上焦燥热所致。治以清热，益气养阴。

（4）**人参石膏汤**（引自《伤寒论》）

人参半两　石膏一两　知母七钱　甘草四钱

上为粗末，每服五钱至七钱，水煎，食后温服。

> **方解**　本方主治膈消，上焦烦渴，不欲多食。病位在胃，为胃热炽盛所致。治以清热，益气养阴。

（5）**顺气散**

厚朴姜制，一两　大黄四两　枳实二钱，炒

上剉，每服五钱，水煎，食远服。

> **方解**　本方主治消中，热在胃而能食，小便赤黄。病位在胃，为胃肠燥热所致。治以清热泻下。

（6）**茴香散**

茴香炒　苦楝炒

上为细末，每服二钱，食前服。

> **方解**　本方主治肾消，下焦初病，小便如油膏。病位在肾，为肾阳亏虚，下焦湿热所致。治以温补肾阳，清利湿热。

（7）**八味丸**（引自《金匮要略》）

生地黄<sub>八两</sub>　山药<sub>四两</sub>　山茱萸<sub>四两</sub>　泽泻<sub>三两</sub>　茯苓<sub>三两</sub>　牡丹皮<sub>三两</sub>
桂枝<sub>一两</sub>　附子<sub>一两，炮</sub>

　　本方内倍加山药外，桂、附从四时加减。假令方内桂、附一两，春各用三钱，夏用一钱，秋用五钱，冬全用一两。

> **方解**｜本方主治肾消。病位在肾，为肾阳亏虚所致。治以温补肾阳。

（8）**珍珠粉丸**

黄檗<sub>一斤，于新瓦上烧令通赤为度</sub>　真蛤粉<sub>一斤</sub>

上为细末，滴水丸如桐子大，每服一百丸，空心酒下。

> **方解**｜本方主治消渴，白淫，梦泄，遗精及滑出而不收。病位在肾，为阴虚火旺所致。治以滋阴降火。

（9）**竹笼散**（引自《圣济总录》）

五灵脂　黑豆<sub>去皮脐</sub>

上等分，为细末，每服三钱，冬瓜汤调下，无冬瓜，苗叶皆可，日二服。小渴，二三服效。

> **方解**｜病位在肾，为肾虚，血瘀夹湿所致。治以补肾，活血，清利湿热。

# 二十、金《儒门事亲》

## 【原文】

拣黄连<sub>二两，八九节者</sub>

上剉如哎咀，以水一碗，煎至半碗，去滓顿服之，立止。

（《儒门事亲》卷十五《诸杂方药第十七·治消渴》）

**【文后附方】**

黄连二两，八九节者

上剉如哎咀，以水一碗，煎至半碗，去滓顿服之，立止。

> 方解｜病位在胃，为热盛津亏所致。治以清热生津。

## 二十一、元《丹溪手镜》

**【原文】**

心脉滑为渴（阳气胜也）。

趺阳浮而数，浮为气，数消谷。

心脉微小为消瘅。

寸脉浮而迟（浮为虚，迟为劳，卫气亏，荣气竭）。

脉轻散者，气实血虚。

脉洪大者，阳余阴亏。

脉数大者、沉小者生；实坚大者死、细浮短者死、数甚者死。

因津血不足而然也，盖火甚于上为鬲膜之消，病则舌上赤裂，大渴引饮，以白虎加参主之。火甚于中，为肠胃之消，病善饮者，自瘦自汗，大便硬，小便数，以调胃承气、三黄汤等治之。火甚于下，为肾消，病则烦躁，小便淋浊如膏油之状，以六味地黄丸治之。（《丹溪手镜》卷之下《消渴》）

**【文后附方】**

**（1）白虎加参汤**（引自《伤寒论》）

知母六两　石膏一斤，碎，棉裹　甘草二两，炙　粳米六合　人参三两

上五味，以水一斗，煮米熟汤成，去滓，温服一升，日三服。

> **方解** 本方主治消渴，鬲膜之消，舌上赤裂，大渴引饮。病位在胃，为胃热炽盛所致。治以清热泻火养阴。

（2）**调胃承气汤**（引自《伤寒论》）

大黄四两，去皮，清酒浸　甘草二两，炙　芒硝半升

上三味，切，以水三升，煮二物至一升，去滓，内芒硝，更上微火一二沸，温顿服之，以调胃气。

> **方解** 本方主治消渴，肠胃之消，善饮，自瘦自汗，大便硬，小便数。消中，暑热在胃而能饮食，小便黄赤。病位在胃，为胃热炽盛所致。治以清热通腑。

（3）**三黄汤**（引自《金匮要略》）

大黄二两　黄连一两　黄芩一两

上三味，以水三升，煮取一升，顿服之。

> **方解** 本方主治消渴，肠胃之消，善饮，自瘦自汗，大便硬，小便数。病位在胃，为胃热炽盛所致。治以清热通腑。

（4）**六味地黄丸**（引自《小儿药证直诀》）

熟地黄八钱　山萸肉　干山药各四钱　泽泻　牡丹皮　白茯苓去皮，各三钱

上为末，炼蜜为丸，如梧桐子大，空心温水化下三丸。

> **方解** 本方主治消渴，肾消，烦躁，小便淋浊如膏油之状。病位在肾，为肾阴亏虚所致。治以滋阴补肾。

（5）**参膏汤**（引自《脉因证治》）

人参五钱　石膏一两　知母六钱　甘草三钱五分

上水煎，调服寒水石、活石末炒。

> **方解** 本方主治消渴，鬲消，上焦渴，不欲多食。病位在心、肺、肾，为上焦热盛所致。治以清热养阴。

## （6）顺气散

川椒一两 大黄四两 枳壳二钱 赤芍药

> **方解** 本方主治消渴，消中能食，小便赤黄。病位在胃，为胃热炽盛所致。治以清泻胃热。

## （7）茴香散

茴香 苦楝炒 五味子

上为末，酒下二钱。

> **方解** 本方主治消渴，肾消小便如油。病位在肾，为肾虚所致。治以补肾。

## （8）珍珠丸

黄柏降火 真蛤粉咸补肾

上各等分，水丸，空心酒下。

> **方解** 本方主治白淫滑泄，思想无穷，所愿不得。病位在肾，肾精不固，治以清热补肾。

## （9）甘津甘露饮

石膏 甘草滋水 黄连 黄柏 栀子 杏仁 知母泻热补水 麦门冬 全蝎 连翘 白葵 白芷 归 兰香和血润燥 升麻 木香 柴胡行经 藿香反佐取之 桔梗

上为末，舐之。

> **方解** 病位在肺、脾、肾，热盛津伤，治以养阴生津。

## （10）张法神芎丸

黄连入心 牵牛逐火 活石入肾 大黄逐火 黄芩入肺 薄荷散热

> **方解**　病位在心、肾、肺，火热内盛，治以清热泻火。

### （11）三黄丸（引自《千金翼方》）

大黄春秋二两，夏一两，冬五两　黄芩夏秋六两，春四两，冬三两　黄连春四两，夏一两，秋冬三两

> **方解**　病位在胃，胃火炽盛，治以清胃泻火。

### （12）神白散（引自《儒门事亲》）

桂府滑石六两　甘草一两，生用

上为细末，每服三钱，温水调下。或大渴欲饮冷者，新汲水尤妙。

> **方解**　病位在肾，真阴虚损，治以清热育阳。

### （13）猪肚丸

猪肚一个　连五两　麦门冬去心，四两　知母四两　栝楼根四两

上四味入月者中缝之，蒸烂，乘热于砂盆内杵，丸如坚加蜜，丸桐子大，服四五十九。

> **方解**　本方主治消中。病位在肺、胃，热盛阴伤，治以养阴生津。

### （14）葛粉丸

葛根三两　栝楼三两　铅丹二两　附子炮，削，一两

上蜜丸，桐子大，服十九，春夏去附。

> **方解**　本方主治肾消，病位在肾，热盛阴亏，肾虚，治以清热养阴补肾。

（15）**胡粉散**

铅丹五钱　胡粉五钱　赤白石脂五钱　泽泻五钱　石膏五钱　栝楼根三两半
甘草炙，三两

上或丸，或末，任意；腹痛减服。

> **方解**｜本方主治大渴，肾消，病位在胃、肾，热盛津亏，治以清热养阴。

（16）**人参白术汤**（引自《黄帝素问宣明论方》）

人参　白术　川归　芍药　大黄　栀子　泽泻各五钱　连翘　栝楼根
茯苓各一两　桂一两　藿香　木香各一两　寒水石一两　活石　消石半斤　甘
草三两　石膏四两

上姜煎，入蜜少许。

> **方解**｜病位在脾、肾，热盛津亏，气阴两虚，治以清热生津，益气
> 养阴。

（17）**酒煮黄连丸**

> **方解**｜病位在胃，中暑热渴，治以清热生津。


## 二十二、元《丹溪心法》


【原文】

消渴，养肺、降火、生血为主，分上中下治。三消皆禁用半夏；血
虚亦忌用；口干咽痛，肠燥大便难者，亦不宜用；汗多者不可用。不已，
必用姜监制。消渴，若泄泻，先用白术、白芍药炒为末，调服后，却服
前药（即诸汁膏）。内伤病退后，燥渴不解，此有余热在肺经，可用参、
芩、甘草少许，生姜汁调，冷服。或以茶匙挑姜汁与之。虚者可用人参

汤。天花粉，消渴神药也。上消者，肺也，多饮水而少食，大小便如常；中消者，胃也，多饮水而小便赤黄；下消者，肾也，小便浊淋如膏之状，面黑而瘦。(《丹溪心法》卷三《消渴四十六》)

## 【文后附方】

### (1) 茯菟丸 (引自《三因极一病证方论》)

菟丝子酒浸，十两　北五味子七两　白茯苓五两　石莲肉三两

上为末，用山药六两为末，作糊和丸梧子大。每服五十丸，米汤下。

> **方解**｜本方三消渴通用，亦治白浊。病位在脾、肾，脾肾亏虚不固，治以补脾固肾。

### (2) 麦门冬饮子 (引自《黄帝素问宣明论方》)

知母　甘草炙　栝楼根《万氏家抄济世良方》是瓜蒌仁　五味子　人参　葛根生地黄　茯神　麦门冬去心，各等分

上咬咀。水煎，入竹叶十四片。

> **方解**｜本方主治膈消。胸满烦心，津液干少，短气而渴。病位在肺、胃，热盛伤阴，治以养阴生津。

### (3) 加味钱氏白术散

人参　白术　白茯苓　甘草炙　枳壳炒，各半钱　藿香一钱　干葛二钱木香　五味子　柴胡三分

上作一服，水煎服。

> **方解**｜本方主治消渴不能食，消中，消谷善饥。病位在脾，热盛伤脾，治以健脾滋阴。

### (4) 地黄饮子

甘草炙　人参　生地黄　熟地黄　黄芪　天门冬　麦门冬去心　泽泻石斛　枇杷叶炒

上每服五钱，水煎服。

> **方解** 本方主治消渴咽干，面赤烦躁。病位在肺、脾、肾，热伤气阴，治以清热益气养阴。

## （5）清心莲子饮

黄芩　麦门冬　地骨皮　车前子　甘草各三钱　莲子　茯苓　黄芪　柴胡　人参各三钱半

上㕮咀。水煎服。

> **方解** 本方主治渴而小便浊或涩。病位在肾、膀胱，热伤肾与膀胱，脏腑功能失职，治以清热养阴生津。

## （6）川黄连丸（引自《仁斋直指方论》）

川黄连五两　天花粉　麦门冬去心，各二钱半

上为末，生地黄汁并牛乳夹和，捣丸梧子大。服三十丸，粳米汤送下。

> **方解** 本方主治口渴。病位在肺、脾，热盛伤津，治以清热生津。

## （7）玉泉丸（引自《仁斋直指方论》）

麦门冬去心　人参　茯苓　黄芪半生半蜜炙　乌梅焙　甘草各一两　栝楼根干葛各一两半

上为末，蜜丸弹子大。每服一丸，温汤嚼下。

> **方解** 本方主治烦渴口干。病位在脾肺，热灼津液，治以清热养阴生津。

## （8）三黄丸（引自《千金翼方》）

黄连去须　黄芩　大黄煨，各等分

上为末，炼蜜丸梧子大。每服四十丸，熟水下。

病位在脾胃，热盛津伤，治以清热泻火。

## 二十三、元《丹溪治法心要》

### 【原文】

消渴之证，乃三焦受病也，东垣有法，分上、中、下治。上消者，肺也，多饮水而少食，大小便如常，或云小便清利，其燥在上焦也，治宜流湿润燥；中消者，胃也，渴多饮水，而小便赤黄，宜下至不饮而愈；下消者，肾也，小便浊淋如膏之状，宜养血而肃清，分其清浊而自愈。大法养肺降火生血为主。消渴泄泻，先用白术、白芍药炒为末，调服后，隙服白莲藕汁膏。内伤病，退后燥渴不解，此有余热在肺家，以人参、黄芩、甘草少许同煎，加姜汁冷服。或以茶匙挑药，渐渐服之。虚者，亦可服独参汤。消渴而小便频数，宜生津甘露饮，琼玉膏亦妙。口干舌干，小便赤数，舌上赤裂，地黄饮子。一孕妇当盛夏渴思水，与四物汤加黄芩、陈皮、生甘草、木通数帖愈。(《丹溪治法心要》卷三《消渴第二十九》)

### 【文后附方】

（1）白术　白芍药炒为末

调服后，隙服白莲藕汁膏。

本方主治消渴泄泻。病位在脾，热伤津液，治以健脾养阴。

（2）人参　黄芩　甘草少许

同煎，加姜汁冷服。或以茶匙挑药，渐渐服之。虚者，亦可服独参汤。

本方主治内伤病，退后燥渴不解。病位在肺，有余热在肺家，治以益肺清热。

（3）生津甘露饮

藿香二分 柴胡 黄连 木香各三分 白葵花 麦门冬去心 当归身酒洗 兰香各五分 荜澄茄 生甘草 山栀子 白豆仁 白芷 连翘 姜黄各一钱 石膏一钱二分 杏仁去皮尖 酒黄柏各一钱五分 炙甘草 酒知母 升麻 人参各二钱 桔梗三钱 全蝎五个，去毒

上为细末，汤浸蒸饼和匀成剂，捏作片子，日中晒半干，擦碎如黍米颗大，每服一钱，津唾下，或白汤送下，食远服。

> **方解** 本方主治消渴而小便频数。病位在肺、肾，热伤肺肾，水液通调固摄失司，治以养阴生津，调补肺肾。

（4）**琼玉膏**（引自《洪氏集验方》）

生地黄四斤 茯苓十二两 人参六两 白蜜一斤

上先将生地黄熬汁去滓，入蜜炼稠，再将参苓细末和入瓷罐封，水煮半日，白汤化服。臞仙加琥珀、沉香各五钱。

> **方解** 本方主治消渴而小便频数。病位在脾、肾，热盛津伤，治以养阴生津。

（5）**四物汤加黄芩、陈皮、生甘草、木通**

当归 川芎 熟地 白芍 黄芩 陈皮 生甘草 木通

> **方解** 本方主治孕妇当盛夏渴思水。病位在脾胃，热盛阴伤，治以养阴生津。

## 二十四、元《卫生宝鉴》

### 【原文】

生津甘露饮子，治膈消大渴，饮水无度，舌上赤涩，上下齿皆麻，舌根强硬肿痛，食不下，腹时胀满疼痛，浑身色黄，目白睛黄，甚则四肢

瘦弱无力，面尘脱色，胁下急痛，善嚏善怒，健忘，臀肉腰背疼寒，两足冷甚。顺德安抚张耘夫，年四十五岁，病消渴，舌上赤裂，饮水无度，小便数多，先师以此药治之，旬日良愈。古人云：消渴多传疮疡，以成不救之疾。既效，亦不传疮疡，享年七十五岁，终。名之曰生津甘露饮。

论曰：消之为病，燥热之气盛也。《内经》云：热淫所胜，佐以甘苦，以甘泻之。热则伤气，气伤则无润。折热补气，非甘寒之剂不能，故以石膏、甘草之甘寒为君。启玄子云：滋水之源以镇阳光，故以黄连、黄柏、栀子、知母之苦寒泻热补水为臣，以当归、麦门冬、杏仁、全蝎、连翘、白芷、白葵、兰香甘辛寒，和血燥润为佐。以升麻、柴胡苦平，行阳明少阳二经，白豆蔻、木香、藿香、荜澄茄，反佐以取之。因用桔梗为舟楫，使浮而不下也。东垣先生尝谓予曰：洁古老人有云，能食而渴者，白虎倍加人参，大作汤剂多服之；不能食而渴者，钱氏白术散，倍加葛根，大作汤剂广服之。(《卫生宝鉴》卷十二《咳嗽门·消渴治法并方》)

## 【文后附方】

### （1）生津甘露饮子（引自《兰室秘藏》）

人参　山栀子　甘草炙　知母酒洗　姜黄　升麻各二钱　白芷　白豆蔻　荜澄茄　甘草各一钱　白葵　兰香　当归　麦门冬各半钱　黄柏酒拌　石膏各二钱半（一方石膏用一两一钱）　连翘一钱　杏仁一钱半　木香　黄连　柴胡各三分　桔梗三钱　全蝎一个　藿香二分

上为末，汤浸蒸饼和成剂，捻作饼子，晒半干，杵筛如米大，食后每服二钱。抄在掌内，以舌舐之，随津咽下，或白汤少许送亦可。

> **方解**　本方主治膈消大渴，饮水无度，舌上赤涩，上下齿皆麻，舌根强硬肿痛。食不下，腹时胀满疼痛。浑身色黄，目白睛黄。甚则四肢瘦弱无力，面尘脱色，胁下急痛，善嚏善怒，健忘。臀肉腰背疼寒。两足冷甚。病位在胃，热盛伤津，气阴两伤，清热益气养阴。

### （2）酒蒸黄连丸

黄连半斤　酒一升

汤内重蒸，伏时取出。晒干为末，滴水为丸如梧子大。每服五十丸，温水下。

> **方解**｜病位在胃，胃热炽盛，治以清泻胃热。

### （3）参苓饮子

麦门冬　五味子　白芍药　熟地黄　黄芪各三两　白茯苓二钱半　天门冬　人参　甘草各五钱

上为粗末，每服三钱。水一盏半，生姜三片，枣子二个，乌梅一个。煎至一盏。去渣，温服，食后。

> **方解**｜本方主治口干燥，生津液，思饮食。病位在肺、胃，气阴两伤，治以益气养阴。

### （4）麦门冬饮子（引自《黄帝素问宣明方论》）

人参　茯神　麦门冬　知母　五味子　生地黄　甘草炒　栝蒌根　葛根各等分

上㕮咀，每服五钱。水二盏，竹叶十四片，煎至七分，去渣，温服无时。

> **方解**｜本方主治膈消胸满烦心，津液燥少短气，多为消渴。病位在心、肺，热盛伤津，气阴两伤，治以清热生津，益气养阴。

### （5）麦门冬汤

麦门冬　黄连　冬瓜干各二两

上为粗末，每服五钱。水一盏，煎至七分，去渣，温服。如无干者，用新冬瓜一枚，重三斤，去皮穰子，分作十二片，为十二服，又方，冬瓜一片擘破，水三盏，煎七分，去渣，温服，日三。

> **方解** | 本方主治消渴日夜饮水不止，饮下小便即利。病位在胃，胃热炙盛，治以清胃泻火。

### （6）冬瓜饮子

冬瓜一个 黄连十两，为末

上先取冬瓜割开，去穰净，糁黄连在冬瓜内，再将顶盖热灰，火中煨熟，去皮细切烂，研。用布取汁，每服一盏至二盏，食前，日三服，夜二服。

> **方解** | 本方主治消渴能食而饮水多，小便如脂麸片，日夜无度。病位在胃，胃热炙盛，治以清泻胃火。

## 二十五、明《普济方》

### 【原文】

夫消渴烦躁者，由肾气虚弱，心脏极热所致也。肾主于水，心主于火。肾水枯竭，则不能制火，火炎上行而干于心，心气壅滞则生热也。此皆由下焦久虚，因虚生热，积热不散，伏留于上焦之间，故令渴而烦躁也。消渴烦躁者，阳气不藏，津液内燥，故令烦渴而引饮且躁也。内经谓诸躁狂越，皆属于火。盖以心肾气衰，水火不相济故也。（《普济方》卷一百七十八《消渴门·消渴烦躁》）

### 【文后附方】

### （1）**麦门冬汤**（一名**黄芪散**）（引自《圣济总录》）

麦门冬去心，焙 黄连去须 桑根白皮剉，各一两 石膏二两 知母焙 栝蒌根各三分 人参 甘草炙，剉 干葛剉 地骨皮 赤茯苓去黑皮 升麻各半两

上㕮咀，每服四钱，水一盏，入生姜半分切，淡竹叶二十片，煎至六分，去滓。不拘时温服。

> **方解** | 本方主治消渴发热，心神烦躁。病位在心、肾，心火亢盛，肾水亏虚，治以清心火，补肾阴。

（2）**柴胡散**（引自《圣济总录》）

柴胡去苗　葛根剉　芦根剉　地骨皮　百合干者　知母切，焙　葳蕤　桑根白皮各三分，剉　贝母去心，焙　犀角镑　甘草炙，剉　木通剉，各半两

上哎咀，每服四钱，水一盏，入生地黄半分，煎至七分，去滓食后温服。

> **方解** | 本方主治消渴，上焦虚热，心中烦躁。病位在心、肺，上焦虚热，治以养阴清热除烦。

（3）**兼气散**（引自《太平圣惠方》）

栝蒌　石膏研　甘草炙，各半两　柑子皮二两

上为散，食后煮大麦饮，服方寸匕，日二夜一服，渐加至二匕。不利，忌热面、海藻、菘菜。

> **方解** | 本方主治消渴心烦躁。病位在心、肺，上焦痰热，治以化痰清热除烦。

（4）**麦门冬汤**（引自《太平圣惠方》）

麦冬一两　土瓜根二两　小麦二两　竹叶一把

上用水七升，煮取三升半，再服，一方用黄芩半两，生姜半分，煎至五分，去滓温服。

> **方解** | 本方主治消渴小便多，烦躁不得眠。病位在心、肾，气阴两伤，治以益气养阴。

（5）**生地黄饮子**（一名**地黄饮子**）（引自《世医得效方》）

人参去芦　生干地黄洗　熟地黄洗　黄芪蜜炒　天门冬去心　枇杷叶去毛，焙　枳壳去瓤，麸炒　石斛去根，炒　泽泻　麦门冬去心　甘草炙，各等分

上剉散，每服三钱，水一盏，煎至六分，去滓食后临卧温服。

| 方解 | 本方主治消渴咽干，面赤烦躁。病位在心、肺、肾，气阴两伤，治以益气养阴生津。 |

（6）**翠碧丸**（引自《圣济总录》）

青黛研　麦门冬去心，焙　葛根剉，一两半　半夏汤洗去滑七次，切，焙，三两　人参　知母焙，各半两　栝蒌根三分　天南星牛胆制者，半两　寒水石火煅，三两

上为末，面糊为丸，梧桐子大，金箔为衣，每服十五丸。人参竹叶汤下，食后服。

| 方解 | 本方主治烦渴不止，咽干燥热昏冈。病位在心、肾，痰热，气阴两伤，治以清热化痰，益气养阴。 |

（7）**桑白皮汤**（引自《圣济总录》）

桑白皮剉　人参　知母切，焙　麦门冬去心，焙　地骨皮去土　枇杷叶去毛，微炙　黄连去须，剉，炒　葛根　淡竹叶洗净曝干，剉，各半两

上哎咀，每服四钱，水一盏半，煎至一盏，去滓食前服，日再。

| 方解 | 本方主治消渴，及心脏燥热，饮水无度。病位在心、肾，热盛，气阴两虚，治以清热益气养阴。 |

（8）**地骨皮散**

地骨皮一两　栝蒌根一两　芦根一两，剉　人参半两，去芦头　麦门冬一两半，去心　赤茯苓三分　生干地黄一两　黄芩三分

上为散，每服四钱，水一盏，入生姜半分、小麦一百粒、淡竹叶二十七片，煎至六分，去滓，不计时候温服。

| 方解 | 本方主治消渴，体热烦燥。病位在心、肾，热盛，气阴两虚，治以清热，益气养阴。 |

（9）**黄连散**

黄连去须，一两　栝蒌根一两半　麦门冬一两，去心　知母二分　人参半两，

去芦头 地骨皮三分 黄芩三分 川升麻三分

上为散，每服四钱，水一中盏，入生姜半分，淡竹叶二十七片，煎至六分，去滓不计时候温服。

> **方解** 本方主治消渴烦躁饮水不止。病位在心、肾，热盛阴亏，清热养阴生津。

## （10）栝蒌丸

栝蒌根二两 麦门冬二两，去心，焙 知母一两 人参三分，去芦头 黄芩半两 苦参半两，剉 土瓜根半两 赤茯苓一两

上为末，炼蜜和丸，如梧桐子大，每服三十丸，不拘时候，粥饮下。

> **方解** 本方主治消渴烦躁，小便不利。病位肾，热盛阴亏，治以清热养阴。

## （11）梅苏丸（引自《圣济总录》）

白梅肉 紫苏叶 乌梅肉各半两 人参一钱 麦门冬去心，三两 百药煎三两 甘草炙，剉，一两半 诃黎勒炮去核，一分

上为末，炼黄蜡汁，拌和为丸，如芡实大，每服一丸，含化咽津，不拘时候，解渴。

> **方解** 本方主治消渴，膈热烦躁，生津液。病位在心、肾，气阴两虚，治以益气养阴。

## （12）知母饮

知母切，焙 生姜根各三两 土瓜根二两 黄芩去黑心 甘草炙，各一两半 龙骨三两 大黄二两半

上㕮咀，每服五钱，水三盏，煎取二盏，去滓入生麦门冬汁二合，食后分为三服，温酒下。

> **方解** 本方主治消渴心脾实，燥热多渴，化为小便。病位在心、脾、肾，热盛阴亏，治以清热养阴生津。

（13）**黄芪汤**（引自《圣济总录》）

黄芪剉，三两　白茅根三两　麦门冬去心，微焙，三两　石膏八两　白茯苓去黑皮，三两　车前子去土，五两，生　甘草二两半，炙，剉

上咬咀，每服五钱，水二盏，煎至一盏，去滓空腹温服。

> **方解** 本方主治消渴，心中烦躁。病位在心、肾，热盛阴亏，气阴两伤，治以清热养阴，生津除烦。

（14）**麦门冬散**

麦门冬一两半，去心，焙　栝蒌根一两　黄芩二两　牡蛎一两，烧为末　黄连一两，去须　银箔　金箔各五十片，细研

上为细末，入研了药令匀，每服不计时候，煎淡竹叶汤，调下一钱。

> **方解** 本方主治消渴烦躁，羸瘦乏力，不思饮食。病位在心、肾、脾、胃，热盛阴亏，气阴两伤，治以清热益气养阴。

（15）**麦门冬饮**（引自《圣济总录》）

生麦门冬去心，三两　甘竹沥三合　小麦二合　生地黄三两　知母一两半　芦根二两

上咬咀，每用半两，水三盏，煎至二盏，去滓。入竹沥少许，分二服食后。

> **方解** 本方主治消渴热盛，烦躁恍惚。病位在心、肾，阴虚内热，治以滋阴降火。

（16）**芦根汤**

芦根一斤　黄芪剉　栝蒌根　牡蛎煅，各一两　知母二两　生麦门冬去心，六两

上咬咀，每服三钱，水一盏，煎取七分，去滓食后。乘渴细呷服。

> **方解** 本方主治消渴，心脾中热，烦躁不止，下焦虚冷，小便多，羸瘦。病位在心、脾、肾，心脾中热，热盛阴虚，气阴两伤。治以清热益气养阴。

## （17）冬瓜饮（引自《太平圣惠方》）

大冬瓜一枚，剖开去头子　黄连一斤，去须　甘草二两，炙微赤，剉　童子小便一升　地黄汁五合　蜜五合

上件药捣甘草、黄连为末，都入冬瓜内，即以头却盖之。又以黄土泥封裹，可厚一寸，候干。即以糖火烧之一日，待冷去泥，置于地下露一宿。取瓜烂研，生布绞取汁，每于食后，以清粥饮，调下一合。

> **方解**｜本方主治消渴烦热，饮水不止。病位在心、肾，热盛阴亏，治以清热养阴。

## （18）黄连丸（引自《圣济总录》）

黄连去须　栝蒌根　甘草炙，剉　栀子仁微炒，各一两半　香豉炒黄，二两半

上为末，炼蜜和剂。更于铁白内，涂酥杵匀，丸梧桐子大。食后温浆水下三十九。

> **方解**｜本方主治消渴，心胸烦躁。病位在心、肾，热盛阴亏，治以清热养阴。

## （19）人参白术散（引自《医方大成》）

人参三钱　白术七钱　薄荷半两　缩砂仁三钱　生地黄　茯苓去皮　甘草各半两　滑石三两　藿香三钱半　石膏一两

上为末，每服三钱。水一盏，煎至六分，去滓温服食前。日二三服。

> **方解**｜本方主治燥温相搏，玄府致密，烦心忪悸，发渴，饮食减少，不生肌肤。病位在心、脾、肾，脾虚湿盛，治以健脾化湿。

## （20）人参饮

人参一两　白茯苓去黑皮　甘草炙，各半两　麦门冬去心，一分

上㕮咀，水五盏，煎取二盏，去滓温顿服之。

> **方解**｜本方主治消渴胸膈烦闷，燥渴，饮水无度。病位在心、脾、肾，气阴两虚，治以益气养阴。

（21）**黄连丸**（引自《太平圣惠方》）

黄连二两，去须　苦参一斤　麝香一钱

上为末，炼蜜丸如梧桐子大，每服六十丸，空腹茶下。日再。任意吃茶，不限多少，一方用粥饮下。

> **方解**｜本方主治消渴，烦热闷乱。病位在心、肾，热盛阴虚，治以清热养阴。

（22）**天门冬煎**（引自《圣济总录》）

生天门冬去心，半斤　白蜜炼，五合

上先将水五盏，煎天门冬至三盏。新汲水淘四五遍漉出，别以熟水一盏，下蜜搅匀，瓷瓶中贮浸天门冬五日。密封。每食后一服。

> **方解**｜本方主治消渴烦躁，惊悸不安。病位在心、肾，热盛阴亏，治以清热养阴。

（23）**白矾丸**（引自《圣济总录》）

白矾烧令汁尽　铅白霜各一分

上细研令匀，炼蜜和丸，如芡实大，绵裹，含化咽津。

> **方解**｜本方主治消渴，烦热。病位在心、肾，热盛阴亏，治以清热养阴。

（24）**葛根汤**（引自《太平圣惠方》）

土葛根去皮，五斤，细切，木杵臼中烂捣，研如泥，净布捩聚一瓷碗　白蜜两匙

上搅匀，不限早晚，渴即饮之，一盏量力饮。频服亦不损人。

> **方解**｜本方主治消渴烦热，心中狂乱，皮肤干燥。病位在心、肾，心肾阴虚，治以养阴生津。

（25）**栝蒌根丸**

栝蒌根一两　麦门冬二两，去心，焙　甘草三分，炙微赤，剉　黄连三分，去须

赤石脂半两　泽泻半两　石膏一两

上为细末，炼蜜和捣三二百杵，丸梧桐子大。不计时候，以清粥饮下三十丸。

> **方解** 本方主治消渴心烦燥闷。病位在心、肾，热盛阴亏，治以清热养阴。

### （26）麝香散（引自《太平圣惠方》）

水蛇一条活者，剥去皮，炙黄，捣末　蜗牛不限多少，水浸五日，取涎入腻粉，煎令稠　麝香一分，细研

上用粟米饭和丸，如绿豆大。每服不计时候，以姜汤下十丸。

> **方解** 本方主治消渴四肢烦热，口干心躁。病位在心、肾，热盛阴亏，治以清热养阴。

### （27）四君子汤（引自《御药院方》）

白茯苓去皮　人参去芦头　甘草微炙　白术各等分

上㕮咀，每服三钱。水一盏，煎至七分，去滓温服，不拘时候。

> **方解** 本方主治烦热燥。病位在脾，脾气虚，治以健脾补气。

### （28）黄芪一两　当归二两

上㕮咀。水煎服。

> **方解** 本方主治发热恶心，大渴不止，口燥肌热，不欲近衣，其脉洪大，按之无力者，或无目痛鼻干者，非白虎汤证也，此是血虚发躁。病位在心、肾，病因病机为血虚，治以补气养血。

### （29）梅肉丸（引自《杨氏家藏方》）

百药煎一两　乌梅肉二两　朴硝二两　缩砂仁半两　香白芷半两　薄荷叶去土，三两　绿豆粉五两

上为细末，熬甘草膏为丸，每两作十五丸，每服一丸含化。

> **方解**｜本方生津液，止燥渴，凉咽喉。病位在肺，津亏燥热，治以养阴生津清热。

## 【原文】

夫脾主口，心主舌。消渴口舌干燥者，邪热积于心脾，津液枯耗，不能上凑故也。其证饮食无味，喜汤而口舌干燥。治法当涤去心脾积热，使脏真濡于肺则愈。(《普济方》卷一百七十八《消渴门·消渴口舌干燥》)

## 【文后附方】

**（30）麦门冬丸**（引自《圣济总录》）

麦门冬去心，焙　土瓜皮剉　山茱萸　鹿茸酒浸，炙，去毛　牛膝去苗，剉　狗脊碎剉，去毛　茯神去木　人参各一两　黄连去须，一两五钱　牡蛎煅，三分　龙胆草　菟丝子酒浸一宿，曝干，别捣为末，一两半

上为末，炼蜜丸如梧桐子大，每服二十丸。不拘时候。煮小麦饮下，加至三十丸。

> **方解**｜本方主治消渴，口干喜饮水，小便数，心烦闷，健忘怔忪。病位在心、肾，阴虚内热，心肾不交，治以滋阴降火，重镇安神。

**（31）止渴剉散**（引自《仁斋直指方论》）

枇杷叶新布拭去毛，炙　干葛根　生姜切片，焙，各一两　大乌梅七个　大草果二个，去皮　淡竹叶　甘草生，各半两

上剉，每服四钱，新水煎服。

> **方解**｜本方主治渴，口干。病位在脾，热盛阴亏，治以养阴生津。

（32）**人参散**（引自《太平圣惠方》）

麦门冬一两，去心　人参半两，去芦头　黄芪三分，剉　赤茯苓三分　甘草半两，炙微赤，剉　葛根半两，剉　枇杷叶三分，拭去毛，炙微黄

上为散，每服四钱，水一中盏，生姜半分，淡竹叶二七片，煎至六分去滓。不计时候温服。

> **方解** 本方主治消渴，虚烦，口舌干燥。病位在心、脾，气阴两虚，治以益气养阴。

（33）**茅根汤**（引自《圣济总录》）

茅根剉　芦根剉　菝葜细剉，各三两　石膏碎，一两半　乌梅去核，半两，炒　淡竹叶一两，剉

上咬咀，每服四钱，水一盏半，煎取一盏，去滓温服，不拘时候。

> **方解** 本方主治消渴，口干，小便数。病位在心、脾，热盛阴亏，治以清热养阴生津。

（34）**天竺黄散**（引自《太平圣惠方》）

天竺一两，细研　黄连半两，去须　栀子半两　川大黄半两，微炒　马牙硝半两，细研　甘草一分，炙微赤，剉

上为细末，每服二钱，煎竹叶水调下，食后。

> **方解** 本方主治消渴心神烦躁，口干舌涩。病位在心、脾，热盛阴亏，治以养阴生津除烦。

（35）**铅霜丸**（引自《郑氏家传浊渴方》）

铅霜半两　青黛　栝蒌根各一两　龙脑少许

上细末令匀，炼蜜和丸如梧桐子大，每服二十丸，微嚼，煎竹叶汤下，新汲水下亦得。食后日三。

> **方解** 本方主治消渴，口干烦躁，饮水无度。病位在心、脾，热盛阴亏，治以清热养阴生津。

## （36）生麦门冬汤（引自《圣济总录》）

枸杞根白皮<sub>剉</sub>　生麦门冬<sub>去心</sub>　小麦各一升

上三味，以水一斗，煮取五升，去滓。渴即饮之。

> **方解** | 本方主治消渴，口干烦躁，饮水无度。病位在脾，热盛阴亏，治以清热养阴。

## （37）枸杞汤

枸杞<sub>剉，二两</sub>　石膏<sub>碎，一两</sub>　小麦一两五钱

上咬咀，每服三钱，水一盏，煎至七分，去滓温服。不拘时。

> **方解** | 本方主治消渴，唇干舌燥。病位在脾，热盛阴亏，治以清热养阴。

## （38）栝蒌根丸（引自《圣济总录》）

栝蒌根五两　黄连<sub>去须，一两</sub>　浮萍草二两

上为末，用生地黄汁半盏，于石臼内，木杵捣令匀，再入面糊，丸如梧桐子大，每服三十丸。食后临卧，牛乳汤下，日三。煎菖蒲汤下亦得。

> **方解** | 本方主治消渴饮水不止，小便中如刺，舌干躁渴喜饮。病位在心、脾、胃，热盛阴亏，治以清热养阴。

## （39）地骨皮散（引自《千金方》）

地骨皮一两　小麦半两　生麦门冬<sub>一两，去心</sub>

上细剉和匀，每服半两，水一盏，煎至五分，去滓温服。食后，再服。

> **方解** | 本方主治消渴口干燥，骨节烦热。病位在脾、肾，阴虚内热，治以滋阴清热。

## （40）玉液膏（引自《本事方》）

紫苏四两　桂半两　甘草<sub>二两，炙</sub>　白梅肉四两

上为末，捣白梅为丸，如芡实大，每服含化三丸。

> **方解**　本方主治津液亏虚。病位在脾，阴液亏虚，治以养阴生津。

## （41）猪胆丸（引自《圣济总录》）

雄猪胆五枚　定粉一两

上酒煮胆，候皮烂，即入粉研细，同煎和成丸，如芡实大。每服二丸，含化咽津。

> **方解**　本方主治口中干燥，无津液而渴。病位在脾，热盛阴亏，治以清热养阴生津。

## （42）和血益气汤（一名地黄饮子）（引自《东垣试效方》）

杏仁六个　生甘草三分以上，二味治口干舌燥也　石膏六分，治小便数也　黄连酒浸八分，治舌上赤脉也　生地黄酒浸，七分　黄柏酒浸，一钱　柴胡三分　当归梢酒浸，四分　甘草炙，三分　升麻一钱　红花少许　知母酒浸，半钱　麻黄三分防己酒浸，五分　羌活半钱　桃仁九个

上㕮咀作一服，水二大盏，煎至一盏，去滓，稍热服食后。

> **方解**　此药生津液，除干燥，生肌肉。本方主治口干舌干，小便数，舌上赤苔。病位在脾、胃、肾。病因病机为阴虚内热。治以滋阴降火生津。

## （43）酸枣丸（引自《千金方》）

酸枣仁三升五合　酢安石榴子干，五合　覆盆子三两　乌梅十枚　葛根三两栝蒌根　茯苓各三两半　麦门冬四两　石蜜四两半　桂心一两六铢

上为末，蜜丸含化，不限昼夜，以口中津液为度，丸尽复取含之，无忌。

> **方解**　本方主治口干燥，内消。病位在心、脾。病因病机为阴血亏虚。治以补血养阴。

## （44）**木瓜丸**（引自《十便良方》）

百药煎一两　乌梅一钱　檀香二钱　蒲黄二钱　脑子一分，研　麝香一分，研

上件研匀，甘草少许，丸如绿豆大，每服二三丸含化。

> **方解**｜本方主治津液亏虚，口渴，不思饮食。病位在脾。病因病机为阴虚。治以生津止渴。

## （45）**麦门冬丸**（引自《圣济总录》）

麦门冬去心，焙，二两半　天门冬去心，焙，一两三分　茯神去木　杜仲去粗皮，炙，剉　柏子仁　石菖蒲切，焙　枸杞子　生干地黄焙　百部根去皮，各一两　白茯苓去黑皮　山芋　人参　肉苁蓉酒浸，切，焙　贝母去心，炒，各一两半　防风去叉　五味子　丹参各一两一分　远志去心，半两

上一十八味，捣罗为细末，炼蜜丸如梧桐子大，每日空心米饮下二十丸，食后常含化一丸。

> **方解**｜本方主治消渴，口干燥。病位在脾、肾。病因病机为阴虚内热。治以养阴清热。

## （46）**栝蒌汤**（一名枸杞汤）（引自《圣济总录》）

枸杞根剉　黄芪剉，各三分　甘草炙，剉　麦门冬去心，焙　桂去粗皮，各半两

上五味，粗捣筛，每服五钱匕，水一盏半，生姜一枣大，切，粳米一匙，煎至一盏，去滓温服，空心夜卧各一。

> **方解**｜本方主治消渴，口舌干焦，精神恍惚。病位在脾、肾。病因病机为阴虚内热。治以养阴清热。

## （47）**加减肾气丸**（引自《济生方》）

山茱萸取肉　白茯苓去皮　牡丹皮去木　熟地黄酒蒸　五味子　泽泻　鹿角镑　山药炒，各一两　沉香不见火　官桂不见火，各半两

上为末，炼蜜丸，如梧桐子大，每服七十丸，盐汤米饮任下；弱甚者，加附子一两，兼进黄芪汤。

> **方解** 本方主治肾水不足，心火上炎，口舌干燥，多渴引饮，肢体消瘦。病位在心、肾。病位病机为心火炽盛，肾阴不足。治以清心火，补肾阴。

（48）北五味子（引自《孙真人海上方》）

上浓煎汤饮之。

> **方解** 本方主治消渴。病位在脾、肾。病因病机为阴虚。治以养阴生津。

（49）菟丝子（引自《孙真人海上方》）

上煎汁任意服之，渴止为度。

> **方解** 本方主治消渴。病位在肾。病因病机为肾阳亏虚。治以温补肾阳。

## 【原文】

夫消渴饮水过度者，由肾虚心热，三焦不和，上热下冷故也。凡人好食热酒炙肉，或服乳石壅滞之药，热毒在内，不得宣通，关脉闭塞，血脉不行，热气蒸于脏腑，津液枯竭，则心肺烦热，咽喉干燥，故令渴不止，而饮水过度也。方稳。

消渴有三种：一者，渴而饮水多，小便数有脂似麸片，甜者，消渴病也；二者，吃食多不甚渴，小便少似有油而数者，消中病也；三者，渴饮水不能多，但腿肿脚先瘦小，阴痿弱，小便数者，此肾消病也，特忌房劳。千金云：消渴病所慎者有三，一饮酒，二房室，三咸食及面。能慎此者，虽不服药而自可无他。消渴之人，愈与未愈，当须虑患大痈，何者？消渴之人，必于骨节间，忽发痈疽而卒。予亲见友人邵任道，患渴数年，果以痈疽而死。唐祠部李郎中论消渴者，肾虚所致，每发则小便甜，医者多不知其疾，故古今亦阙而不言。洪范言稼穑作甘，以物理推之，淋饧醋酒作脯法，须臾即皆能甜，足明人食之后，滋味皆甜。流在膀胱，若肾气盛，则上蒸精气，下入骨髓。其次以为脂膏，又其次以为血肉也，其余则为小便。故小便色黄，血之余也。臊气者，五脏之气。咸润者，则下味也。肾既虚冷，则不能熏蒸谷气，尽下为小便，故味甘不变。其色清冷，则肌肤枯槁也。犹如乳母谷气上泄，皆为乳汁。消渴病者，下泄为小便，皆精气不实于内则小便数而瘦弱也。又肺为五脏华盖，若下有暖气上蒸则肺润。若下冷极，则阳气不能升。故肺干则渴，易之否卦，乾上坤下。阳无阴而不降，阴无阳而不升。上下不交，故成否也。譬如釜中有水，以火暖之。其釜以板覆之，则暖气上腾，故板能润也。若无火力，水气则不能至，此板终不得润也。火力足者则腰肾强盛，常须暖补肾气，饮食得火力，则润上而易消，亦免干渴也。故张仲景云：宜服肾气八味丸，此疾与脚气虽同为肾虚所致，其脚气始发于二三月，盛于五六月，衰于七八月。消渴始发于七八月，盛于十一月十二月，衰于二三月。其故何也，盖脚气壅疾也，消渴宣疾也。春夏阳气上，故壅疾发则宣疾愈，秋冬阳气下，故宣疾发则壅疾愈也。审此二者，则疾可理也。犹如善为政者，宽以济猛，猛以济宽，随事制度尔。仲景云：足太阳者，是膀胱之经也。膀胱者，肾之腑，小便数，此为气盛，气盛则消谷，大便硬为气衰，衰则为消渴也。(《普济方》卷一百七十九《消渴门·消渴饮水过度》)

## 【文后附方】

（50）羚羊角屑　知母　黄芪剉　栝蒌根　麦门冬去心　茯神　地骨皮人参去芦头　防风去芦头　酸枣仁各三分，微炒　甘草半两，炙　石膏一两半　黄芩半两

上为散，每服五钱，以水一大盏，入生姜半分，淡竹叶二七片，小麦半合，煎至五分去滓，每于食后温服。

> **方解**　本方主治消渴，饮水过度，咽喉干燥。病位在心、肺。病因病机为好食热酒炙肉，或服乳石壅滞之药所致的热盛阴亏，心肺热盛。治以清热养阴。

（51）**麦门冬丸**（引自《圣济总录》）

麦门冬去心，焙　栝蒌根　大麻仁研　大黄蒸二度，切，焙　苦参粉　铁粉各三两　黄芩去黑心　泽泻各一两半　龙齿研　土瓜根　知母焙　石膏研，各二两　银箔三百片，和龙齿石膏入研　鸡膍胵黄皮炙，七枚，一两半

上为末，炼蜜丸如梧桐子大，每食后煎生地黄汤，下二十五丸，日二服。

> **方解**　本方主治消渴，饮水过多。病位在心、肺、肾。病因病机为好食热酒炙肉，或服乳石壅滞之药，所致的热盛阴亏，肾虚心热，心肺烦热。治以清热养阴。

（52）人参　知母　天花粉　苦参　宣连　扁豆　浮萍　麦门冬　黄丹少许

上八味各一两，加黄芪一两为细末，每服一钱，新汲水调下，妙不可言。

> **方解**　本方主治消渴，饮水过度，心肺烦热，咽喉干燥，三消渴疾，不问日夜。病位在心、肺、肾。病因病机为好食热酒炙肉，或服乳石壅滞之药所致的热盛阴亏，肾虚心热，心肺烦热。治以清热养阴。

（53）**铁粉丸**

铁粉细研　苦参　牡蛎　土瓜根各一两　黄连　麦门冬各二两，去心，焙　金箔　银箔各五片，细研　栝蒌根二两

炼蜜和捣三五百杵，丸如梧桐子大，不拘时候，以清粥饮下三十丸。

> **方解**　本方主治消渴饮水过度，渴尚不止，口舌干燥，心神烦乱，坐卧不安，有镇心止渴的功效。病位在心、肺、肾。病因病机为好食热酒炙肉，或服乳石壅滞之药所致的热盛阴亏，肾虚心热，心肺烦热。治以清热养阴。

## （54）麦门冬丸

麦门冬去心, 焙　升麻　黄连去须　黄柏去粗皮　黄芩去黑心, 各五两　生干地黄焙　人参各三两　栝蒌根七两　苦参八两

上为末, 以牛乳和, 众手速丸如梧桐子大, 每服三十丸, 食前米饮下。

> **方解**　治消渴, 饮水不止。病位在心、肺、肾。病因病机为好食热酒炙肉, 或服乳石壅滞之药所致的热盛阴亏, 肾虚心热, 心肺烦热。治以清热养阴。

## （55）竹叶汤

甘竹叶切　大麻仁炒　赤秫米各一升, 淘净　白茯苓去黑皮, 一两　薤白二两, 切　鹿角四只, 汤浸去皮, 细研如粉

上剉分作八服, 每服先以水三盏, 煎麻仁竹叶取二盏, 去滓澄清, 入诸药鹿角, 又煎去, 取一盏, 微微饮之, 渴止为度。

> **方解**　本方主治消渴饮水不辍, 多至数斗。病位在心、肺、肾。病因病机为好食热酒炙肉, 或服乳石壅滞之药所致的热盛阴亏, 肾虚心热, 心肺烦热。治以清热养阴, 益气养阴。

## （56）黄连散

密陀僧细研　蜡面茶　黄连去须　滑石　栝蒌根各半两

上为散, 每服一钱, 不计时候, 以清粥调下。

> **方解**　本方主治消渴饮水过多, 不知厌足。病位在心、肺、肾。病因病机为好食热酒炙肉, 或服乳石壅滞之药所致的热盛阴亏, 肾虚心热, 心肺烦热。治以清热养阴。

## （57）楮叶丸

干楮叶炒　桑根白皮剉, 炒　白茯苓去黑皮　人参　定粉各一两

上为细末, 取楮汁和丸, 如梧桐子大。每服二十丸, 煎人参汤下, 不计时。

> **方解** 本方主治消渴减食，饮水不休。病位在心、肺、肾。病因病机为好食热酒炙肉，或服乳石壅滞之药所致的热盛阴亏，肾虚心热，心肺烦热。治以清热养阴，益气养阴。

（58）黄丹一分　栝蒌根半两　槟榔一分，末　绿豆一两

上都研令匀，用面三两相和，作馎饦，用生姜、葱、薤白头汁煮熟，和汁温食。

> **方解** 本方主治消渴饮水过多，不知厌足。病位在心、肺、肾。病因病机为好食热酒炙肉，或服乳石壅滞之药所致的热盛阴亏，肾虚心热，心肺烦热。治以清热养阴。

（59）黄连去须　栝蒌根　密陀僧细研　人参去芦头，各半两

上为散，入密陀僧研令匀，每于食后，以温浆水调下。

> **方解** 本方主治消渴饮水过多，不知厌足。病位在心、肺、肾。病因病机为好食热酒炙肉，或服乳石壅滞之药所致的热盛阴亏，肾虚心热，心肺烦热。治以清热养阴，益气养阴。

## （60）汉防己散

栝蒌根　汉防己　黄连去须　黄丹各半两

上为散，入黄丹研令匀，每服于食后，以温水调下一钱。

> **方解** 本方主治消渴饮水过多，不知厌足。病位在心、肺、肾。病因病机为好食热酒炙肉，或服乳石壅滞之药所致的热盛阴亏，肾虚心热，心肺烦热。治以清热养阴。

## （61）绛雪散

黄连　黄芩　黄丹　汉防己　栝蒌实

上等分为末，每服二钱，温浆水调下，临卧，并三二服即妙。

**方解** 本方主治消渴饮水无度，小便数者，大有神验。病位在心、肺。病因病机为好食热酒炙肉，或服乳石壅滞之药所致的热盛阴虚。治以清热养阴。

### （62）铅黄丸（一名栝蒌根丸）

铅丹　黄连去须，各半两　干葛粉　栝蒌根各三两

上为末，炼蜜丸，如梧桐子大，冷水下二十丸。

**方解** 本方主治三消，渴即饮水过多，不知厌足。病位在心、肺、肾。病因病机为好食热酒炙肉，或服乳石壅滞之药所致的热盛阴亏，肾虚心热，心肺烦热。治以清热养阴，清心火，补肾阴。

### （63）葛根丸

葛根剉　栝蒌根剉　附子炮裂，去皮脐　铅丹炒令紫，研，各一两

上为散，入铅丹同研令匀，炼蜜和丸，如梧桐子大。每服二十丸，煎茅根汤下，日三，米饮亦得。春夏去附子。

**方解** 本方主治消渴，日饮水数斗不止。病位在心、肺、肾。病因病机为好食热酒炙肉，或服乳石壅滞之药所致的热盛阴亏，肾虚心热，心肺烦热。治以清热养阴，清心火，温肾阳。

### （64）栝蒌根丸

栝蒌根剉　黄连去须　知母焙　麦门冬去心，各五两

上为末，炼蜜丸，如梧桐子大，每服三十丸，米饮下。

**方解** 本方主治消渴，饮水不止。病位在心、肺、肾。病因病为好食热酒炙肉，或服乳石壅滞之药所致的热盛阴亏，肾虚心热，心肺烦热。治以清热养阴，清心火，补肾阴。

### （65）神效散

白浮石　蛤粉　蝉壳各等分

上为末，用鲫鱼胆七个，调三钱服，不拘时，神效。

> **方解** 本方主治渴疾，饮水不止。病位在心、肺、肾。病因病机为好食热酒炙肉，或服乳石壅滞之药所致的热盛阴亏，肾虚心热，心肺烦热，治以清热养阴。

### （66）菝葜饮

菝葜剉，炒　汤瓶内碱各一两　乌梅二两，并核捶碎，焙干

上粗捣筛，每服二钱，水一盏，瓦器煎七分，去滓，稍热细呷。

> **方解** 本方主治消渴，饮水无休。病位在心、肺、肾。病因病机为好食热酒炙肉，或服乳石壅滞之药所致的热盛阴亏，肾虚心热，心肺烦热，治以清热养阴。

（67）栝蒌根一两　黄连二两，去须　甘草一两，炙微赤，剉

上为散，每服三钱，水一中盏，煎至六分去滓，每于食后温服。

> **方解** 本方主治消渴饮水过多，不知厌足。病位在心、肺、肾。病因病机为好食热酒炙肉，或服乳石壅滞之药所致的热盛阴亏，肾虚心热，心肺烦热，治以清热养阴。

（68）地骨皮一两　甘草三分，炙微赤，剉　桑根白皮三两，剉

上为散，每服四钱，以水一中盏，入生姜半分，煎至六分去滓，每于食后温服。

> **方解** 本方主治消渴饮水过多，不知厌足。病位在心、肺、肾。病因病机为好食热酒炙肉，或服乳石壅滞之药所致的热盛阴亏，肾虚心热，心肺烦热，治以清热养阴。

### （69）生津丸

青蛤粉　白滑石

上研为细末，用黄颡鱼涎和为丸，如梧桐子大，每服三十丸，煎陈粟

米饮下，不拘时。

> **方解** 本方主治消渴饮水，日夜不止。病位在心、肺、肾。病因病机为好食热酒炙肉，或服乳石壅滞之药所致的热盛阴亏，肾虚心热，心肺烦热，治以清热养阴。

### （70）神应散

滑石研　寒水石研，各半两

上研为散，用生鸡子一枚，凿破去黄留清，调和药末，令如稠膏却纳在鸡子壳内，以纸封口，用盐泥固济，日曝干，灰火内烧令通赤，放冷，去土并壳，取药研令绝细为度。每服大人二钱，小儿半钱，米饮调下。

> **方解** 本方主治消渴饮水不休。病位在心、肺、肾。病因病机为好食热酒炙肉，或服乳石壅滞之药所致的热盛阴亏，肾虚心热，心肺烦热，治以清热养阴。

### （71）玉壶丸

人参　栝蒌根各等分

上末炼蜜丸，如梧桐子大。每服三十丸，麦门冬汤下。

> **方解** 本方主治消渴，饮水无度。病位在心、肺、肾。病因病机为好食热酒炙肉，或服乳石壅滞之药所致的热盛阴亏，肾虚心热，心肺烦热，治以清热养阴，益气养阴。

### （72）黄狗胆一枚　獖猪胆一枚

上以狗胆并入猪胆内阴干，候可丸，即丸如梧桐子大。每服以麝香汤下二丸，小儿半丸。

> **方解** 本方主治消渴，饮水过甚，并小儿渴疾方。病位在心、肺、肾。病因病机为好食热酒炙肉，或服乳石壅滞之药所致的热盛阴亏，肾虚心热，心肺烦热。治以清热养阴，清心火，补肾阴。

## （73）黄连丸

黄连不拘多少

上为末，入猪肚内，蒸烂同捣，丸如梧桐子大。每服三四十丸，饭饮下，一方用猪胆汁和匀蒸食。

> **方解** 治渴疾，饮水不止。病位在心、肺、肾。病因病机为好食热酒炙肉，或服乳石壅滞之药所致的热盛阴亏，肾虚心热，心肺烦热，治以清热养阴。

## （74）栝蒌根散

熟干地黄　生干地黄　葛根　栝蒌根

上件各等分，焙干为细末。每服二钱，温米汤饮下，不拘时候。

> **方解** 本方主治消渴，饮水不止。病位在心、肺、肾。病因病机为好食热酒炙肉，或服乳石壅滞之药所致的热盛阴亏，肾虚心热，心肺烦热，治以清热养阴。

## （75）文蛤散

文蛤即五倍最能回津，本草在海蛤文下甚失其性，识者当自知之

上为末，以水饮任调方寸匕，不以时服。

> **方解** 本方主治消渴欲饮水，而不止者。病位在心、肺、肾。病因病机为好食热酒炙肉，或服乳石壅滞之药所致的热盛阴亏，肾虚心热，心肺烦热，治以清热养阴。

## （76）三消丸

黄连净剉，用冬瓜汁浸一宿，晒干，凡七次

上为末，用冬瓜自然汁，搜成膏子，阴干为末，再用冬瓜汁作饼，如此七遍为末，用冬瓜汁为丸，如梧桐子大。每服三四十丸，冬瓜汁煎大麦汤吞下，寻常渴只一服，炒米饮亦可。

> **方解** 本方主治渴疾饮水不止、骨蒸。病位在心、肺、肾。病因病机为好食热酒炙肉，或服乳石壅滞之药所致的热盛阴亏，肾虚心热，心肺烦热，治以清热养阴。

### （77）人参汤

人参　桑根白皮剉，炒，各二两　麦门冬去心，焙　知母　枇杷叶拭去毛，炙　黄连去须，微炒　葛根剉　白茯苓去黑皮　地骨皮　淡竹叶各一两

上剉如豆，每服五钱，用水一盏半，煎至八分，去滓温服。

> **方解** 本方主治消渴发作有时，心脾有热，饮水无度。病位在心、肺、肾。病因病机为好食热酒炙肉，或服乳石壅滞之药所致的热盛阴亏，肾虚心热，心肺烦热。治以清热养阴，益气养阴，清心火，补肾阴。

### （78）天花粉丸

天花粉　黄连去须，各一两　茯苓　当归各半两

上为末，炼蜜丸，如梧桐子大。每服三十丸，茅根煎汤下。

> **方解** 本方主治消渴饮水多，身体瘦。病位在心、肺、肾。病因病机为好食热酒炙肉，或服乳石壅滞之药所致的热盛阴虚，治以清热养阴。

### （79）黄连丸

黄连半两，去须　黄丹半两，炒令紫色　豆豉半两，炒干

上为末，入黄丹研令匀，用软饭和丸，如梧桐子大。每于食后以温水下五十丸。

> **方解** 本方主治消渴，饮水绝多，身体黄瘦。病位在心、肺、肾。病因病机为好食热酒炙肉，或服乳石壅滞之药所致的热盛阴虚，治以清热养阴。

## （80）栝蒌丸

栝蒌根　黄连去须　铁粉细研，以上各等分

上为末，入铁粉研令匀，炼蜜丸如梧桐子大，不计时，煎茅根汤下二十九。

> **方解**　本方主治消渴，饮水绝多，身体黄瘦。病位在心、肺、肾。病因病机为好食热酒炙肉，或服乳石壅滞之药所致的热盛阴虚，治以清热养阴。

## （81）窑突上黑煤焙干似铁屑者，半斤

上捣取末，更以生姜四两同捣，绢袋盛，以水五升浸取汁，不拘时候，冷饮半合。

> **方解**　本方主治消渴饮水多，身体黄瘦。病位在心、肺、肾。病因病机为好食热酒炙肉，或服乳石壅滞之药所致的热盛阴亏，治以清热养阴。

## （82）兰香饮子（一名甘露膏）

石膏　防风　生甘草各一两　知母酒浸，一钱半　半夏二分，汤洗　炙甘草　人参　兰香　白豆蔻仁　黄翅　桔梗　升麻各半钱

上同为细末，汤浸蒸饼，和匀成剂，捻作薄片子，日中曝半干，碎如米，每服二钱，食后淡生姜汤送下。

> **方解**　本方主治消渴，饮水极甚，善食而瘦，自汗大便结燥，小便频数。病位在心、肺、肾。病因病机为好食热酒炙肉，或服乳石壅滞之药所致的热盛阴亏，肾虚心热，心肺烦热。治以清热养阴，益气养阴。

## （83）牛黄甘露丸

朱砂一两，成块者　牛黄　麝香各一分　铁粉　梧桐律　犀角锉　丁香　铅白霜　葳蕤　地黄　知母　槟榔　麦门冬去心　牡蛎　苦参　石膏　甘

草炙 锡吝脂 白扁豆各半两，慢火炒 宣黄连 银箔五十片 生栝蒌根一两，细研 金箔一百二十片，不用北地者

上除栝蒌根别捣外，同为细末，炼蜜和丸，临和时，即入金箔及生栝蒌根，一处和匀为丸，如豌豆大，金箔三片银箔二片碎研。空心米饮下十丸，渐加至二十丸，饭后临卧各一服。日近轻者，当日止，重者三日。二十日后，只空心一服，夜一服，用金银箔各一片，一月外只用温浆水下十五丸。其药合时，二月至九月，即用生栝蒌根，九月后只用炼蜜为丸亦得。忌咸、酸、炙爆、鱼、酒等。

> **方解** 本方主治三焦渴疾，饮水无度，舌上皱裂，肌肉黄瘦，精神减退，小便多，腹胁胀。病位在心、肺、肾。病因病机为好食热酒炙肉，或服乳石壅滞之药所致的热盛阴亏，肾虚心热，心肺烦热。治以清热养阴，益气养阴。

（84）干葛一两，炮 甘草一两，炙 陈粟米二匙，炒

上㕮咀，每服二钱，水一盏，煎至六分，去滓食前温服，一日二三次。

> **方解** 本方主治暑月渴而饮水过多，干呕复渴，不思饮食。病位在心、肺、肾。病因病机为好食热酒炙肉，或服乳石壅滞之药所致的热盛阴亏，肾虚心热，心肺烦热，治以清热养阴。

## 【原文】

夫消渴饮水腹胀者，由水气流行在脾，脾得湿气，不能消谷，通过经络，痞涩气血，则水不得宣通，停聚流溢于膀胱之间，故令胀满也。脾土制水，通调水道，下输膀胱，若消渴饮水过多，内渍脾土，土不制水，故胃胀则为腹满之疾也。内经谓水为阴，腹者至阴之所居，是以水饮之证，先见腹满。(《普济方》卷一百七十九《消渴门·消渴饮水腹胀》)

## 【文后附方】

### （85）人参汤（一名木香汤，又名桑白皮汤）（引自《太平圣惠方》）

人参一两，去芦头　桑根白皮半两，剉　黄芪三分，剉　陈橘皮一两，汤浸去白皮　半夏汤浸七次去滑，半两　木香　赤芍药　草豆蔻去皮　桂心去粗皮　槟榔剉　枇杷叶以上各半两，去毛，炙

上为散，每服三钱，水一盏，入生姜半分，煎至六分去滓，不计时候温服。一方用枳壳，无陈橘皮。

> **方解**　本方主治消渴饮水过多，心腹胀满，不能食。病位在脾、肺。病因病机为肺失宣降，脾虚水停。治以健脾利水，宣肺利水。

### （86）人参汤（引自《圣济总录》）

人参　白芍药各二两　大腹子两枚，煻灰火内煨，切　葛根剉　黄芩去黑心　知母焙　桑根白皮剉　赤茯苓去黑心，各一两半　葳蕤一两一分　枳壳去瓤，麸炒，三分

上咬咀，每服三钱，水一盏，入生姜如枣子大拍破，煎至七分，去滓，空心温服，食后，夜卧再服。

> **方解**　本方主治消渴饮水过多，心腹胀满，或胁肋间痛，腰腿沉重。病位在肺、脾。病因病机为肺失宣降，脾虚水停。治以宣肺健脾，行气利水。

### （87）赤茯苓汤（引自《太平圣惠方》）

赤茯苓　人参去芦头　赤芍药以上各半两　白术　槟榔　桂心　前胡去芦头　厚朴各三分，去粗皮，涂生姜汁，炙令香熟　枳壳半两，麸炒微黄，去瓤　甘草半两，炙微赤，剉

上为散，每服四钱，水一中盏，入生姜半分，枣三枚，煎至六分，去滓，每于食前温服。

**方解** 本方主治消渴饮水太过，胃气不和，不思饮食。病位在脾。病因病机为脾虚水停，治以健脾行气利水。

### （88）**槟榔汤**（引自《太平圣惠方》）

槟榔<sub>剉</sub> 桑根白皮<sub>剉</sub> 赤茯苓<sub>去黑皮</sub> 木通<sub>剉</sub> 紫苏茎叶 麦门冬<sub>去心，</sub>焙，各一两

上㕮咀，每服四钱，水一盏，入生姜半分切，葱白七寸，煎至六分，去滓，不计时温服。

**方解** 本方主治消渴饮水不止，小便复涩，心腹连膀胱胀闷，胸膈烦热。病位在肺、脾。病因病机为肺失宣降，脾虚水停。治以宣肺健脾，行气利水。

### （89）**赤茯苓丸**（引自《圣济总录》）

赤茯苓<sub>去黑皮</sub> 桑根白皮<sub>剉</sub> 防风 麦门冬<sub>去心，焙，各一两半</sub> 郁李仁<sub>汤浸去皮，焙干，研</sub> 木香各一两

上先捣前五味为细末，与郁李仁研令匀，炼蜜和为剂，更于石臼内，杵酥令匀熟，丸如梧桐子大。每日空腹，煎木通枣汤，下三十九，至晚再服，渐加至五十九。

**方解** 本方主治久患消渴，小便数，服止小便药多，渴犹不止，小便复涩，两胁连膀胱胀满妨闷，心胸烦热。病位在脾。病因病机为脾虚水停，治以健脾行气利水。

### （90）**旋覆花汤**（引自《圣济总录》）

旋覆花<sub>净择去茎叶，微炒</sub> 桑根白皮<sub>剉</sub> 陈橘皮<sub>汤浸去白，微炒，各一两半</sub>紫苏<sub>并嫩茎干者</sub> 犀角<sub>镑，各半两</sub> 赤茯苓<sub>去黑皮，三分</sub>

上㕮咀，每服七钱，水三盏，入枣三枚擘，生姜半分拍破，盐豉半匙，同煎至一盏半，去滓，分温三服，每食后一服，如人行十五里已来，更一服。

> 方解 | 本方主治消渴腹胁虚胀，心下满闷。病位在脾。病因病机为脾虚水停，治以健脾利水。

## （91）麦门冬汤

麦门冬去心，焙　乌梅去核取肉，炒，各二两

上㕮咀，每服三钱，水一盏，煎至半盏，去滓食后温服，日三。

> 方解 | 本方主治消渴，喉干不可忍，饮水不止，腹满急胀。病位在脾、胃。病因病机为阴液亏虚，治以养阴润燥。

## （92）桂苓甘露散

桂心去粗皮，半两　白茯苓　猪苓并去皮　白术　寒水石别研细　泽泻各一两
甘草一两　滑石别研，二两

上为细末，或煎或水调二三钱，任意服之，或入蜜少许亦得。一方有石膏一两，无猪苓。

> 方解 | 本方主治饮水不消，呕吐泻利，湿气流注，水肿腹胀，泄泻不能止者。本方可宣通气液，兼治霍乱吐泻，下痢赤白，亦可止烦渴，解暑毒，大有奇效，兼利小水。病位在脾。病因病机为脾虚湿盛。治以清热养阴，清暑利水。

## 【原文】

夫脾土也，土气弱则不能治水。消渴饮水过度，脾土受湿而不能有所制，则泛溢妄行于皮肤肌肉之间，聚为浮肿，胀满而成水也。

五脏六腑，皆有津液。若脏腑因虚实而生热者，热气在内，则津液竭少，故渴也。夫渴数饮，其人必眩，背寒而呕者，因利故虚也。诊其脉，心脉滑甚为善渴。其人久病，或变发痈疽，或为水病也。（《普济方》卷一百八十《消渴门·消渴后成水病》）

## 【文后附方】

（93）**葶苈丸**（方出《太平圣惠方》，名见《普济方》）

甜葶苈一两，隔纸炒令紫色　杏仁汤浸去皮尖双仁，麸炒微黄，一两　栝蒌子一两　汉防己一两

上为末，炼蜜和捣三百杵，丸梧桐子大，每服煎赤猪苓汤，下三十丸，日三四服。

> **方解**｜本方主治消渴后浮肿成水病。病位在脾、肺。病因病机为水饮内停，治以行气利水。

（94）**萝苏散**（方出《太平圣惠方》，名见《普济方》）

萝卜子三两，炒令黄　紫苏子三两，微炒

上为细散，每服煎桑根白皮汤，调下二钱，日三四服。

> **方解**｜本方主治消渴后，变成水气，令作小便出。病位在脾、肺。病因病机为水饮内停，治以行气利水。

## 【原文】

论曰：久病消渴之人，营卫不足，筋骨羸劣，肌肤瘦瘁，故病虽瘥而气血未复，乃为虚乏，又有缘少服乳石而消渴者，病后津液虚竭，经络痞涩。亦令虚乏，须防痈疽之变。救治之法，所不可忽。（《普济方》卷一百八十《消渴门·消渴后虚乏》）

## 【文后附方】

（95）**地黄生姜煎**（引自《圣济总录》）

生姜汁一升　生地黄汁五升　蜜一升，绵滤过　生麦门冬汁三升　牛胫骨内髓一升　茯神去木　甘草炙　石斛去根　黄连去须，各四两　栝蒌根五两　五味子微炒　知母炒　人参　当归切，炒，焙　丹参各二两　肉苁蓉酒浸，切，焙，三两，除前药五味子外茯神等一十五味捣罗末　地骨皮剉，二升　胡麻仁二升　葳蕤

剉，五两　生竹根剉，三两

上先以水一斗五升，煮地骨皮等四味，至水四升，绞去滓。下麦门冬地黄汁，再煎五六沸，却下蜜髓姜汁，再煎至七升为膏。稀稠得所。入前件药味和为丸，如梧桐子大。不拘时。竹叶汤下三十丸。

> **方解**｜本方主治消渴后四肢羸弱，气虚乏。病位在肾。病因病机为少时服乳石而消渴，气虚，肾虚。治以清热养阴，益气养阴，补肾。

### （96）苁蓉丸（引自《太平圣惠方》）

肉苁蓉酒浸，切，焙　黄芪剉　牛膝去苗，酒浸，切，焙　车前子　草薢　白茯苓去黑皮　地骨皮　黄连去须　槟榔煨，各一两半　山芋　菟丝子酒浸，别捣　蒺藜子炒，去刺用　人参　白芍药各一两一分　泽泻　桑螵蛸炒，各一两　枳壳去瓤面，炒，三分　生干地黄炒，二两

上为末，炼蜜丸如梧桐子大。每服三十丸，空心粟米饮下。

> **方解**｜本方主治消渴后气乏体羸，腿胫细瘦。病位在脾、肾。病因病机为少时服乳石而消渴，气虚，肾阳亏虚。治以清热养阴，益气养阴，温补肾阳。

### （97）填骨煎（引自《千金方》）

白茯苓去黑皮　菟丝子酒浸，焙，别捣　山茱萸　当归切，焙，各二两半　肉苁蓉三两，酒浸，切，焙　大豆炒去皮，三合　石韦去毛，一两三分　牛膝酒浸，切，焙　巴戟天去心　麦门冬去心，三两三分　五味子　人参　远志去心，各三两半　桂去粗皮，一两三分　附子炮裂，去皮脐　石斛去根，各三两，一作石膏

上为末，用生地黄生栝蒌根各三斤，捣绞取汁，以银石器慢火煎减半，然后纳药。并下白蜜十两、牛髓五两，再煎令如糜。丸如鸡子黄大，米饮下，日三。药末不必尽入，惟看稀稠得所甚佳。一方无远志。

> **方解**｜本方主治消渴后虚乏。病位在脾、肾。病因病机为少时服乳石而消渴，气阴两虚，肾虚。治以清热养阴，益气养阴，补肾。

（98）**肉苁蓉散**（引自《太平圣惠方》）

肉苁蓉酒浸一宿，刮去绉皮，炙令干　麦门冬去心　白石英细研　黄芪剉　牡蛎剉，烧为粉　磁石捣碎，水淘去赤汁，各一两　熟干地黄二分　白茯苓　牛膝去苗　附子炮裂，去皮脐　五味子　人参去芦头　续断各三分　白芍药　桂心　草薢剉　地骨皮各半两

上为散。每服用豮猪肾一个，切去脂膜，先以水一大盏半，煎至一盏，去滓入药五钱，生姜二分，韭白三节，煎至五分去滓，每于食后温服。

> **方解** | 本方主治大渴后下元虚乏，日渐羸瘦，四肢无力，不思饮食。病位在肾。病因病机为少时服乳石而消渴，气虚，肾阳亏虚。治以清热养阴，益气养阴，温补肾阳。

（99）**钟乳丸**（引自《圣济总录》）

炼钟乳粉　续断　熟干地黄焙　石韦去毛　山茱萸　蛇床子　甘草剉，炙　牛膝酒浸，切，焙，各一两　杜仲去粗皮，剉，炒，三两三分　天雄炮裂，去皮脐，半两　远志去心，一两三分　肉苁蓉酒浸，切，焙　防风去芦　石斛去根　赤石脂各一两三分

上为细末，炼蜜丸如梧桐子大，每服三十丸，温酒下。

> **方解** | 本方主治消渴后虚乏。病位在肾。病因病机为少时服乳石而消渴，气虚，肾阳亏虚。治以清热养阴，益气养阴，温补肾阳

（100）**茯神煮散**（引自《千金方》）

茯神　葳蕤各四两　生石斛　黄连　栝蒌根　丹参各五两　甘草炙　五味子　知母　人参　当归切，焙，各三分　大麦炒，七合半　肉苁蓉去皮，切细，酒浸三日取出，焙干，秤四两

上件咬咀，每服五钱，水一盏半，煎至一盏。去滓食前温服。

> **方解** | 本方主治消渴虚热，四肢羸乏，渴热不止。病位在肾。病因病机为少时服乳石而消渴，热盛阴亏，肾虚。治以清热养阴，益气养阴，补肾。

（101）**磁石散**（引自《太平圣惠方》）

磁石二两半，捣碎，水淘去赤汁　熟干地黄二两　麦门冬一两，去心　桑螵蛸三分，微炒　黄芪三分，剉　人参三分，去芦头　桂心三分　白茯苓三分　五味子三分　甘草一分，炙微赤，剉　龙骨三分　草薢半两，剉

上为散。每服用獖猪肾一个，切去脂膜，以水二大盏，煎至一盏。去滓入药五钱，生姜半分，再煎去滓。空心温服。晚食前再服。

> **方解**　本方主治大渴后虚乏羸瘦，小便白浊，口舌干燥，不思饮食。病位在肾。病因病机为少时服乳石而消渴，肾阴亏虚。治以滋补肾阴。

（102）**石斛散**（引自《千金方》）

石斛去根，剉　肉苁蓉酒浸，刮去绉皮，炙干，各一两　麦门冬二两，去心，焙　白蒺藜半两，微炒，去刺　甘草半两，炙微赤，剉　干姜三分，炮制，剉　桂心半两　熟干地黄三两　续断一两　黄芪剉，三分

上为散。每服四钱，水一中盏，煎至六分。去滓食前温服。

> **方解**　本方主治大渴后虚乏，脚弱小便数。病位在肾。病因病机为少时服乳石而消渴，肾虚。治以补肾。

（103）**鹿茸丸**（引自《太平圣惠方》）

鹿茸去毛，涂酥，炙令干　肉苁蓉酒浸一宿，刮去绉皮，炙干　桑螵蛸微炒，各三两　附子炮裂，去皮脐　五味子　白龙骨　白蒺藜微炙，去刺，各一两　黄芪剉　石斛去根，剉　菟丝子酒浸三日，曝干，别捣为末，各一两半

上为末。炼蜜和捣三二百杵，丸如梧桐子大。每服三十丸。空心及晚食前，清粥饮下。

> **方解**　本方主治大渴后虚乏，小便滑数，腿胫无力，日渐羸瘦。病位在肾。病因病机为少时服乳石而消渴，肾阳亏虚。治以温补肾阳。

（104）**白术散**（引自《世医得效方》）

白术一两　人参　白茯苓

上为末。每服七钱，水一盏半，煎至七分服。久渴之后，多有肿疾，仍须服复元丹数服。

> **方解**｜本方主治胃虚发渴。病位在脾。病因病机为少时服乳石而消渴，气虚。治以益气健脾。

（105）**铅丹散**（一名**黄连散**）（引自《圣济总录》）

铅丹研，一两　栝蒌根三两　黄连去须，一两半　白石脂一两半

上为散。每服二钱匕，食后以浆水调下。

> **方解**｜本方主治消渴羸瘦，小便不禁，久内燥引饮不已。病位在心、肾。病因病机为少时服乳石而消渴，热盛阴亏，气虚。治以清热益气养阴。

（106）**牛膝丸**（引自《十便良方》）

牛膝酒浸，切，焙，五两　生地黄汁五两

上牛膝为末，入地黄汁。夜浸昼复浸，汁尽为度。炼蜜丸如梧桐子大。空心温酒下三十九。久服壮筋骨，驻颜黑发。

> **方解**｜本方主治消渴不止，下元虚损，肾经枯竭。病位在肾。病因病机为少时服乳石而消渴，肾精虚亏。治以补肾填精。

## 二十六、明《种杏仙方》

【原文】

消渴要分上中下，上属肝经中胃者，下消属肾共三消，能食不食分治也。（《种杏仙方》卷二《消渴》）

【文后附方】

（1）天花粉

水煎，当茶吃。

> **方解** 本方主治消渴心热。病位在肺、胃，病因病机为热盛阴亏，治以清热养阴。

（2）蚕砂炒干，为末

每服二钱，冷水调下。

> **方解** 病位在脾、胃，病因病机为脾胃浊气，治以和胃化浊。

## 二十七、明《古今医统大全》

【原文】

消渴通治剂。（《古今医统大全》卷之五十二《消渴门·药方·消渴通治剂》）

【文后附方】

（1）**当归润燥汤**（引自《兰室秘藏》）

当归酒洗 升麻各钱半 柴胡 甘草半生半炙，各六分 黄柏 知母 石膏 桃仁 麻仁 生地黄酒洗，各钱半 防风 荆芥穗 红花各三分 杏仁六枚 小椒三粒

作一剂，水煎服。

> **方解** 本方主治消渴，舌上白干燥，唇干，口干，眼涩，黑处见浮云，大便秘涩，干燥结硬，喜温饮，阴头短缩。病位在大肠、胃。病因病机为阴津亏耗，燥热偏盛。治以养阴润燥清热。

（2）**大黄甘草饮子**（引自《黄帝素问宣明论方》）

大豆先煮二三沸，淘去苦水再煮　大黄一两半　甘草四两，一指长槌碎

上用沸水一桶煎药，同煮三五时，如稠强更添水煮，豆烂软为度，盛于盆中放冷，令病人食豆，渴饮汤汁无时，候食尽。如燥渴止罢药，未止依前再煮。食之不过三剂，其病悉愈。

> **方解**｜本方主治男妇一切消渴不能止者。病位在肾。病因病机为阴津亏损，燥热偏盛。治以滋补肾阴，生津止渴。

（3）**和血益气汤**（引自《兰室秘藏》）

当归酒洗　生地黄　黄连　黄柏酒炒　升麻各一钱　柴胡　甘草半生半炙，各四分　麻黄根　知母酒炒　汉防己　羌活　杏仁去皮尖　桃仁去皮尖，各五分　石膏六分　红花少许

上水二盏煎一盏，温服，忌酒醋湿热面食。

> **方解**｜本方主治口舌干，小便数，舌上赤脉。病位在脾。病因病机为阴津亏损，燥热偏盛。治以生津液，除干燥，生肌肉。

（4）**琼玉膏**

人参去芦　白术去芦　茯苓去皮，各二钱　甘草炙，一钱　竹沥　姜汁

上剉一剂。

> **方解**｜本方主治三消。病位在脾、肾。病因病机为气阴不足。治以补虚健脾。

（5）**清心莲子饮**（引自《太平惠民和剂局方》）

石莲子　人参　黄芪蜜炙　麦门冬　赤茯苓各一钱　车前子　黄芩　地骨皮　甘草各五分

水二盏煎一盏，食前服。

> **方解**｜本方主治三消小便不清。病位在肾、膀胱。病因病机为热结膀胱。治以益气养阴。

### （6）黄芪六一汤（引自《太平惠民和剂局方》）

黄芪去芦，蜜炙，六两　甘草炙，一两

上㕮咀。每二钱，水一盏，枣一枚，煎至七分，去滓，温服，不拘时。

> **方解** 本方主治男妇诸虚不足，胸中烦悸，时常消渴，或先渴而后发疮，或病诸疮而后发渴者，并宜服之。病位在心、肾。病因病机为气虚血弱。治以补气，生津。

### （7）梅花聚香汤（引自《祖剂》）

乌梅肉　天花粉　枇杷叶　麦门冬　五味子　栝蒌子　人参　黄芪干葛各一两　檀香半两

上为粗末，每日用一两煎汤一斗，代茶水，饮无时。

> **方解** 本方主治消渴，饮水日至石斗。病位在脾、胃。病因病机为气阴两虚。治以益气养阴。

### （8）神仙减水法（引自《普济方》）

人参　天花粉　知母　宣黄连　苦参　麦门冬　浮萍　白藕豆　黄芪各一两　黄丹一钱

上为细末，每服二钱，新汲水调下。

> **方解** 本方主治三焦虚热，三消渴疾，日夜饮水无度。病位在三焦，病因病机为阴液不足，三焦虚热。治以清热泻火，滋阴润燥。

### （9）三和甘露饮（引自《奇效良方》）

滑石　石膏　人参　知母　白术　茯苓　猪苓　泽泻　甘草各等分

每服五钱，水二盏煎一盏，食远温服。

> **方解** 本方主治消渴，小便短涩。病位在心、肾。病因病机为阴液不足，湿热下注。治以滋阴泻火，利水渗湿。

### （10）二消丸

宣黄连去毛净，不拘多少为末

上取东瓜自然汁，和连末成饼阴干，再碾为末，用冬瓜汁为丸，如梧桐子大。每服五十丸，用东瓜汤送下，或大麦汤下亦可。

> **方解**｜本方主治消渴骨蒸。病位在肾。病因病机为阴虚内热。治以养阴清热。

### （11）朱砂黄连丸（引自《玉机微义》）

辰砂一两　宣连三两　生地黄二两

上为细末，炼蜜丸，梧桐子大。每服五十丸，食前灯心枣汤下。

> **方解**｜本方主治心虚蕴热，或因饮酒过多，发为消渴。病位在心。治以养阴清热。

### （12）黄芪汤（引自《奇效良方》）

黄芪蜜炙　茯苓　栝蒌根　麦门冬　生地黄　五味子　甘草炙，各一钱

水煎温服。

> **方解**｜本方主治诸渴。病位在脾、肾。病因病机为气阴两虚。治以益气养阴。

### （13）天花散（引自《仁斋直指方论》）

天花粉　生地黄　麦门冬　干葛各二钱　五味子　甘草各一钱

上作二服，每服水盏半，粳米百粒，煎一盏，食远服。

> **方解**｜病位在胃、肾。病因病机为阴虚燥热。治以养阴润燥。

### （14）乌梅五味子汤（引自《奇效良方》）

乌梅　五味子　百药煎　巴戟去心，酒浸　甘草炙，各二钱

上作二服，水二盏煎一盏，空心服。

> **方解**　病位在脾、肾。病因病机为阴津亏虚。治以生津液。

### （15）参芪汤（引自《梁氏总要方》）

人参　桔梗　天花粉　甘草各两半　黄芪盐汤炒　白芍药　白茯苓　五味子各一两

上咬咀，每服五钱，水盏半煎一盏，日四进。

> **方解**　病位在脾、肾。病因病机为气阴两虚。治以益气养阴。

### （16）栝蒌散

天花粉　宣黄连　白藊豆　白茯苓　寒水石　甘草节　人参　白术　石膏　猪苓各等分

为细末，每服二钱，白汤调下。

> **方解**　本方主治唇口焦干，精液自泄，小便赤黄，大便干实，小便日夜百十行。病位在肾。病因病机为壮盛时不自谨，恣情纵欲，年长后肾气虚弱，或多服丹石，真气既尽。治以除热补虚。

### （17）降心汤（引自《仁斋直指方论》）

天花粉　人参　当归　远志去心，生姜汁拌，焙干　白茯苓　黄芪炙　川芎　北五味子　熟地黄　甘草炙，各五分

水二盏，枣二枚，煎服。

> **方解**　本方主治心火上炎，肾水不济，烦渴引饮，气血日消。病位在心、肾。病因病机为心火上炎、肾之津液亏耗，日久及血，阴血亦亏，心失所养。治以清心火，滋肾阴。

### （18）天王补心丹（引自《校注妇人良方》）

人参去芦　丹参洗　茯苓去皮　酸枣仁洗　远志去心　百部洗　石菖蒲去毛

柏子仁 桔梗去芦 玄参 天门冬去心 五味子 茯神去木 当归 熟地各等分

上为末，炼蜜为丸，如梧桐子大，用朱砂为衣，每服二三十丸，临卧，竹叶煎汤送下。

方解｜本方宁心保神，益血固精，壮力强志，令人不忘。清三焦，化痰涎，祛烦热，疗咽干口燥，育养心气。病位在脾、肾、心。病因病机为阴虚血少。治以滋阴养血，补心安神。

### （19）天花粉丸（引自《卫生宝鉴》）

黄连二两，童便浸 白扁豆炒去皮 白茯苓各一两 牡蛎粉 知母 天花粉 苦参 辰砂 铁胤粉各半两 芦荟一分 金银箔各二十片

上取栝蒌根汁和生蜜，丸梧桐子大。每服三十丸，麦门冬汤下。

方解｜本方治渴通用。病位在脾、胃、肾。病因病机为热盛阴亏。治以清热养阴生津。

### （20）酒蒸黄连丸（引自《玉机微义》）

黄连八两，净

酒一升，重汤蒸，伏时晒干，为末，滴水丸，梧桐子大。每服五十丸，食前温水下。

方解｜本方主治消渴饮水无度，小便五七十次，发热瘦弱口干，食已如饥。（消瘅）病位在胃。病因病机为胃热炽盛。治以止消渴，厚肠胃，清胃泻热。

### （21）猪肚丸（引自《千金方》）

川黄连五两 干葛 知母 茯神 麦门冬去心 熟地黄各一两 瓜蒌三两 人参一两 粟米一合

入石臼中为细末，装净猪肚内，密缝，置甑中，蒸极烂，乘热杵细；若硬少加蜜。丸梧桐子大，饮汤下五十丸。

> **方解** 病位在脾、胃、肾，病因病机为热盛阴亏，治以清热养阴生津。

### （22）**醍醐膏**（引自《奇效良方》）

乌梅一斤，槌碎，甜水四大碗煎至一碗，滤去渣　白沙蜜五斤　砂仁末半两

上入砂锅，慢火熬赤色，成膏为度，取下放冷，加白檀末三钱，麝香一字搅匀，以瓷器盛贮密封，夏月凉水调，冬月沸汤调服。

> **方解** 病位在脾、肾，病因病机为阴虚，治以养阴生津。

### （23）**珍珠龙脑丸**（引自《奇效良方》）

珍珠　辰砂另研　人参　黄连各半两　龙脑　天花粉一两　银箔五十片

上为细末，炼蜜丸，芡实子大。每服一丸，空心日午及临卧时细嚼，麦门冬汤送下。

> **方解** 病位在心、脾，病因病机为心火炽盛，阴虚燥热，治以清热镇心安神，养阴生津。

### （24）**神效散**（引自《家藏经验方》）

白芍药　甘草各等分

每服三钱，水煎服。

> **方解** 病位在脾、胃，病因病机为阴虚，治以养阴生津。

## 【原文】

醋饮消渴证。（《古今医统大全》卷之五十二《消渴门·药方·醋饮消渴证》）

## 【文后附方】

（25）**乌梅木瓜汤**（引自《三因极一病证方论》）

木瓜 乌梅打碎，不去仁 麦芽炒 草果 甘草各等分

每服七钱，水二盏，姜三片，煎八分温服。

| 方解 | 本方主治饮酒积热，酷毒熏蒸五脏，津液枯焦，血泣小便并多，肌肉销烁，好饮冷浆。病位在脾、肾，病因病机为阴虚湿困，治以化湿养阴生津。 |
| --- | --- |

（26）**白豆蔻汤**

黄连 葛根 天花粉 麦门冬各一钱 五味子 白豆蔻 陈皮各五分
黄柏 甘草各七分

上水二盏，叶叶二十个，煎一盏，温服。

| 方解 | 本方主治酒毒消渴。病位在胃、肾，病因病机为酒毒，热盛阴亏，治以清热养阴，解酒毒。 |
| --- | --- |

## 【原文】

消烁肌肉如虫之蚀，此乃膏液之满，诸方书谓之强中，宜大建中汤治之。

大建中汤 治蛊病，小腹急痛，便尿失精，溲出白液，此真精不守。

此证脾风传肾，名曰疝瘕，小腹冤热而痛，出白液，一名蛊。蛊者，事也，在蛊卦上艮下巽，以少男而惑于长女，消烁脂肉如虫之蚀，日见损削，乃膏液之消也。诸书谓之强中，或谓之脾消，又谓之消肾。其证脾消者，饮食入腹，如汤泼雪，随小便而出，皆旋结而白如脂，肌肉日渐消瘦不能起止，精神恍惚，口舌焦干，若不早治，必至虚阳兴盛，不交而泄，是为强中，毙不久矣。（《古今医统大全》卷之五十二《消渴门·药方·强中消渴证》）

## 【文后附方】

### （27）大建中汤（引自《黄帝素问宣明论方》）

黄芪蜜炙　远志去心　当归酒浸　泽泻各一钱　人参　龙骨　甘草炙　芍药各一钱

上㕮咀，作二服，每服水二盏，姜三片，煎八分，食前服。

> **方解**｜本方主治蛊病，小腹急痛，便尿失精，溲出白液，真精不守。病位在脾、肾，病因病机为膏液之满，脾虚，治以健脾益气。

### （28）二石荸薢汤

石膏　荸薢各一两半　人参　茯神　磁石煅　葛根　黄芩　栝蒌根　知母　甘草各一两

上水五盏，猪肾一具去脂膜，黑豆一合同煮，至一半，去肾并豆，入药五钱在盏内再煎八分，空心服。下焦热，夜间服。

> **方解**｜本方主治强中消，饮水饮食倍常，虚阳常兴，不交自泄。病位在脾、肾，病因病机为耽嗜色欲，或服丹石，真气既脱，中焦虚热注于下焦，治以清热养阴，健脾补肾。

### （29）荸薢丸

荸薢　大豆　茯神　栝蒌根　人参　知母各半两

上为末，用猪肾一具，煮烂，捣和丸，梧桐子大。每服五十丸，空心盐汤下。入少酒糊丸亦好。

> **方解**｜本方主治强中消渴，虚阳盛举，不交精泄。病位在脾、肾，病因病机为真气既脱，中焦虚热注于下焦，治以清热养阴，健脾补肾。

### （30）瞿麦汤（引自《近效极要》）

瞿麦穗　泽泻　滑石各半两　防己三钱　黄芩　大黄各一钱　桑螵蛸炒，十四枚上哎咀，每服三钱，水一盏煎七分，空心温服，良久再服。

> **方解** 本方主治消渴饮成水气，面目并足膝胫俘肿，小便不利。病位在肾，病因病机为肾虚水停，热盛，治以补肾化气行水，清热。

## （31）蓝叶散（引自《太平圣惠方》）

蓝叶　升麻　玄参　麦门冬　黄芪　葛根　沉香　赤芍药　犀角屑
甘草各一两　大黄二两微炒

上哎咀，每服四钱，水一盏煎六分，温服。

> **方解** 本方主治渴痢，口干烦热，背生痈疽，赤焮疼痛。病位在脾、胃、肾，病因病机为热毒炽盛，气阴两虚，治以清热解毒，益气养阴生津。

## （32）玄参散（引自《证治准绳》）

玄参　芒硝　大黄微炒　犀角屑　羚羊角屑　沉香　木香　黄芪各一两
甘草三分

上为细末，每服二钱，温水调下。

> **方解** 本方主治渴利，烦热生痈疽发背，焮肿疼痛。病位在脾、肾，病因病机为热毒炽盛，气阴两虚，治以清热解毒，益气养阴生津。

## （33）忍冬丸（引自《三因极一病证方论》）

忍冬草不以多少，根茎花叶皆可用，一名金银花，一名左缠藤，洗净用

上用米曲酒于瓶内浸，以糠火煨一宿，取出晒干，入甘草少许，为末，即以所浸酒煮糊为丸，如梧桐子大。每服五十九至百丸，酒饮任下。《外科精要》：不犯铁器，将煮酒久窨取服。

> **方解** 本方主治渴疾愈后，预防疽发。病位在肾、大肠，病因病机为燥热内结，营阴被灼，脉络瘀阻，蕴毒成脓，治以清热解毒。

## 二十八、明《玉机微义》

### 【原文】

东垣曰：膈消者，以白虎加人参汤治之。中消者，善食而瘦，自汗，大便硬，小便数。叔和云：口干饮水，多食亦饥，虚瘅成消中者，调胃承气、三黄丸治之。下消者，烦躁引饮，耳轮焦干，小便如膏。叔和云：焦烦水易亏，此肾消也，六味地黄丸治之。《总录》所谓末传能食者，必发脑疽背疮。不能食者，必传中满鼓胀，皆谓不治之证。洁古老人分而治之，能食而渴者，白虎加人参汤。不能食而渴者，钱氏方白术散倍加葛根治之。上中既平，不复传下消矣。前人用药，厥有旨哉。或曰末传疮疽者何也？此火邪胜也，其疮痛甚而不溃，或赤水者是也。经云：有形而不痛，阳之类也。急攻其阳，无攻其阴，治在下焦元气。得强者生，失强者死。末传中满者何也？以寒治热，虽方士不能废其绳墨而更其道也。然脏腑有远近，心肺位近，宜制小其服；肾肝位远，宜制大其服，皆适其至所为故。如过与不及，皆诛罚无过之地也。如高消、中消，制之太急，速过病所，久而成中满之病，正谓上热未除，中寒复生者也。非药之罪，失其缓急之制也。处方之制，宜加意焉。

按：以上所论三消传变，可谓发《病机》之旨，比与陈氏《三因》论消中复有三证，皆病传所异。大抵末传发疮疽者为传外，发胀满强中为传内，亢极之甚也。但《三因》所出治强中一方，然未见其肯綮，今姑存之，以备其旨。且传胀满皆不治之证，况强中乎。(《玉机微义》卷二十一《消渴门·论治消渴大法》）

### 【文后附方】

（1）**三黄丸**（引自《千金翼方》）

春三月：黄芩四两　大黄三两　黄连四两

夏三月：黄芩六两　大黄一两　黄连七两

秋三月：黄芩六两　大黄二两　黄连三两

冬三月：黄芩三两 大黄五两 黄连二两

随时合捣为末，炼蜜和，丸如大豆，饮服五丸，日三。

> **方解** | 本方主治消渴，不生肌肉。病位在胃，病因病机为五劳七伤，虚瘅而成消中，治以清热泻火。

（2）**钱氏白术散**（引自《小儿药证直诀》）倍加葛根

藿香 白术 木香 白茯 甘草 人参各一钱 葛根四钱

上为末，每服一二钱。水煎服。

> **方解** | 本方主治中满鼓胀，不能食而渴。病位在肝、脾，病因病机为情志郁结，饮食不节；或虫积日久，肝脾受损，日久伤肾，致气滞血瘀，水湿不行，治以补元阳生津液，健脾益气。

## 二十九、明《万病回春》

【原文】

脉：消渴肝病，心滑而微，或紧洪数，阳盛阴愈；血虚濡散，劳则浮迟；短浮莫治，数大难医。

消渴者，口常渴也。小便不利而渴者，知内有湿也。湿宜泻之。小便自利而渴者，知内有燥也。燥宜润之。大抵三消者，俱属内虚有热也。

（《万病回春》卷之五《消渴》）

【文后附方】

（1）**黄连地黄汤**

黄连去须 生地黄 天花粉 五味子去梗 川当归 人参去芦 干葛白茯苓去皮 麦门冬去心 甘草各一钱

上剉一剂，生姜一片，枣一枚，竹叶十片，水二盏煎，去渣温服。若上焦渴者，加山栀、桔梗；中焦渴者，加黄芩；头眩渴不止者，加石膏；

下焦渴者，加黄柏、知母。若作丸，加薄荷，炼蜜为丸，如弹子大。每服一丸，嚼化咽下。

> **方解** 本方主治三焦渴。病位在脾、胃、肾，病因病机为热盛阴亏，气阴两虚，治以清热，益气养阴。

### （2）玉泉丸

黄连　干葛　天花粉　知母　麦门冬去心　人参　五味子　生地汁　莲肉　乌梅肉　当归　甘草各等分　加人乳汁　牛乳汁　甘蔗汁　梨汁　藕汁

上先将各汁入蜜一斤半，煎熬成膏，后将各药为末，和前膏蒸热，汁数沸。每服五茶匙，食前清米汤调下。忌一切辛热之物。

> **方解** 本方主治上消者肺火，饮水多而食少。病位在肺、肾，病因病机为肺热津伤，治以清热润肺，生津止渴。

### （3）黄芩汤

黄芩　山栀　桔梗　麦门冬去心　当归　生地黄　干葛　人参　天花粉　白芍各等分　乌梅一个

上㕮一剂，食远频服。

> **方解** 本方主治上焦渴症。病位在肺、肾，病因病机为肺热津伤，治以清热润肺，生津止渴。

### （4）滋阴降火汤加减

当归酒洗，一钱二分　白芍酒洗，二钱三分　生地黄八分　熟地黄姜汁炒　天门冬去心　麦门冬去心　白术去芦，各一钱　陈皮七分　黄柏去皮，蜜水炒　知母各五分　甘草炙，五分

依本方加白术、天花粉、山栀、葛粉、乌梅，焙炒黄连、知母，去白芍。

上㕮一剂。生姜三片，大枣一枚，水煎。临服入竹沥、童便、姜汁少许，同服。

> **方解** 本方主治下焦渴症。病位在脾、肾，病因病机为阴虚燥热，治以滋阴降火。

（5）**六味地黄丸**（引自《小儿药证直诀》）加减

怀熟地黄姜汁浸，焙干，八两　干山药四两　山茱萸酒浸，去核，四两　白茯苓去皮，三两　牡丹皮三两　泽泻三两　依本方加麦门冬　五味子

上为细末，炼蜜为丸，如梧桐子大。每服七八十丸，空心淡盐汤下。肾水不能摄脾土，多吐痰唾，姜汤下。

> **方解** 本方主治消渴引饮。病位在心、肾，病因病机为心肾不交，治以滋阴补肾。

（6）**四物汤加减**（引自《丹溪活套》）

熟地　当归　川芎　白芍各等分

上消者，加人参　五味　麦门冬　天花粉　煎熟入生藕汁　生地黄汁　人乳

饮酒之人加生葛根汁

中消者，加知母　石膏　滑石　寒水石，以降胃火

下消者，加黄柏　知母　熟地黄　五味子，以滋肾水；又当为上策

上㕮一剂。生姜三片，枣一枚，水煎温服。间饮缫丝汤。

> **方解** 本方主治三消。病位在心、肝、肾，病因病机为血虚不生津液，治以补血生津。

## 三十、明《云林神彀》

### 【原文】

脉数大为顺，沉细为逆。

上消属肺中消胃，下消肾水皆虚致，大生血脉补阴虚，自有津液来相济。

生津养血四物汤，知柏薄连生地黄，麦门乌梅石莲肉，天花甘草水煎尝。十四味。

神白散即益元散。方见中暑，治真阴素被虚损，多服金石等药，或嗜炙煿咸物，遂成消渴，用温水调服。或大渴欲用冷者，新汲水尤妙。

善治三消渴，天粉四两末，并水八碗调，饮之如活泼。

（《云林神彀》卷三《消渴》）

## 【文后附方】

### （1）生津养血四物汤（引自《仙授理伤续断秘方》）

当归　川芎　熟地黄　白芍　知母　黄柏　薄荷　黄连　生地黄　麦门乌梅　石莲肉　天花粉　甘草

每服三钱，水一盏半，煎至七分，空心热服。

> **方解** 病位在肝、肾，病因病机为热盛阴亏，血虚，治以清热生津，养血，补肾。

### （2）神白散（益元散）（引自《奇效良方》）

滑石　甘草

用温水调服。或大渴欲用冷者，新汲水尤妙。

> **方解** 本方主治真阴素被虚损，多服金石等药，或嗜炙煿咸物。病位在心、膀胱，病因病机为热盛阴虚，治以清热养阴。

### （3）天粉四两，末

并水八碗调。

> **方解** 本方主治三消渴。病位在胃，病因病机为热盛阴虚，治以清热养阴。

## 三十一、明《医方选要》

### 【原文】

消渴之证，乃水火不能既济，阴虚阳盛之病也。夫天一生水，肾实主之。膀胱为津液之腑，所以宣行肾水，上润于肺。故识者以肺为津液之脏，自上而下，三焦脏腑皆围乎天一真水之中，《素问》以水之本在肾，末在肺者，此也。真水不竭，安有所谓渴哉？人惟淫欲恣情，酒面无节，酷嗜炙煿糟藏咸酸酢醢肥甘腥羶之属，复以丹砂五石济其私，于是炎火上熏，脏腑生热，燥气炽盛，津液干焦，渴引水浆而不能自禁矣。渴之为病有三，曰消渴，曰消中，曰消肾，分上、中、下三焦而应焉。若热气上腾，心虚受之，心火散漫，不能收敛，胸中烦躁，舌赤唇红，此渴引饮，常多小便数而少，病属上焦，谓之消渴。热蓄于中，脾虚受之，伏阳蒸胃，消谷善饥，饮食倍常，不生肌肉，此渴亦不甚烦，但欲饮冷，小便数而如泔，病属中焦，谓之消中。热伏于下，肾虚受之，腿膝枯细，骨节酸疼，精走髓虚，引水自救，此渴饮水不多，随即溺下，小便多而渴，病属下焦，谓之消肾。自消肾而析之，又有五石过度之人，真气尽虚，石气独留，而肾为之虚热，阳道兴强，不交精泄，谓之强中。消渴轻也，消中甚焉，消肾又甚焉，至于强中则不可治也。然真水不生，日渐枯涸，小便或油腻，或赤黄，或泔白，或渴而且利，或渴而不利，或不渴而利，但所食之物多从小便出焉。甚而水气浸渍，溢于肌肤则胀为肿满。猛火自炎，留于分肉，则发为痈疽，此又病之深而证之变者也。其脉数大者生，虚小者死。治法其在滋阴水，抑阳火，使肾水上升，心火下降，阴阳停匀，水火既济，三焦和平，二火守位，斯疾愈矣。（《医方选要》卷之六《消渴门》）

### 【文后附方】

（1）**六神汤**（引自《奇效良方》）

枇杷叶炙，去毛 栝楼根 黄芪 干葛 莲房 甘草各二钱上作一服，用水二盅，煎至一盅，食前服，小便不利加茯苓。

> **方解** 本方主治三消渴疾。病位在脾、胃、肾，为热盛阴亏，气阴两虚所致。治以清热，益气养阴。

### （2）人参散（引自《奇效良方》）

人参 砂仁 白术 山栀子 桔梗 瓜蒌 连翘 泽泻以上各半钱 葛根 黄芩 大黄 白茯苓 甘草生用 薄荷各一钱 石膏 寒水石 滑石各一钱半

上作一服，用水二盅，入蜜少许，煎至一盅，不拘时服。

> **方解** 本方主治消肾善饮，而食后数小便溺者。病位在脾、胃、肾，为热盛阴亏，气阴两虚所致。治以清热，益气养阴。

### （3）天花散（引自《仁斋直指方论》）

天花粉 生地黄 麦门冬去心 干葛以上各二钱 五味子 甘草以上各一钱

上作一服，用水二盅，粳米百粒，煎至一盅，食远服。

> **方解** 本方主治消渴，口干舌燥，渴喜冷饮，多食易肌，小便频数，形体消瘦，溲赤便秘，口苦，面红唇燥，口舌生疮，心烦易怒。病位为脾、胃、肾，病机为热盛阴亏，治以清热养阴。

### （4）参芪汤（引自《奇效良方》）

人参去芦 桔梗去芦 天花粉 甘草以上各一两半 黄芪盐汤浸，炙 白芍药各二两 白茯苓 五味子各一两半

上剉碎，每服四钱，水一盅半，煎至八分，日进四服，留滓合煎。一方有干葛、木瓜、乌梅。

> **方解** 本方主治消渴，病位在脾、肾，患者气阴两虚，治以益气养阴。

### （5）止渴润燥汤（引自《奇效良方》）

升麻一钱半 黄柏酒浸 当归身 荆芥穗 桃仁泥 麻仁泥 知母 防

风以上各一钱　柴胡　石膏各七分　杏仁泥六个　熟地黄三分　甘草梢　小椒各三分　细辛一分　红花少许

上咬咀，作一服，水二盏，煎至一盏，食远温服，忌辛热物。

> **方解**　本方主治消中，大便秘涩燥硬，兼喜温饮，阴头退缩，舌白干燥，唇口干，眼涩，黑处见浮云。病位在肺、胃、肾，由热盛阴亏，肾阴亏虚所致。治以清热养阴，滋补肾阴肾。

### （6）人参石膏汤

人参去芦，三钱　石膏四钱　知母二钱　甘草　黄芩　杏仁以上各一钱

上作一服，水二盏，粳米一撮，煎至一盏，不拘时服。

> **方解**　本方主治膈消，上焦燥渴，不欲多食。病位在心、肺、肾，由上焦热盛，阴虚所致，治以清热养阴。

### （7）加减八味丸（引自《奇效良方》）

白茯苓去皮　牡丹皮去骨　泽泻酒漫焙，各八钱　五味子炒，一两半　山茱萸取肉焙　肉桂去粗皮，不见火　熟地黄蒸焙　山药微炒，各二两

上各研末秤，和匀炼蜜为丸，如梧桐子大，每服五六十九，五更初温酒，或盐汤任下，午前、晚间空腹再服。

> **方解**　本方主治消渴，心烦燥渴，小便频数，白浊，阴痿弱，饮食不多，肌肤渐渐如削，或腿肿、脚先瘦小，宜降心火，生肾水，其烦渴顿止。病位为心、肾，由心火炽盛，肾阴亏虚所致。治以清泻心火，滋补肾阴。

### （8）栝楼散（引自《奇效良方》）

天花粉　宣黄连　白扁豆　白茯苓去皮　寒水石　甘草节　人参去芦白术去芦　石膏　猪苓各等分

上为细末，每服二钱，不拘时用白汤调服。

> **方解** 本方主治消渴。唇口干焦，精液自泄，小便赤黄，大便干实，小便日夜百十行。病位在脾、胃、肾。壮盛之时，不自谨惜，恣情纵欲，年长肾气虚弱，不能房事，多服丹石，热盛阴亏，治以清热养阴。

### （9）平补丸（引自《奇效良方》）

菟丝子酒蒸，捣焙　山茱萸去核，酒浸　益智仁　当归以上各半两　川楝子去核　牛膝去芦，酒浸　胡芦巴炒　杜仲去粗皮，姜汁炒　肉苁蓉酒浸，焙干　巴戟去心，各三两半　乳香二两

丸剂，上为细末，用糯米糊丸如梧桐子大，每服五十丸，食前枣汤或盐汤送下。

> **方解** 本方主治消肾不渴，肌肉瘦削，小便涩数而沥，如欲渗之状。病位在肾，由肾阴阳俱亏所致，治以平补肾阴肾阳。

### （10）天花粉丸（引自《奇效良方》）

天花粉　人参去芦，各等分

上为细末，炼蜜为丸如梧桐子大，每服五十丸，食前用麦门冬煎汤送下。

> **方解** 本方主治消渴饮水多，身体瘦弱。病位在脾、胃、肾，由热盛阴亏，气阴两虚所致，治以清热，益气养阴。

### （11）黄连猪肚丸（引自《奇效良方》）

黄连　梁米　栝楼根　茯神各四两　麦门冬去心　知母各二两

上为细末，内猪肚中，缝定置甑中蒸极烂，取出药，捣猪肚为膏，和药再少入蜜，杵千余下，丸如梧桐子大，每服五十丸，人参汤送下，米饮亦得，一方加生地黄，干葛；一方去知母、梁米，用小麦。

> **方解** 本方主治消渴强中，病位在脾、胃、肾，由热盛阴亏，气阴两虚所致，治以清热，益气养阴。

## 三十二、明《万氏家抄济世良方》

### 【原文】

上消者肺也，多饮水而少食，大小便如常；中消者胃也，多饮食而小便赤黄；下消者肾也，小便频数浊淋如膏之状。三消皆禁用半夏。脉洪大者生，微小者死。（《万氏家抄济世良方》卷二《消渴》）

### 【文后附方】

（1）**猪肚丸**（引自《仁术便览》）

黄连五两　麦门冬　知母　瓜蒌　茯神各四两

上为末入雄猪肚内，缝之蒸熟，于石臼内杵烂，如干加炼蜜丸桐子大。每服百丸，食后米饮下。可以清心止渴。

> **方解**｜本方主治中消，病位在胃、心，病机为胃热阴亏，治以清胃泻热，养阴生津。

（2）**瓜蒌丸**（引自《济阳纲目》）

瓜蒌根　人乳汁　竹沥

瓜蒌根薄切，用人乳汁拌蒸，竹沥拌晒，为末炼蜜丸，弹子大，嚼化。或丸绿豆大，每服百丸，米饮下。

> **方解**｜本方主治消渴，病位在肺、胃、肾，由热盛阴亏所致，治以清热养阴。

（3）**清心莲子饮**（引自《太平惠民和剂局方》）

莲子肉　黄芪　黄芩　茯苓　人参各一钱　炙甘草　泽泻　麦冬　地骨皮各五分

水二盏，煎八分，空心并食前服。

> **方解**｜本方主治消渴，渴而小便浊或涩。病位为心、脾、肾，由心火炽盛，气阴两虚，湿热下注所致。治以清心火，益气养阴，清热利湿。

**（4）神白散**（即六一散）（引自《仁术便览》）

滑石六两　甘草一两

上为细末。每服三钱，温水调下。或大渴欲饮冷者，新汲水尤妙。

> **方解**｜本方主治消渴，真阴素被损，虚多，或大渴欲饮冷者。病位在肾、膀胱，因服金石等药或嗜炙煿咸物致湿热下注。治以清热利湿。

## 三十三、明《杂病治例》

**【原文】**

上消则多饮水而少食。渴而饮食多，便赤，为中消。下消则膏淋，面色黑而瘦。

养肺降火　人参白虎汤、东垣兰香饮子、麦门冬饮子。

滋阴　八味丸、丹溪补阴丸。

清镇　朱砂黄连丸、三因珍珠丸。

生津补气血　东垣生津甘露饮子。

下　调胃承气汤。

润燥　黄连末、天花粉末、生地汁、生藕汁，和入牛乳，佐以姜汁、蜜；或单用浮萍汁。（《杂病治例》消渴）

**【文后附方】**

**（1）麦门冬饮子**（引自《兰室秘藏》）

黄芪一钱　麦门冬　当归身　生地黄　人参以上各五分　五味子十个

上为粗末，都作一服，用水二盏，煎至一盏，去粗，热服，不拘时。

> **方解** 病位在肺，阴虚有火，治以养肺降火。

**（2）补阴丸**（引自《丹溪心法》）

侧柏 黄柏 乌药叶各二两 龟板酒炙，五两 苦参三两 黄连半两

上为末，地黄膏丸，如梧子大。

> **方解** 病位在肾，由阴虚火旺所致，治以滋阴降火。

**（3）真珠散**（引自《三因极一病证方论》）

附子一个，一生一炮，各去皮脐 半夏汤二十一次洗去滑，一两半 滑石 成炼钟乳各半两 辰砂三分，别研

上为末。每服二钱，水二盏，姜七片，藿香两三叶，蜜半匙，煎七分，食前冷服。小便不利，加木通、茅根煎。

> **方解** 本方主治喜怒不常，忧思兼并，致脏气郁结，留积涎饮，胸腹满闷，或复疠痛，憎寒发热，吐利交作。病位在心、肾，治以温肾化痰、镇心安神。

## 三十四、明《济阳纲目》

### 【原文】

治消渴愈后诸病方。(《济阳纲目》卷三十三《三消·治消渴愈后诸病方》)

### 【文后附方】

**（1）辛润缓肌汤（一名清神补气汤）**（引自《兰室秘藏》）

生地酒洗 细辛各一分 熟地黄三分 石膏四分 黄柏酒炒 黄连酒炒

生甘草　知母各五分　柴胡七分　当归身　荆芥穗　桃仁　防风各一钱　升麻一钱半　红花少许　杏仁六个　花椒两个

上㕮咀，作一服，水煎，食远稍热服。

> **方解** 本方主治消渴证才愈，止有口干，腹不能努。病位在肺、脾、肾，由热盛伤阴，阴虚燥热所致，治以清热养阴。

（2）**五豆汤**（引自《德生堂方》）

黑豆　黄豆　绿豆　青豆　赤小豆各五升　干葛一斤　甘草一斤　贯众半斤

上前药俱不剉，用水五斗五升，腊八日用大锅熬至熟，滤出豆汁，另以瓷瓮盛，箬叶纸重封，春夏月间酒后渴，随意饮，大人渴后或成疮疡，小儿痘疮不出，皆可饮，最效。

> **方解** 本方解酒毒，止消渴，能发小儿痘疹不出，并解发渴之后成疮痍者。病位在肾，由肾气虚衰，肾阴亏虚所致，治以滋补肾阴。

## 三十五、清《丁甘仁医案》

**【原文】**

尹左　诊脉左三部弦数，右三部滑数，太溪细弱，趺阳濡数。见症饮食不充肌肤，神疲乏力，虚里穴动。自汗盗汗，头眩眼花。皆由阴液亏耗，不能涵木，肝阳上僭，心神不得安宁，虚阳逼津液而外泄则多汗，消灼胃阴则消谷。头面烘热，汗后畏冷，营虚失于内守，卫虚失于外护故也。脉数不减，颇虑延成消症。姑拟养肺阴以柔肝木，清胃阳而宁心神，俾得阴平阳秘，水升火降，方能渐入佳境。

二诊　心为君主之官，肝为将军之官，曲运劳乎心，谋虑劳乎肝，心肝之阴既伤，心肝之阳上亢，消灼胃阴，胃热炽盛，饮食入胃，不生津液，既不能灌溉于五脏，又不能输运于筋骨，是以饮食如常，足膝软弱。汗为心之液，心阳逼津液而外泄则多汗；阴不敛阳，阳升于上则头部眩晕，面部烘热，且又心悸。胃之大络名虚里，虚里穴动，胃虚故也。脉象左三部弦数，右三部滑数，太溪细弱，趺阳濡数，唇红舌光，微有苔意，一派阴液亏耗，虚火上炎之象，此所谓独阳不生，独阴不长也。必须地气上升，天气始得下降。今拟滋养肺阴，以柔肝木，蒸腾肾气，而安心神。务使阴阳协和，庶成既济之象。

三诊　饮食入胃，不生津液，始不为肌肤，继不为筋骨，《书》谓食亦见症，已著前章矣。阴液亏耗，肝阳上僭，水不制火，火不归宅。两进养肺阴以柔肝木，益肾阴而安心神之剂，尚觉合度。诊脉弦数较和，细数依然，仍守原意出入，俾得阴阳和协，水火既济，则入胃之饮食，自能生化精微，灌溉于五脏，洒陈于六腑。第是恙延已久，断非能克日奏功也。

何左　多饮为上消，多食为中消，多溲为下消。《经》云：二阳结谓之消。《金匮》云：厥阴之为病为消。皆由阴分不足，厥阴之火消灼胃阴，津少上承。拟育阴生津法。

邱左　上消多渴，下消多溲，上消属肺，下消属肾。肺肾阴伤，胃火内炽，治火无益。宜壮水之主，以制阳光。(《丁甘仁医案》卷五《消渴案》)

【文后附方】

（1）大生地四钱　抱茯神三钱　潼蒺藜三钱　川贝母二钱　浮小麦四钱生白芍钱半　左牡蛎四钱　熟女贞三钱　天花粉三钱　肥玉竹三钱　花龙骨三钱冬虫夏草二钱　五味子三分（尹左一诊）

> **方解** 本方主治饮食不充肌肤，神疲乏力，虚里穴动，自汗盗汗，头眩眼花。脉左三部弦数，右三部滑数，太溪细弱，趺阳濡数。病位在肾、肝、胃，阴虚阳亢，治以养肺阴以柔肝木，清胃阳而宁心神。

（2）北沙参三钱　抱茯神三钱　五味子三分　肥玉竹三钱　天麦冬各二钱

左牡蛎四钱　生白芍二钱　川贝母二钱　大生地四钱　花龙骨三钱　潼蒺藜三钱
制黄精三钱　浮小麦四钱　金匮肾气丸四钱，包（尹左二诊）

> **方解**　本方主治饮食不充肌肤，足膝软弱，神疲乏力，虚里穴动，面部烘热，心悸，自汗盗汗，头眩眼花。脉象左三部弦数，右三部滑数，太溪细弱，趺阳濡数，唇红舌光，微有苔意。病位在肾、肝、胃，阴液亏耗，虚火上炎，治以滋养肺阴，以柔肝木，蒸腾肾气，而安心神。

（3）照前方去金匮肾气丸、五味、制黄精，加怀山药三钱、盐水炒杜仲三钱、上桂心四分。（尹左三诊）

> **方解**　本方主治饮食不充肌肤，神疲乏力，虚里穴动，自汗盗汗，头眩眼花。诊脉弦数较和，细数依然。病位在肾、肝、胃，阴液亏耗，虚火上炎，治以养肺阴以柔肝木，益肾阴而安心神。

（4）大麦冬三钱　川石斛三钱　栝楼皮二钱　北秫米三钱，包　大生地四钱
天花粉三钱　怀山药三钱　川贝母二钱　金匮肾气丸三钱，包　南北沙参各三钱
生甘草六分（何左）

> **方解**　本方主治多饮（上消），多食（中消），多溲（下消）。病位在肾、肝、胃，阴分不足，厥阴之火消灼胃阴，津少上承，治以育阴生津。

（5）大生地四钱　生甘草八分　川贝母二钱　粉丹皮钱半　川石斛三钱　天花粉三钱　肥知母钱半　生白芍二钱　大麦冬三钱　炙乌梅四分　活芦根一尺，去节　青皮甘蔗三两，劈开入煎（邱左）

> **方解**　本方主治多渴（上消），多溲（下消）。病位在肺、胃、肾，肺肾阴伤，胃火内炽，治以滋阴降火。

## 三十六、明《石山医案》

### 【原文】

一妇年三十逾，常患消渴，善饥脚弱，冬亦不寒，小便白浊，浮于上者如油。予诊脉，皆细弱而缓，右脉尤弱。

曰：此脾瘅也。宜用甘温助脾，甘寒润燥。方用参、芪各钱半，麦门冬、白术各一钱，白芍、天花粉各八分，黄柏、知母各七分，煎服。病除后，口味不谨，前病复作，不救。(《石山医案》卷之中《消渴》)

### 【文后附方】

参　芪各钱半　麦门冬　白术各一钱　白芍　天花粉各八分　黄柏　知母各七分
煎服。

> **方解**　本方主治脾瘅，常患消渴，善饥脚弱，冬亦不寒，小便白浊，浮于上者如油。脉皆细弱而缓，右脉尤弱，病位在脾，由脾虚津亏所致。治以甘温助脾，甘寒润燥。

## 三十七、明《先醒斋医学广笔记》

### 【原文】

湖州庠友张君时泰，辛酉正月骤发齿痛，十余日而愈。四月间焦劳过多，齿痛大发。医用石膏、知母等药投之，不效。用刀去齿间紫血，满口痛不可忍，齿俱动摇矣。至六七月间，饮食益多，小便如注，状如膏，肌肉尽削。至十一月，身不能起。冬末，用黄芪、地黄等药稍能起立，然善食易饥如故，小便如膏亦如故。今年二三月愈甚，亦不服药，齿痛如故，当门二齿脱落，复加口渴，昼夜不止。此中、下二消证也。予为立后方，服未数剂而瘳。(《先醒斋医学广笔记》卷之二《消渴证》)

**【文后附方】**

麦门冬五两　五味子三钱　黄连三钱　芦根五两　黄芪五钱　怀生地黄六钱 天门冬一两

用缲丝汤十碗，煎两碗，不拘时服。丸方于前药中加黄柏三两、牛膝五两、沙参六两、枸杞子四两、五味子六两，蜜丸。常服，遂不复发。

> **方解**　本方主治中消、下消，病位在脾、肾，由热盛伤阴，肾阴亏虚，气阴两虚所致。治以补益肾阴，益气养阴。

## 三十八、明《急救良方》

**【原文】**

消渴第十九。(《急救良方》卷之一《消渴第十九》)

**【文后附方】**

（1）五倍子

用五倍子为末，以水调方寸匕，不拘时服。

> **方解**　本方主治消渴，热盛阴亏，病位在肾，治以清热止渴。

（2）深掘大瓜蒌根

削去粗皮寸切，以水浸，一日一换，浸五日取出，烂研，细绢绞汁，如作粉法，干之，水调方寸匕，日三四服，入牛乳尤好。

> **方解**　本方主治消渴，病位在胃，热盛阴亏所致，治以清热止渴。

## 三十九、清《种福堂公选良方》

### 【原文】

消渴。(《种福堂公选良方》卷二《公选良方·内外科·消渴》)

### 【文后附方】

#### (1) 玉泉散

白粉甘葛　天花粉　麦冬　生地　五味子　甘草　糯米

上服一剂。

| 方解 | 本方主治消渴。病位在胃、肾，病因病机为热盛阴亏，治以清热养阴。 |
| --- | --- |

#### (2) 还津丸

霜梅　乌梅各二十五个，俱去核　苏薄荷末一两　冰片一分五厘　硼砂一钱五分

共研极细为丸，每含一丸，津液立至。

| 方解 | 本方主治消渴。病位在肺、胃，病因病机为津液亏虚，治以生津止渴。 |
| --- | --- |

## 四十、清《成方切用》

### 【原文】

消渴一证，有虫耗其津液而成者，盖饮醇食炙，积成胃热，湿热生虫，理固有之，临病宜谛审也。(《成方切用》卷九下《杀虫门·消渴杀虫方》)

## 【文后附方】

**消渴杀虫方**（引自《夷坚志》）

苦楝根

取新白皮一握，切焙，入麝香少许煎，空心服，虽困顿不妨。取下虫三四条，类蛔而色红，其渴乃止。

> **方解** | 本方主治消渴有虫。病位在胃、肠，病因病机为饮醇食炙，胃热，湿热生虫，治以清热利湿，杀虫。

# 四十一、清《时方妙用》

## 【原文】

口渴不止为上消，治以人参白虎汤；食入即饿为中消，治以调胃承气汤；饮一溲一为下消，治以肾气丸。赵养葵大变其法，谓治消无分上中下，先以治肾为急，以六味丸料一斤，入肉桂一两、五味子一两，水煎六七碗，恣意冷饮之，熟睡而渴如失矣，白虎、承气皆非所宜也。

喻嘉言曰：肾者，胃之关也。关门不开，则水无输泄，而为肿满；关门不合，则水无底止，而为消渴。金匮肾气丸，蒸动精水，上承君火，而止其下入之阳光。彼症取其开，此症取其合，一开一合，具通天手眼。子和诋之，何其陋也。又白茯苓丸，治肾消方。用白茯苓、覆盆子、黄连、栝蒌根、草薢、人参、熟地黄、元参各一两，石斛、蛇床子各七钱半，鸡肫胵三十具，微炒共为细末，炼蜜和捣三五百杵，丸如梧子大，每服三十丸，食前磁石汤送下。喻嘉言治验加犀角一两，又以六味丸加犀角收功。○抄此与八味地黄丸，一阴一阳，相为表里，皆为神方。

脉宜数大，忌虚小。（《时方妙用》卷三《消渴》）

【文后附方】

（1）**六味地黄丸**（引自《小儿药证直诀》）加味

六味丸料一斤　肉桂一两　五味子一两

水煎六七碗，恣意冷饮之，熟睡而渴如失矣。

> **方解**｜本方主治消渴。病位在肾，病因病机为肾阴亏虚，治以滋补肾阴。

（2）**白茯苓丸**（引自《太平圣惠方》）

白茯苓　覆盆子　黄连　栝蒌根　草薢　人参　熟地黄　元参各一两石斛　蛇床子各七钱半　鸡肶胵三十具

微炒共为细末，炼蜜和捣三五百杵丸如梧子大，每服三十丸，食前磁石汤送下。喻嘉言治验加犀角一两，又以六味丸加犀角收功。〇抄此与八味地黄丸，一阴一阳，相为表里，皆为神方。

> **方解**｜本方主治肾消。病位在肾，病因病机为脾肾两虚，治以健脾补肾。

## 四十二、清《喻选古方试验》

【原文】

上消少食，中消多食，下消小便如膏油。（《喻选古方试验》卷三《消渴》）

【文后附方】

（1）**玉台丸**（引自《抱朴子》）

人参　栝蒌根等分

生研为末，蜜丸梧子大。每食前麦冬汤下百丸，日二服，愈为度，忌酒面炙煿。

> **方解** 本方主治消渴引饮。病位在脾、胃、肾，病因病机为热盛阴亏，治以清热养阴。

（2）干浮萍　栝蒌根等分为末（引自《千金方》）

人乳汁和丸梧子大，空腹饮服二十丸，三年者数日愈。

> **方解** 本方主治消渴。病位在脾、胃，病因病机为热盛阴虚，治以清热养阴。

### （3）仲景猪肚黄连丸（引自《本草纲目》）

雄猪肚一枚　黄连末五两　栝蒌根　白粱米各四两　知母三两　麦冬二两

缝定，蒸熟，捣丸梧子大，每米饮下三十丸。

> **方解** 本方主治消渴。病位在胃、肾，病因病机为热盛阴亏，治以清热润燥，生津止渴。

（4）鲜肥麦冬二两　宣黄连九节者，二两，去头尖三五节，小刀子调理，去皮毛了吹去尘（引自《孙真人海上方》）

更以生布摩拭秤之，捣末，以肥大苦瓠汁，浸麦冬经宿，去心，于白中捣烂，纳黄连末和丸，并手丸梧子大，食后饮下五十丸，日再，但服两日其渴必定。重者初服百五十丸，次日服百二十丸，三日百丸，四日八十丸，五日五十丸。合药要天气晴明，须净处，忌见妇人鸡犬。如觉可时，只服二十五丸。服讫觉虚，取白羊头一枚，治净，以水三斗，煮烂取汁一斗，细饮，勿食肉与盐，不过三剂平复。

（5）天花粉（引自《千金方》）

每服方寸匕，水化下，日三服，亦可入粥及乳酪中食。

（6）栝蒌根薄切，炙，取五两（引自《肘后备急方》）

水五升，煮四升，随意饮。

（7）生栝蒌根三十斤（引自《外台秘要》）

水一石，煮取一斗半，去滓，以牛脂五合，煎至水尽，用暖酒先食服，如鸡子大，日三服，妙。

（8）栝蒌根 黄连各一两，为末（引自《太平圣惠方》）

蜜丸梧子大，每服三十九，日二。

> **方解** 上五方主治消渴饮水。病位在胃，病因病机为热盛阴亏，治以清热润燥，生津止渴。

## （9）**猪肾荠苨汤**（引自《千金方》）

猪肾一具 荠苨 石膏各三两 人参 茯苓 磁石 知母 葛根 黄芩 栝蒌根 甘草各二两 黑大豆一升

水一升半，先煮猪肾、大豆取汁一斗，去滓下药，再煮三升，分三服。

> **方解** 本方主治强中消渴。茎长兴盛，不交精自出。消渴之后，即发痈疽。病位在肾，病因病机为恣意色欲，或饵金石所致，下焦虚热，治以清热养阴，补肾，制肾中之热。

（10）溺坑水（引自《太平圣惠方》）

众人溺坑中水取一盏服之，勿令病人知，三度瘥。

> **方解** 本方主治消渴重者。病位在脾、胃，病因病机为热盛阴亏，治以清热养阴。

（11）熟瓜蒌实 干葛粉（引自《本草衍义》）

九、十月熟瓜蒌实取瓤，拌干葛粉铜器中慢火炒熟，为末，食后夜卧，各以沸汤点服二钱。

> **方解** 本方主治燥渴肠秘。病位在肺、胃，病因病机为热盛阴亏，治以清热润燥，润肠通便。

## 四十三、清《救生集》

【原文】

消渴汗发门。(《救生集》卷二《消渴汗发门》)

【文后附方】

(1) 白浮石　蛤粉　虫蜕各等分

为末，鲫鱼胆汁七个，调服三钱，即愈。

> **方解**｜病位在脾，病因病机为热盛阴亏，治以清热润燥，生津止渴。

(2) 黑大豆　天花粉各等分

用黑大豆炒天花粉各等分，打糊丸梧子大。每用黑豆汤下五七十丸，日二服。

> **方解**｜本方主治肾虚消渴。病位在肾，病因病机为肾虚津亏，治以补肾生津。

(3) **崔氏八味丸**

熟地八两　茯苓三两　丹皮三两　山药四两，炒　泽泻三两，炒　山萸三两
熟附片一两　肉桂一两

炼蜜丸梧子大，每服二钱。

> **方解**｜病位在肾，病因病机为阴阳两虚，治以阴阳双补。

【原文】

消渴门。(《救生集》卷四《消渴门》)

【文后附方】

（4）**地黄饮子**（引自《丹溪心法》）加泽泻、枳壳

人参　生地黄　熟地黄　黄芪蜜炙　天门冬　麦门冬　五味子　石斛去根,炒　甘草　枇杷叶去毛刺,各等分　泽泻　枳壳

上水一钟，煎七分，食远温服。

> **方解** ｜ 本方主治消渴咽干，面赤烦躁。病位在脾、胃、肾，病因病机为气阴两虚，治以补气滋阴，加以泽泻、枳壳，疏导二腑，使心火下行，肺经润泽，小腑清利，大腑流畅，宿热既消，其渴自止，造化精微，妙无逾此。

## 四十四、清《验方新编》

【原文】

渴而饮水不止为上消，饮水多而作泻为下消，多食易饥为中消。（《验方新编》卷四《三消·三消通治》）

【文后附方】

（1）**三消汤**

真台党　白术　当归　茯苓　生地各一钱　黄柏　知母　黄连　麦冬天花粉　黄芩各七分　甘草五分

水煎服，神效。

> **方解** ｜ 本方主治三消。病位在脾、胃，病因病机为气血亏虚，火热内盛，治以补益气血，清热泻火。

（2）**天池膏**（引自《仙拈集》）

天花粉　黄连　真台党　知母　白术　五味子各三两　麦冬六两　生地汁

藕汁各二两　人乳　牛乳各一碗　生姜汁二碗

先将天花粉七味切开，用淘米水十六碗，桑柴火慢熬出汁，尽五六碗，沥清，入生地等汁，慢慢煎熬，加白蜜一斤，煎去沫，熬如膏，收入瓷罐，用水浸三日，去火毒。每用二三匙，白滚水送下，甚效。

> **方解**｜本方主治三消。病位在脾、胃，病因病机为气阴两虚有火，治以益气养阴清火。

### （3）菟丝丸

菟丝子酒浸，洗净，焙干，十两　茯苓　莲肉各三两　五味子一两

共为末。另研真山药末六两，酒煮，捣数百杵，丸如梧子大。每服五十丸，空心米汤下。

> **方解**｜本方主治三消。病位在脾、肾，病因病机为脾肾两虚，治以补益脾肾。

## 【原文】

消渴饮水不止。(《验方新编》卷四《三消·消渴饮水不止》)

## 【文后附方】

（4）党参一两，蜜炙，研末

开水泡透，蒸熟为丸如梧子大。日服五丸，酒下或茄根煎汤下，日加五丸，加至三十丸为止，不可多服。服五六次后，以饮水恶心为度，恶心时以干物食之，其渴自止，奇效。

> **方解**｜病位在脾，病因病机为气虚，治以益气生津止渴。

（5）苦楝树根新白皮五钱

切片，瓦上焙干，入麝香少许，水煎，空心饮之。有人口渴不止，遇

道人传此方服之，下虫三四条而愈。愈后人必困顿，用党参二两，煎水饮之。

> **方解**　病位在大肠，病因病机为阴虚燥热，有虫，治以清热利湿，杀虫。

（6）五倍子

煎水饮之，或作丸服之，久则生津止渴。

> **方解**　病位在肾，病因病机为阴液不足，治以生津止渴。

（7）牛膝五两，研末　生地黄五斤

捣融，蜜丸梧子大，空心酒下三十九。下元虚损，宜久服为妙。

> **方解**　病位在肾，病因病机为肾阴亏虚，治以滋补肾阴。

## 【原文】

久病消渴不止。(《验方新编》卷四《三消·久病消渴不止》)

## 【文后附方】

（8）**七味白术散**（引自《小儿药证直诀》）

白术　高丽参　真茯苓　藿香叶　干葛各一钱　炙草五分

水煎当茶饮。另用木香三分，磨汁兑服。

> **方解**　本方主治消渴，泄泻口渴。病位在脾，病因病机为脾虚湿盛，治以健脾化湿。

## 四十五、清《良朋汇集经验神方》

### 【原文】

消渴门。(《良朋汇集经验神方》卷之二《消渴门》)

### 【文后附方】

(1) 滑石二两,研末

水二碗煎,去渣下粳米二合,煮熟食之立效。

> **方解** 本方主治消渴心中烦热。病位在心、胃,病因病机为火热扰心,治以清热泻火。

(2) 瓜蒌根薄切,人乳拌蒸,竹沥拌晒

上研末,蜜丸,如弹子大。噙化,或绿豆大米饮送下。

> **方解** 本方主治消渴小便数多。病位在胃,病因病机为津亏有热,治以生津清热。

## 四十六、清《医学实在易》

### 【原文】

病阳明之燥热而消渴者,白虎汤主之,此外因之渴也。胃气弱而津液不生者,人参汤主之,此内因之渴也。有脾不能为胃行其津液,肺不能通调水道,而为消渴者,人但知以凉润之药治渴,不知脾喜燥而肺恶寒。试观泄泻者必渴,此因水津不能上输,而惟下泄故尔。以燥脾之药治之,水液上升即不渴矣。故以凉润治渴,人皆知之,以燥热治渴,人所不知也。

人参汤方解(按:理中丸原方参、术、姜、草各三两,人参汤甘草则用四两,以此分别。)

程郊倩云：参、术、炙草，所以固中州，干姜守中，必假之焰釜薪而腾阳气。是以谷入于阴，长气于阳，上输华盖，下摄州都，五脏六腑，皆以受气矣，此理中之旨也。(《医学实在易》卷四《热证·附录·张隐庵消渴论》)

## 【文后附方】

（1）**白虎汤**（引自《伤寒论》）

知母六两　石膏一斤，碎　甘草二两，炙　粳米六合

上四味，以水一斗，煮米熟汤成，去滓，温服一升，日三服。

> **方解** | 本方主治消渴（外因之渴）。病位在胃，病因病机为胃热炽盛，消耗津液，治以清胃泻热。

（2）**理中汤**（引自《伤寒论》）

人参　白术　干姜　甘草各三两

上四味，以水八升，煮取三升，温服一升，日三服。

（3）**人参汤**

人参　干姜　白术各三两　甘草四两

上四味，以水八升，煮取三升，温服一升，日三服。

> **方解** | 上二方主治消渴（内因之渴）。病位在脾胃，病因病机为脾胃虚寒，津液不生，治以温补脾胃。

## 四十七、清《四圣心源》

## 【原文】

消渴者，足厥阴之病也。厥阴风木与少阳相火，相为表里，风木之性，专欲疏泄，土湿脾陷，乙木遏抑，疏泄不遂，而强欲疏泄，则相火失其蛰藏。手少阳三焦以相火主令，足少阳胆从相火化气，手少阳陷于膀胱，故下病淋癃，足少阳逆于胸膈，故上病消渴。缘风火合邪，津血

耗伤，是以燥渴也。

淋因肝脾之陷，消因胆胃之逆，脾陷而乙木不升，是以病淋，胃逆而甲木不降，是以病消。脾陷胃逆，二气不交，则消病于上而淋病于下。但是脾陷，则淋而不消，但是胃逆，则消而不淋。淋而不消者，水藏而木不能泄也，消而不淋者，木泄而水不能藏也。木不能泄，则肝气抑郁而生热，膀胱热涩，故溲便不通，水不能藏，则肾阳泄露而生寒，肾藏寒滑，故水泉不止。

肝木生于肾水而胎心火，火之热者，木之温气所化，木之温者，水之阳根所发。水主蛰藏，木主疏泄，木虚则遏抑子气于母家，故疏泄不行，而病淋涩，木旺则盗泄母气于子家，故蛰藏失政，而善溲溺。

《素问·气厥论》：心移热于肺，肺消，肺消者，饮一溲二，死不治。此上下俱寒，上寒则少饮，下寒则多溲。饮一溲二，是精溺之各半也，是以必死。《金匮》：男子消渴，小便反多，饮一斗，小便一斗。此下寒上热，下寒则善溲，上热则善饮。饮一溲一，是溺多而精少也，则犹可治。渴欲饮水，小便不利者，是消淋之兼病者也。

桂附苓乌汤

治饮一溲二者。

《素问》饮一溲二，水寒土湿，木气疏泄，宜苓、泽泻湿燥土，姜、附暖水温中，桂枝、首乌，达木荣肝，龙骨、牡蛎，敛精摄溺。病之初起，可以救药，久则不治。(《四圣心源》卷五《杂病解上·消渴根原》)

## 【文后附方】

### 桂附苓乌汤

茯苓三钱　泽泻三钱　桂枝三钱　干姜三钱　附子三钱　龙骨三钱，煅，研　牡蛎三钱，煅，研　首乌三钱，蒸

煎大半杯，温服。

> **方解**　本方主治饮一溲二。病位在肝脾肾，病因病机为脾肾阳虚不固，肝木不荣，治以温补脾胃，达木荣肝，敛精摄溺。

## 四十八、清《医学心悟》

### 【原文】

问曰：消渴何以属厥阴热证？答曰：消渴者，热甚能消水也。邪传太阴，则嗌干，未甚渴也；至少阴，则口燥舌干而渴；至厥阴则消渴矣。消渴者，饮水多而小便少，不知消归何有也。可见厥阴热甚，则大渴而能消水也。又问曰：三阳经亦口渴，何也？答曰：太阳证本无渴，其小便不利而渴者，太阳腑病也。外显太阳证，而又兼口渴，故用五苓散以分利之，俾小便通而渴自止矣。阳明经病亦无渴，不过唇焦漱水尔，其有渴者，则阳明腑病也。邪未结聚，热势散漫而口渴者，白虎汤；邪已结实，腹胀便闭而口渴者，承气汤，此阳明腑病之治法也。至于少阳，乃表里交界之所，在表为寒，在里为热，兼有口渴者，骎骎乎欲入里矣。故于小柴胡中，去半夏，加栝蒌根以清其热，倍人参以生津液，此少阳经之治法也。至于太阴，虽嗌干，而渴犹未甚也；少阴则燥渴，渴渐甚矣；厥阴则消渴，渴之至而无复加者也。又问曰：阳明腑病，口大渴，与厥阴消渴，何以别之？答曰：阳明居中土也，万物所归也，三阳三阴之邪，皆得传之。今厥阴经消渴者，阳明胃中消之也。夫饮与食，皆入胃者也。胃热则消，胃寒则不能消也。厥阴邪热极盛，攻入胃腑，则消渴之证生，非厥阴肝经另有一口而能饮能消也，因其有囊缩，烦满，厥逆诸证，故名曰厥阴。因其由厥阴证而发消渴，故以消渴属厥阴也。又问曰：热甚亦有不渴者，何也？答曰：此热极神昏，不知渴也。其始极渴，其后则不知渴，口燥唇焦，身如槁木，势亦危矣。又问曰：直中寒证，亦有渴者，何也？答曰：此阴盛隔阳于上，渴欲饮水而不能饮，名曰假渴，其人烦躁，欲坐卧泥水之中，此内真寒而外假热也。又或因汗下重亡津液，胃中干燥，致令思水，所饮常少而喜温。又少阴证，肾经虚寒，频饮热汤以自救，乃同气相求之理，但小便色白，而外见清谷，厥逆诸寒证。以上诸证，与厥阴囊缩而消渴者，相隔千里，是不可以不辨。(《医学心悟》卷二《厥阴经证·消渴》)

**【文后附方】**

**小柴胡汤**（引自《伤寒论》）去半夏加栝蒌根倍人参

柴胡半斤　黄芩三两　人参六两　甘草三两，炙　生姜三两，切　大枣十二枚，擘　栝蒌根

上七味，以水一斗二升，煮取六升，去滓，再煎取三升，温服一升，日三服。

> **方解** ｜ 本方主治消渴少阳证，兼有口渴（欲入里）。病位在胆，病因病机为少阳枢机不利，热盛津伤，治以和解少阳，清热生津。

## 四十九、清《校注医醇賸义》

**【原文】**

消渴门诸方。（《校注医醇賸义》卷三《三消　附：消渴门诸方》）

**【文后附方】**

**（1）金匮肾气丸**（引自《严氏济生方》）

地黄八两　萸肉四两　山药四两　丹皮三两　茯苓三两　泽泻三两　肉桂一两　附子一两　牛膝三两　车前三两

每用五钱，水煎服。

> **方解** ｜ 本方主治男子消渴，小便反多，饮一溲一。病位在肾，病因病机为肾阴阳两虚，水化无权，治以补肾利水。

**（2）竹叶黄芪汤**（引自《圣济总录》）

生地三钱　黄芪二钱　麦冬一钱　当归一钱　川芎一钱　黄芩一钱　甘草一钱　白芍一钱　人参一钱　石膏三钱　半夏一钱　竹叶一钱

净水煎服。

方解 ｜ 本方主治消渴症气血虚，胃火盛而作渴。病位在胃，病因病机为胃热炽盛，气血亏虚，治以清胃泻火，益气养血。

### （3）宣明黄芪汤（引自《黄帝素问宣明论方》）

黄芪三两　五味二两　人参二两　麦冬二两　桑皮二两　熟地一两五钱　枸杞一两五钱

研末，每服五钱，水煎服。

方解 ｜ 本方主治心移热于肺，为肺消，饮少溲多。病位在心、肺，病因病机为心移热于肺，心肺热盛，治以清心养肺生津。

### （4）易老麦门冬饮子（引自《济阳纲目》）

人参　杞子　茯苓　甘草　五味　麦冬各等分

姜水煎服。

方解 ｜ 病位在肺，病因病机为肺热伤津，治以清热润肺养津。

### （5）猪肚丸（引自《济生方》）

黄连四两　粟米四两　花粉四两　茯神四两　知母二两　麦冬二两　地黄四两　葛根二两

研细末，将大猪肚一个洗净，入末药于内，以麻线缝好，煮极烂，取出药，别研，以猪肚为膏，加炼蜜捣为丸，如梧子大，每服五十九。

方解 ｜ 本方主治强中消渴。病位在胃、肾，病因病机为胃热炽盛，阴虚，治以清热泻火，养阴。

### （6）天门冬丸（引自《太平圣惠方》）

天冬一两五钱　土瓜根一两五钱　瓜蒌根一两五钱　熟地一两五钱　知母一两五钱　苁蓉一两五钱　五味一两　鹿茸一架　泽泻一两五钱　鸡内金三具　牡蛎二两　苦参一两　桑螵蛸十枚

蜜丸如梧子大，每服五十九。

> **方解** 本方主治初得消中，食已如饥，手足烦热，背膊疼闷，小便白浊。病位在肾，病因病机为热盛阴虚，治以清热养阴。

### （7）肾沥散

人参一两　远志一两　黄芪一两　内金五钱　桑螵蛸一两　泽泻一两　桂心五钱　熟地一两　茯苓一两　龙骨一两　当归一两　麦冬一两　川芎一两　五味五钱　炙草五钱　元参五钱　磁石五钱

研末，用羊肾一对先煎，次入药五钱，姜五分，煎服。

> **方解** 本方主治肾消发渴，小便数，腰疼痛。病位在肾，病因病机为肾虚，气血两虚，治以滋阴固肾，补气养血。

## 五十、清《医学三字经》

### 【原文】

消渴症，津液干　口渴不止为上消，治以人参白虎汤。食入即饥为中消，治以调胃承气汤。饮一溲一小便如膏为下消，治以肾气丸。其实皆津液干之病也，赵养葵变其法。

七味饮，一服安　赵养葵云：治消症无分上、中、下，但见大渴，大燥，须六味丸料一斤，肉桂一两，五味子一两，水煎六七碗，恣意冷饮之，睡熟而渴如失矣。白虎，承气汤皆非所治也。

金匮法，别三般　能食而渴者，重在二阳论治。以手太阳主津液，足太阳主血也。饮一溲一者，重在少阴论治。以肾气虚不能收摄，则水直下趋，肾气虚不能蒸动，则水不能上济也。不能食而气冲者，重在厥阴论治。以一身中唯肝火最横，燔灼无忌，耗伤津液，而为消渴也。《金匮》论消渴，开口即揭此旨，以补《内经》之未及，不必疑其错简也。

二阳病，治多端　劳伤荣卫，渐郁而为热者，炙甘草汤可用，喻嘉言清燥汤即此汤变甘温为甘寒之用也。热气蒸胸者，人参白虎汤可用，《金匮》麦门冬汤即此汤变甘寒而为甘平之用也。消谷大坚者，麻仁丸加甘草、人参、当归可用，妙在滋液之中攻其坚也。盖坚则不能消水，如以水投石，水去而石自若也。消症属火，内郁之火本足以消水，所饮之水本足以济渴。只缘胃中坚燥，全不受水之浸润，转从火热之势，急走膀胱，故小便愈数而愈坚，愈坚而愈消矣。此论本喻嘉言，最精。

少阴病，肾气寒 饮水多小便少名上消，食谷多而大便坚名食消，亦名中消，上中二消属热。唯下消症饮一溲一，中无火化，可知肾气之寒也，故用肾气丸。

厥阴症，乌梅丸 方中甘、辛、苦、酸并用。甘以缓之，所以遂肝之志也；辛以散之，所以悦肝之神也；苦以降之，则逆上之火顺而下行矣；酸以收之，以还其曲直作酸之本性，则率性而行所无事矣。故此丸为厥阴症之总剂。治此症除此丸外，皆不用苦药，恐苦从火化也。

变通妙，燥热餐 有脾不能为胃行其津液，肺不能通调水道而为消渴者，人但知以清润治之，而不知脾喜燥而肺恶寒。试观泄泻者必渴，此因水津不能上输而惟下泄故尔。以燥脾之药治之，水液上升即不渴矣。余每用理中丸汤倍白术加栝蒌根，神效。(《医学三字经》卷之二《消渴第二十一》)

## 【文后附方】

### (1) 炙甘草汤 (引自《伤寒论》)

甘草四两，炙 生姜三两，切 人参二两 生地黄一斤 桂枝三两，去皮 阿胶二两 麦门冬半升，去心 麻仁半升 大枣三十枚，擘

上九味，以清酒七升，水八升，先煮八味，取三升，去滓，内胶烊消尽，温服一升，日三服。一名复脉汤。

> 方解 本方主治多端，劳伤荣卫，渐郁而为热者。病位在心、肺，病因病机为营卫不足，阴阳两虚，治以滋阴扶阳。

## （2）清燥救肺汤（引自《医门法律》）

桑叶经霜者得金气而柔润不凋，取之为君，去枝梗净叶，三钱　石膏煅，禀清肃之气极清肺热，二钱五分　甘草和胃生金，一钱　人参生胃之津养肺之气，七分　胡麻仁炒研，一钱　真阿胶八分　麦门冬去心，一钱二分　杏仁泡去皮尖炒黄，七分　枇杷叶一片，刷去毛，蜜涂炙黄

水一碗，煎六分，频频二三次滚热服。

> **方解**｜本方主治多端，劳伤荣卫，渐郁而为热者。病位在肺、胃，病因病机为阴虚燥热，治以滋阴清热。

## （3）麦门冬汤（引自《金匮要略》）

麦门冬七升　半夏一升　人参二两　甘草二两　粳米三合　大枣十二枚

上六味，以水一斗二升，煮取六升，温服一升，日三、夜一服。

> **方解**｜本方主治热气蒸胸者。病位在肺、胃，病因病机为阴津不足，气逆，治以滋阴生津，降逆。

## （4）麻子仁丸（引自《伤寒论》）加甘草、人参、当归

麻子仁二升　芍药半斤　枳实半斤，炙　大黄一斤，去皮　厚朴一尺，炙，去皮　杏仁一升，去皮尖，熬，别作脂　加甘草　人参　当归

上六味，蜜和丸，如梧桐子大，饮服十丸，日三服，渐加，以知为度。

> **方解**｜本方主治消谷大坚者。病位在胃、肠，病因病机胃强脾弱，肠燥便秘，治以润肠通便。

## （5）乌梅丸（引自《伤寒论》）

乌梅三百枚　细辛六两　干姜十两　黄连十六两　附子六两，炮，去皮　当归四两　黄檗六两　桂枝六两，去皮　人参六两　蜀椒四两，出汗

上十味，异捣筛，合治之。以苦酒渍乌梅一宿，去核，蒸之五斗米下，饭熟捣成泥，和药令相得，内臼中，与蜜杵二千下，丸如梧桐子大，

先食、饮服十九，日三服。稍加至二十九，禁生冷、滑物、臭食等。右十味，异捣筛，合治之。以苦酒渍乌梅一宿，去核，蒸之五斗米下，饭熟捣成泥，和药令相得，内臼中，与蜜杵二千下，丸如梧桐子大，先食、饮服十九，日三服。稍加至二十九，禁生冷、滑物、臭食等。

| 方解 | 本方主治消渴厥阴证。病位在肝，病因病机虚实寒热错杂，治以调肝。 |

（6）**理中丸汤**（引自《伤寒论》）倍白术加栝蒌根

人参　甘草炙　干姜以上各三两　白术六两　栝蒌根

上四味，捣筛为末，蜜和丸，如鸡黄大，以沸汤数合，和一丸，研碎，温服之。日三服，夜二服，腹中未热，益至三四丸，然不及汤。汤法，以四物，依两数切，用水八升，煮取三升，去滓，温服一升，日三服。

| 方解 | 病位在脾、肺，病因病机为脾不能为胃行其津液，肺不能通调水道而为消渴，治以温燥脾土，润肺。 |

# 五十一、清《辨证录》

## 【原文】

消渴之病，有气喘痰嗽，面红虚浮，口舌腐烂，咽喉肿痛，得水则解，每日饮水约得一斗，人以为上消之病也，谁知是肺消之症乎。夫肺属金，金宜清肃，何火炽如此？盖心火刑之也，肺为心火所刑，则肺金干燥，又因肾水之虚，欲下顾肾，肺气既燥，肺中津液自顾不遑，安得余津以下润夫肾乎。肺既无内水以润肾，乃索外水以济之。然救其本宫之火炎，而终不能益肾中之真水，肾又不受外水，而与膀胱为表里，即将外水传于膀胱，故饮水而即溲也。治法似宜泻心中之火，以救肺金之热矣。然而肺因火热发渴，日饮外水，则水停心下者有之。水日侵心，则心火留于肺而不归，心中已成虚寒之窟，是寒凉之药，反为心之所恶。且寒凉之药，不能上存，势必下趋于脾胃。夫肺火之盛而不解者，正苦于脾胃之虚，土不能生金之故。苟再用寒凉，必至损伤脾胃之气，肺金何以养哉。必须仍治肺金，少加补土之味，则土旺而肺气自生，清肃之令行，而口渴自止。方用清上止消丹。

此方重治肺，而轻治胃与脾。治肺而不损金，清火而不伤土。土生金而金生水，又何疑乎。惟方中加入金银花者，火刑金而多饮凉水，则寒热相击，热虽暂解于片刻，而毒必留积于平时，用清金之药，以解其热，不能解其毒也。与其日后毒发而用散毒之品，何若乘解热之时，即兼解其毒，先杜其患哉。况金银花不特解毒，且善滋阴，一味而两用之也。

此症用二冬苓车汤亦效。

消渴之病，大渴恣饮，一饮数十碗，始觉胃中少快，否则胸中嘈杂如虫上钻，易于饥饿，得食渴减，不食渴尤甚，人以为中消之病也，谁知是胃消之病乎。胃消之病，大约成于膏粱之人者居多。燔熬烹炙之物，肥甘醇厚之味，过于贪饕，酿成内热，津液干涸，不得不求济于外水，水入胃中，不能游溢精气，上输于肺，而肺又因胃火之炽，不能通调水道，于是合内外之水建瓴而下，饮一溲二，不但外水难化，且平日素酝，水精竭绝，而尽输于下，较暴注、暴泄为尤甚，此竭泽之火，不尽不止也。使肾水未亏，尚可制火，无如膏粱之人，肾水未有不素乏者也，保火之不烁干足矣，安望肾水之救援乎。内水既不可制，势必求外水之相济，而外水又不可以济也，于是思食以济之。食入胃中，止可解火于须臾，终不能生水于旦夕，不得不仍求水以救渴矣。治法宜少泻其胃中之火，而大补其肾中之水，肾水生而胃火息，肾有水，而关门不开，胃火何从而沸腾哉。方用闭关止渴汤。

此方少用石膏，青蒿以止胃火，多用玄参、熟地以填肾水，重用麦门冬以益肺气，未尝闭胃之关门也。然而胃火之开，由于肾水之开；肾水之开，由于肾火之动也；而肾火之动，又由于肾水之乏也。今补其肾水，则水旺而肾火无飞动之机，火静而肾水无沸腾之患。肾水既安守于肾宅，而胃火何能独开于胃关哉。此不闭之闭，真神于闭也。

此症用止消汤亦效。

消渴之症，小便甚多，饮一斗溲一斗，口吐清痰，投之水中，立时散开，化为清水，面热唇红，口舌不峭，人以为下消之病也，谁知是肾水泛上作消乎。夫肾水泛上，水升于咽喉口舌之间，宜乎不渴，何以渴之甚也？盖下寒之极，逼其火于上焦，故作渴耳。此火乃肾中之火，即龙雷之火也。一发而不可制，宜引而不宜逐，可于水中引之。论此等消渴，仲景张夫子肾气丸最妙。世传肾气丸，乃张夫子定之，以治汉帝之消渴者也。然而肾气丸止可治消渴已痊之症，不能治消渴初起之症也。当年汉帝乍患下消之时，张夫子实别有神方，未传于世，今独传于铎，铎何敢隐秘而不出，以救万世乎。方用引龙汤。

龙火浮游干燥之极，非玄参三两，断不能止其焰，非肉桂三钱，必不能导其归。山茱萸、北五味非用之以益精，实取之以止渴。益之麦冬者，以龙火久居于上游，未免损肺，得麦冬以生其气，则肺金生水，火得水而易归也。或谓多用玄参是欲止焰矣，既恐少用不足以止之，何多用肉桂以增焰乎？盖用肉桂者，正引火归源也。引火而少用肉桂，又何不可？不知玄参善消浮游之火，但其性太凉，非多用肉桂则不足以制其寒，制其寒则寒变为温，而又非大热，正龙雷之所喜也。盖龙雷之性，恶大寒而又恶大热，大寒则愈激其怒，而火上炎；大热则愈助其横，而火上炽。今用肉桂三钱，入于玄参三两之中，则寒居其九，热居其一，调和于水火之中；又有山茱、五味、麦冬之助，正不见其热，惟见其温也。龙雷喜温，所以随之直归于肾脏。火归于肾，命门不寒，蒸动肾水，下温而上热自除。此方较肾气丸治下消之症效更神速。铎不惜传方，又阐扬其义，以见铎之论症，非无本之学也。

此症用丹桂止氛汤亦效。

消渴之症，口干舌燥，吐痰如蟛涎白沫，气喘不能卧，但不甚大渴，渴时必须饮水，然既饮之后，即化为白沫，人亦以为下消之病也，谁知是肾火上沸之消症乎。夫肾中有火，乃水中之火也。火生水中，亦火藏于水内。火无水不养，亦无水不藏，明是水之制火也。然而水之不足，必至火之有余，而火反胜水，火欺水之不能相制，于是越出于肾宫，上腾于咽喉，口齿之间。火与水原不能离者也，火既上升，水必随之而上升矣。水即不欲上升，釜底火燃，安得不腾沸哉。惟是水涸以致沸腾，而烈火日炊，自成焦釜，不以外水济之得乎。然焦釜而沃之以水，仍沸腾而上，故吐如蟛之涎沫耳。治法不必泻火，而纯补其水，使阴精之寒，自足以制阳光之热也。方用宁沸汤。

此方用山茱萸三两，以大补肾水，尽人知之。更加入麦冬三两者，岂滋肺以生肾乎。不知久渴之后，日吐白沫，则熬干肺液。使但补肾水，火虽得水而下降，而肺中干燥无津，能保肺之不告急乎？肺痈肺痿之成未必不始于此。故补其肾而随滋其肺，不特子母相生，且防祸患于未形者也。加入茯苓者，因饮水过多，膀胱之间，必有积水，今骤用麦冬、山萸至六两之多，不分消之于下，则必因补而留滞，得茯苓利水之药，以疏通之，则补阴而无腻隔之忧，水下趋而火不上沸，水火既济，消渴自除矣。

此症用解沫散亦神。

人有素健饮啖，忽得消渴疾，日饮水数斗，食倍而溺数，服消渴药益甚，人以为虫消也，谁知是脾气之虚热乎。夫消渴之症，皆脾坏而肾败。脾坏则土不胜水，肾败则水难敌火。二者相合而病成。倘脾又不坏，肾又不败，宜无消渴之症矣。不宜消渴而消渴者，必脾有热乘之，得之饮啖酒果而致之者也。夫酒能生热，热甚则饥，非饱餐则不能解其饥，然多食则愈动其火矣。火盛非水不能相济，饮水既多，不得不多溺也。此似消渴而非消渴之症。治法平脾中之虚热，佐之解酒消果之味，则火毒散，而消渴之病自除。方用蜜香散。

此丸用麝香者，取麝能散酒也。且麝香最克瓜果，瓜果闻麝香之气，即不结子，非明验耶。木蜜乃枳椇也，酿酒之房，苟留木蜜，酒化为水。故合用二味，以专消酒果之毒也。酒果之毒既消，用参、苓、连、曲之类，以平脾中之虚热，则腹中清凉，何消渴之有哉。

此症用消饮散亦佳。(《辨证录》卷之六《消渴门》)

## 【文后附方】

### （1）清上止消丹
麦冬二两　天冬一两　人参三钱　生地五钱　茯苓五钱　金银花一两
水煎服，十剂渴尽减，二十剂全愈。

### （2）二冬苓车汤
麦冬三两　天冬一两　茯苓五钱　车前子三钱
水煎服。

> **方解**
>
> 上二方主治消渴之病，有气喘痰嗽，面红虚浮，口舌腐烂，咽喉肿痛，得水则解，每日饮水约得一斗，人以为上消之病也，谁知是肺消之症乎。病位在心、肺，病因病机为心移热于肺，治以清心养肺生津。

### （3）闭关止渴汤

石膏五钱　玄参二两　麦冬二两　熟地二两　青蒿五钱

水煎服，二剂而渴减，四剂而食减，十剂消渴尽除，二十剂全愈。

### （4）止消汤

石膏　人参　茯神各五钱　玄参一两　生地二两　知母　麦芽　谷芽　神曲各三钱

水煎服。

> **方解**
>
> 上二方主治消渴之病，大渴恣饮，一饮数十碗，始觉胃中少快，否则胸中嘈杂如虫上钻，易于饥饿，得食渴减，不食渴尤甚，人以为中消之病也，谁知是胃消之病乎。病位在胃，病因病机为胃热炽盛，治以清胃泻火。

### （5）引龙汤

玄参三两　肉桂三钱　山茱萸四钱　北五味一钱　麦冬一两

水煎服，一剂渴减半，三剂全愈。

### （6）丹桂止氛汤

熟地三两　肉桂二钱　茯苓一两　丹皮一两　麦冬二两

水煎服。

> **方解**
>
> 上二方主治消渴之症，小便甚多，饮一斗溲一斗，口吐清痰，投之水中，立时散开，化为清水，面热唇红，口舌不峭，人以为下消之病也，谁知是肾水泛上作消乎。病位在肾，病因病机为肾水上泛，治以温肾潜阳。

### （7）宁沸汤

麦冬三两　山茱萸三两　茯苓一两

水煎服，一剂渴少止，再剂渴又止，饮半月全愈。

### （8）解沫散

熟地二两　麦冬二两　山萸　丹皮各一两　车前子五钱

水煎服。

> **方解**　上二方主治消渴之症，口干舌燥，吐痰如蟹涎白沫，气喘不能卧，但不甚大渴，渴时必须饮水，然既饮之后，即化为白沫，人亦以为下消之病也，谁知是肾火上沸之消症乎。病位在肾，病因病机为肾火上沸，阴虚火旺，治以养阴降火。

### （9）蜜香散

木蜜二钱　麝香三分　酒为丸。

更用：黄连一钱　茯苓三钱　陈皮五分　神曲一钱　人参三钱　煎汤送丸药。

日用三丸，丸尽而愈。

### （10）消饮散

人参　天花粉　茯苓各三钱　枳壳　厚朴各一钱　山楂二十粒　麦冬二两

甘草一钱

水煎服。

> **方解**　上二方主治人有素健饮啖，忽得消渴疾，日饮水数斗，食倍而溺数，服消渴药益甚，人以为虫消也，谁知是脾气之虚热乎。病位在脾、肾，病因病机为脾肾两虚，脾气虚热，治以清热健脾，益气养阴。

## 五十二、清《济世全书》

### 【原文】

脉宜洪大，忌微小。

上消者，肺也，多饮水而少食，小便如常。中消者，胃也，多饮食而小便赤黄。下消者，肾也，小便浊淋如膏之状。三消皆禁用半夏。

丹溪曰：三消者，多属血虚不生津液，俱宜四物汤为主治。

凡消渴之人，当防患痈疽。所怕者，一饮酒，二房劳，咸食及面俱宜忌也。(《济世全书》卷三《消渴》)

## 【文后附方】

### (1) 加减八味丸 (引自《外科正宗》)

怀生地黄酒浸蒸，晒干，二两　山药一两　白茯苓去皮，八钱　山茱萸酒蒸去核晒干，一两　泽泻酒浸，饭上蒸过晒干，八钱　五味子一两半　肉桂五钱　牡丹皮八钱

上为细末，炼蜜为丸，如梧子大，每服五六十九，五更时温酒或淡盐汤下。

> **方解** 本方主治常人平日口干作渴，预防痈疽，痈疽预后。病位在肾，病因病机为肾气亏虚，治以补益肾气。

### (2) 参芪五味汤

黄芪　人参　粉草炙　五味子　麦门冬去心，各等分

上剉水煎，入朱砂少许，不拘时服。

> **方解** 本方主治肾水枯竭不能运上消渴，恐生痈疽。病位在肾，病因病机为肾阴虚虚，气阴两虚，治以滋补肾阴，益气养阴。

### (3) 生地黄膏 (引自《圣济总录》)

生地黄束如常碗大，一把　人参五钱　白茯苓去皮，一两　麦门冬去心，一两　五味子五钱

上将地黄洗切研细，以新水一碗调开，用蜜煎至半，次入下药末拌和，磁器密收，匙挑服。

> **方解** 本方病位在脾、肾，病因病机为脾肾两虚，气阴两虚，治以健脾补肾，益气养阴。

（4）**黄连猪肚丸**（引自《圣济总录》）

黄连五两　麦门冬去心　知母去毛　瓜蒌仁去壳，各四两

上为末，入雄猪肚内缝之熟蒸，乘热于石臼内捣烂，如干，加炼蜜丸，如梧子大，每百丸，食后米汤下。

> **方解** 本方清心止渴，治中消。病位在心、胃，病因病机为心胃火旺，治以清心止渴。

（5）**玄兔丹**（引自《三因极一病证方论》）

菟丝子酒浸软，乘湿研，焙干取末，十两　白茯苓去皮，三两　莲肉三两　辽五味子七两，酒浸另研　山药六两

上为末，酒煮面糊为丸，梧子大，每服五十丸，用天花粉、五味子煎汤下。脚膝无力，木瓜汤下。

> **方解** 本方主治为三消渴。病位在脾、肾，病因病机为脾肾两虚，治以健脾补肾。

## 五十三、清《金匮翼》

### 【原文】

消渴病有三：一渴而饮水多，小便数，有脂如麸片，甜者是消渴也。二吃食多，不甚渴，小便少，似有油而数者，是消中也。三渴饮水不能多，但腿肿脚先瘦小，阴痿弱，数小便者，是肾消也。（《古今录验》）

消渴大禁有三：一饮酒，二房室，三咸食及面，能慎此者，虽不服药，自可无他。不知此者，纵有金丹，亦不可救，慎之、慎之。

李词部曰：消渴之疾，发则小便味甜。按：《洪范》云：稼穑作甘。

以理推之，淋饧醋酒作脯法，须臾即皆能甜也。人饮食之后，滋味皆甜，积在中焦，若腰肾气盛，则上蒸精气，化入骨髓，其次为脂膏，其次为肌肉，其余则为小便。气臊者，五脏之气；味咸者，润下之味也。若腰肾虚冷，不能蒸化于上，谷气则尽下而为小便，故甘味不变，下多不止，食饮虽多而肌肤枯槁。譬如乳母，谷气上泄，皆为乳汁。消渴疾者，谷气下泄，尽为小便也。又肺为五脏之华盖，若下有暖气上蒸，即润而不渴；若下虚极，即阳气不能升，故肺干而渴。譬如釜中有水，以板盖之，若下有火力，则暖气上腾而板能润；若无火力，则水气不能上，板终不可得而润也。故张仲景云：宜服八味肾气丸，并不可食冷物，及饮冷水，此颇得效，故录正方于后。(《金匮翼》卷四《消渴统论》)

## 【文后附方】

### （1）八味肾气丸方服讫后服方

黄连二十分　麦冬十二分　苦参十分　生地七分　知母七分　牡蛎七分　栝蒌根七分

为末，牛乳为丸，桐子大，曝干，浆水或牛乳下二十丸，日再服，病甚者，瘥后须服一载以上，即永绝病根，一方有人参五两。以上见《本事方》。

> 方解｜本方主治小便数，甜者，吃食多不甚渴，阴痿弱。病位在胃、肾，病因病机为胃热炽盛，肾阴亏虚，治以清胃泻热，滋补肾阴。

### （2）消渴口苦舌干方

麦冬五两　天花粉三两　乌梅十个　小麦三合　茅根　竹茹各一升

水九升，煎取三升，去滓，分四五服。细细含咽。

> 方解｜本方主治消渴，口苦舌干。病位在胃、肾，病因病机为胃热炽盛，肾阴亏虚，治以清胃泻热，滋补肾阴。

### （3）疗饮水不消、小便中如脂方

黄连　栝蒌根各五两，为末

生地汁和，并手丸如桐子大，每食后牛乳下五十丸，日二服，一方用生栝蒌汁、生地汁、羊乳汁，和黄连任多少，众手捻为丸，如桐子大，麦冬饮服三十丸，渐加至四五十丸。轻者三日愈，重者五日愈，名羊乳丸。

> **方解** 本方主治饮水不消，小便中如脂。病位在胃、肾，病因病机为胃热炽盛，肾阴亏虚，治以清胃泻热，滋补肾阴。

（4）**麦冬丸**（引自《黄帝素问宣明论方》）

麦冬　茯苓　黄芩　石膏　玉竹各八分　人参　龙胆草各六分　升麻四分枳实五分　生姜　栝蒌根各十分　枸杞根

为末，蜜丸桐子大，茅根粟米汁下十丸，日二服。若渴则与后药。栝蒌根　生姜　麦冬汁　芦根各三升　水一斗，煮取三升，分三服。

> **方解** 本方主治内热而小便数，大骨节间发痈疽。病位在脾、胃、肾，病因病机为热盛阴亏，气阴两虚，治以清热，益气养阴。

## 五十四、清《医宗金鉴》

### 【原文】

竹叶黄芪汤

便硬能食脉大强，调胃金花斟酌当，不食渴泻白术散，竹叶黄芪不泻方，黄芪黄芩合四物，竹叶石膏减粳姜，气虚胃热参白虎，饮一溲二肾气汤。

注：调胃，谓调胃承气汤。金花，谓栀子金花汤。方俱在伤寒门，酌其所当用可也。不食而渴，已属胃虚，兼之泄泻，胃虚无热矣。故用七味白术散，方在虚损门。若不食而渴，亦不泻者，是虽虚而犹有燥热也，宜用竹叶黄芪汤，即黄芪、黄芩、当归、川芎、白芍、生地、竹叶、石膏、人参、炙草、麦冬、半夏也。若气虚胃热盛者，宜用人参白虎汤。若下焦虚寒，饮一溲二者，宜用肾气汤。（《医宗金鉴·杂病心法要诀》卷二《消渴治法》）

【文后附方】

## 栀子金花汤

黄连　黄芩　黄柏　栀子　大黄

> 方解 | 病位在三焦，病因病机为火热炽盛，治以清热泻火。

## 五十五、清《杂症会心录》

【原文】

消渴一症，责在于下。肾水亏虚，则龙火无所留恋，而游行于中上。在胃则善食易饥，在肺则口渴喜饮。亦有渴而不善食者，亦有善食而不渴者，亦有渴而亦善食者，火空则发是也。若火灼在下，耳轮焦而面黑，身半以下，肌肉尽削，小便所出，白浊如膏，较之上中二消为尤甚。亦有上中二消，而及于下消者，勿泥看也。治法壮水生津，制火保元，而尤惓惓于救脾胃，盖水壮则火熄，土旺则精生，真火归原。在上则肺不渴矣，在中则胃不饥矣，在下则肉不消矣。倘补阴之法不应，正治之法不效，不得不从反佐之法，益火之源，以消阴翳。而投八味救脾胃之药，亦不可缺也，但白术宜慎用耳。张景岳专以救肾为主，而进八味丸，谓枯禾得雨，生气归巅。必须肾中元气薰蒸，津液生而精血旺，三消之症，方可渐愈。不然徒用白虎之方，暂解一时，多服寒凉，反能助火。真火自焚，五脏灼枯，肌肉受敌，络脉不通，荣气不从，逆于肉理，疽发而病不救矣。若其人壮实，脉洪有力，人参白虎，亦未尝不可投。但在临症者神明变化耳。

培养元气，俾薰蒸以生津液精血，愈三消之法，莫善于此。与古法用寒凉者，奚啻霄壤之隔。若实火在胃，第患口渴，即进茶汤，亦可解免。以此思消症岂白虎所能治者哉。（《杂症会心录》卷下《消渴》）

## 五十六、清《杂病广要》

### 【原文】

三消之病，自古大抵主肾虚为论，往往于肾虚证中，更立名称，盖以其自下消波及者居多也。但上消、中消之治，则河间、东垣庶得经旨，而上消一证颇为罕有已。今采集诸家方说，不能判然区析，姑并合为条，以俟学者审别焉。

病由肾虚　消澌。澌，渴也。肾气不周于胸胃中，津润消渴，故欲得水也。（《释名》）

凡人生放恣者众，盛壮之时，不自慎惜，快情纵欲，极意房中，稍至年长，肾气虚竭，百病滋生，又年少惧不能房，多服石散，真气既尽，石气孤立，惟有虚耗，唇口干焦，精液自泄，或小便赤黄，大便干实，或渴而且利，日夜一石，或渴而不利，或不渴而利，所食之物皆作小便，此皆由房室不节之所致也。（《千金》）（按：巢氏论消渴分为消渴、渴病、渴利、内消，其渴病以为脏腑由虚实而生热，津液竭少故渴，而不审何证，其他则谓为少服五石，热结于肾所致。然服石今世所无，仍仅拈其证于后款，余不具载。）

《近效》祠部李郎中论曰：消渴者，原其发动，此则肾虚所致，每发即小便至甜。医者多不知其疾，所以古方论亦阙而不言，今略陈其要。按《洪范》稼穑作甘，以物理推之，淋饧醋酒作脯法，须臾即皆能甜也，足明人食之后，滋味皆甜。流在膀胱，若腰肾气盛，则上蒸精气，气则下入骨髓，其次以为脂膏，其次为血肉也，其余别为小便。故小便色黄，血之余也，臊气者，五脏之气；咸润者，则下味也。（按：此五句，《圣惠》作上余为涕泪，经循五脏百脉，下余为小便，黄者血之余也，臊者五脏之气，咸者润下之味也。）腰肾既虚冷，则不能蒸于上，谷气则尽下为小便者也。故甘味不变，其色清冷，则肌肤枯槁也。犹如乳母，谷气上泄，皆为乳汁。消渴疾者，下泄为小便，此皆精气不实于内，则使羸瘦也。又肺为五脏之华盖，若下有暖气，蒸即肺润。若下冷极，即阳气不能升，故肺干则热。故周易有否卦，乾上坤下，阳阻阴而不降，阴无阳而不升，上下不交，故成痞也。譬如釜中有水，以火暖之，其釜若以板盖之，则暖气上腾，故板能润也。若无火力，水气则不上，此板终不可得润也。火力者，则为腰肾强盛也，常须暖将息。其水气即为食气，食气若得暖气，即润上而易消下，亦免干渴也。是故张仲景云：宜服此八味肾气丸，并不食冷物及饮冷水，今亦不复渴。比频得效，故录正方于后耳。(《外台》)

消渴之疾，皆起于肾，盛壮之时，不自保养，快情纵欲，饮酒无度，喜食脯炙醯醢，或服丹石，遂使肾水枯竭，心火燔炽，三焦猛烈，五脏干燥，由是渴利生焉。(《济生》)

天一生水，肾实主之。膀胱为津液之腑，所以宣行肾水，上润于肺。故识者以肺为津液之脏，自上而下，三焦脏腑，皆围乎天一真水之中，《素问》以水之本在肾、末在肺者此也。真水不竭，安有所谓渴哉。人惟淫欲恣情，酒面无节，酷嗜炙煿糟藏、咸酸酢醢、甘肥腥膻之属，复以丹砂五石济其私，于是炎火上熏，腑脏生热，燥气炽盛，津液干焦，渴引水浆而不能自禁矣。(《直指》)

盖肾之所主者水也，真水不竭，自足以滋养乎脾而上交于心，何至有干枯消渴之病乎。惟肾水一虚，则无以制余火，火旺不能扑灭，煎熬脏腑，火因水竭而益烈，水因火烈而益干，阳盛阴衰，构成此症，而三消之患始剧矣，其根源，非本于肾耶。(《玉案》)

病由饮酒 凡积久饮酒，未有不成消渴。然则大寒凝海而酒不冻，明其酒性酷热，物无以加。脯炙盐咸，此味酒客耽嗜，不离其口，三觞之后，制不由己，饮啖无度，咀嚼鲊酱筋不择酸咸，积年长夜，酣兴不解，遂使三焦猛热，五脏干燥，木石犹且焦枯，在人何能不渴。治之愈否，属在病者。若能如方节慎，旬月而瘳。不自爱惜，死不旋踵。方书医药实多有效，其如不慎者何。(《千金》)

脉候 消渴，脉数大者生，细小浮短者死。消渴，脉沉小者生，实坚大者死。(《脉经》)

三消之脉，浮大者生，细小微涩，形脱可惊。(《删补四言举要》)

消证,脉显实大,为证脉相符,虽久可治。若见悬小而坚,不但脉不应病,且真藏发露,其可疗乎。设消证脉小,而不至于虚悬坚劲,又当从仲景肾气丸正治矣。然历诊消瘅之脉,无有不带数象者,但须察浮数沉数,在左在右,尺甚寸甚,及有余不足,兼见何脉而为审治。又须详南北风土之强弱,病人禀气之厚薄,合脉象而推之,庶几无虚虚之误矣。(《医通》)

三消燥热太过之候,脉宜实大洪滑,为可治;若涩而且微,真阴已竭,多不可救。(《医级》)

三消形证 夫消渴者,渴不止,小便多是也。渴利者,随饮小便故也。内消病者,不渴而小便多是也。(《病源论》)(按:此皆下消,《三因》曰消肾,亦曰内消。)

有人病渴利,始发于春,经一夏服栝蒌、豉汁得其力,渴渐瘥,然小便犹数甚,昼夜二十余行,常至三四升,极瘥不减二升也。转久便止,渐食肥腻,日就羸瘦,喉咽唇口焦燥,吸吸少气,不得多语,心烦热,两脚酸,食乃兼倍于常,故不为气力者,然此病皆由虚热所为耳。治法栝蒌汁可长将服以除热,牛乳、杏酪善于补,此法最有益。(《千金》)(按:此证与次证俱同于巢源所云,亦即下消。)

寻夫内消之为病,当由热中所作也。小便多于所饮,令人虚极短气。夫内消者,食物消作小便也,而又不渴云云。此病虽稀,甚可畏也。利时脉沉细微弱,服枸杞汤即效。(同上)(枸杞汤见后)

《古今录验》论消渴病有三:一渴而饮水多,小便数,无脂似麸片甜者,皆是消渴病也。二吃食多,不甚渴,小便少,似有油而数者,此是消中病也。三渴饮水不能多,但腿肿脚先瘦小,阴痿弱,数小便者,此是肾消病也。特忌房劳。若消渴者倍黄连,消中者倍栝蒌,肾消者加芒硝六分,服前件铅丹丸。(《外台》)(按:铅丹丸方未见,疑是《千金》铅丹散为丸,然方中无黄连,存考。又此三证俱以一方治,知是皆下消之属。)

夫消渴者,日夜饮水百盏,尚恐不足,若饮酒则愈渴,三焦之疾。自风毒气酒色所伤于上焦,久则其病变为小便频数,其色如浓油,上有浮膜，味甘甜如蜜，淹浸之久，诸虫聚食，是恶候也，此名消渴。中焦得此病，谓之脾消，吃食倍常，往往加三两倍，只好饮冷，入口甚美，早夜小便频数，腰膝无力，小便如泔，日渐瘦弱，此名消中也。下焦得此病，谓之肾消，肾宫日耗，饮水不多，吃食渐少，腰脚细瘦，遗沥散尽，手足久如竹形，其疾已牢矣。愚医不识义理，呼为劳疾，或云下冷。如此不见瘥期，疾久之，或变为水肿，或发背疮，或足膝发恶疮漏疮，至死不救。（《卫生家宝》）

渴疾有三：曰消渴，曰消中，曰消肾，分上中下焦而言之。夫三焦为无形之火热内烁，致精液枯乏，脏腑焦腐，饮有形之水以浇沃，欲其润泽也。若热气上腾，心虚受之，火气散漫而不收敛（按：《三因》曰：消渴属心，故烦心，致心火散蔓，渴而引饮。此黎氏所本），胸中烦躁，舌赤如血，唇红如坯，渴饮水浆，小便频数，名曰瘄渴，属于上焦，病在标也。若热蓄于中，脾虚受之，伏阳蒸内，消谷喜饥，食饮倍常，不生肌肉，好饮冷水，小便频数，色白如泔，味甜如蜜，名曰消中，又曰脾消，属于中焦，病在水谷之海也。若热伏于下焦，肾虚受之，致精髓枯竭，引水自救而不能消，饮水一斗，小便反倍，味甘而气不臊，阴强而精自走，腿膝枯细，渐渐无力，名曰瘄肾，又曰急病，属于下焦，病在本也。无形之火热日炽，有形之水饮日加，五脏乃伤，气血俱败。水气内胜，溢于皮肤，则传为跗肿；火热内胜，留于分肉之间，必为痈肿疮疡。此皆病之深而多致不疗，良可悯哉。（《简易》）

消渴轻也，消中甚焉，消肾又甚焉（按：原举三证与黎氏同），若强中则其毙可立待也。虽然真水不充，日从事于杯勺之水，其间小便或油腻，或赤黄，或泔白，或渴而且利，或渴而不利，或不渴而利，但所食之物，皆从小便出焉。甚而水气浸渍，溢于肌肤，则胀为肿满；猛火自炎，留于分肉，则发为痈疽。此又病之深而证之变者也。（《直指》）

消渴之疾，三焦受病也，有上消、中消、肾消。上消者，上焦受病，又谓之膈消病也，多饮水而少食，大便如常，或小便清利，知其燥在上焦也，治宜流湿润燥。中消者，胃也，渴而饮食多，小便黄，经曰热能消谷，知热在中，法云宜下之，至不欲饮食则愈。肾消者，病在下焦，初发为膏淋，下如膏油之状，至病成而面色黧黑，形瘦而耳焦，小便浊而有脂，治法宜养血以肃清，分其清浊而自愈也。(《保命集》)

复分为三消：高消者，舌上赤裂，大渴引饮，《逆调论》云心移热于肺，传为膈消者是也，以白虎加人参汤治之。中消者，善食而瘦，自汗，大便硬，小便数，叔和云口干饮水，多食善饥，虚瘅成消中者是也，以调胃承气、三黄丸治之。下消者，烦躁引饮，耳轮焦干，小便如膏，叔和云焦烦水易亏，此肾消也，以六味地黄丸治之。《总录》所谓未传能食者，必发脑疽背疮，不能食者，必得中满鼓胀，皆谓不治之证。洁古老人分而治之，能食而渴者，白虎加人参汤，不能食而渴者，钱氏方白术散，倍加葛根治之。上中既平，不复传下消矣。前人用药，厥有旨哉。(《东垣试效方》)

消渴有三等，肺消、脾消、肾消。肺消、肾消可治，惟有脾消不可治。肺消，热在上焦，可用凉药，如黄连等皆可用，此疾多出于饮酒人，冬月盛寒，多以葱椒鸠鸽煮酒，或加食热面，遂得此疾，故可用凉药解之。如脾消则饮食入腹，如汤浇雪，则随小便而出，落于混僻沟渠中，皆凝结如白脂，日可倍食数食，肌肤日益消瘦，用热药则热愈甚，用凉药则愈见虚赢，故无治法。肾消者，渴而多饮水，小便白浊，肌肤虽日消瘦，然小便不如脾消之凝结坚硬，饮食亦不倍多，此是肾虚弱，心气泮散所致，故可以补心肾，去烦热，则其疾可愈。(《活法秘方》)

中焦消渴，饮食入胃，传送太急，不生津液，食已则饥，胃中有热，宜用黄芩、石膏。(《丹溪纂要》)

三消，小便去多。上消消心，心火炎上，大渴而小便多。中消消脾，脾气热燥，饮食倍常，皆消为小便。下消消肾，肾衰不能摄水，故小便虽多而渴。然小便既多，津液必竭，久而未有不渴者，谓之全不渴，未有的论。(《要诀》)

上消者，经谓之膈消，膈消者，渴而多饮是也。中消者，经谓之消中，消中者，渴而饮食俱多，或不渴而独饮是也。下消者，经谓之肾消（按：经无此名，当作肺消），肾消者，饮一溲二，其溲如膏油，即膈消、消中之传变，王注谓肺脏消燥，气无所持是也。盖肺藏气，肺无病则气能管摄津液，而津液之精微者，收养筋骨血脉，余者为溲，肺病则津液无气管摄，而精微者亦随溲下，故饮一溲二而溲如膏油也。筋骨血脉无津液以养之，故其病成，渐形瘦焦干也。然肺病本于肾虚，肾虚则心寡于畏，妄行凌肺而移寒与之，然后肺病消。故仲景治渴而小便反多，用肾气丸补肾救肺，后人因名之肾消及下消也。（《纲目》）

消渴脚力盛衰时月　凡此疾与脚气，虽同为肾虚所致，其脚气始发于二三月，盛于五六月，衰于七八月，凡消渴始发于七八月，盛于十一月十二月，衰于二月三月，其故何也？夫脚气者，壅疾也，消渴者，宣疾也。春夏阳气上，故壅疾发，即宣疾愈也；秋冬阳气下，故宣疾发，即壅疾愈也。审此二者，疾可理也。（《外台》引《近效》祠部李郎中论）

重证　三消久而小便不臭，反作甜气，在溺桶中滚涌，其病为重。更有浮在溺面如猪脂，滅在桶边如柏烛泪，此精不禁，真元竭矣。（《要诀》）

病变痈疽　其病变多发痈疽，此坐热气留于经络不引（按：此二字《外台》作经络不利），血气壅涩，故成痈脓。（《病源论》）（按：又渴病候曰：或成水疾。）

消渴之人，愈与未愈，常须思虑有大痈。何者？消渴之人，必于大骨节间发痈疽而卒，所以戒之在大痈也，当预备痈药以防之。（《千金》）

痈疽科谓有先渴而后疮者，先疮而后渴者，或有二证俱发，其危尤甚焉。愚且尝亲见有不幸而遭此者，故每疗渴为之防疮，疗疮为之防渴，不过用八味丸、忍冬丸之类。（《澹寮》）（按：忍冬丸系忍冬、甘草。）

夫消渴者，多变聋盲疮癣痤痱之类，皆肠胃燥热怫郁，水液不能浸润于周身故也。或热甚而膀胱怫郁，不能渗泄，水液妄行而面上肿也。（《三消论》）

病变肿胀　脾土制水，通调水道，下输于膀胱。消渴饮水过度，内溃脾土，土不制水，故胃胀则为腹满之疾也。《内经》谓水为阴，腹者至阴之所居，是以水饮之证，先见于腹满。（《圣济》）

脾，土也，土气弱则不能制水，消渴饮水过度，脾土受湿而不能有所制，则泛溢妄行于皮肤肌肉之间，聚为浮肿胀满而成水也。（同上）

消渴后成水气，方书虽有紫苏汤、瞿麦汤、葶苈丸，皆克泄之剂，不若五皮饮送济生肾气丸，及东垣中满分消诸方为妥。（《准绳》）

治例　凡治消之法，最当先辨虚实。若察其脉证，果为实火，致耗津液者，但去其火，则津液自生而消渴自止。若由真火不足，则悉属阴虚，无论上中下，急宜治肾，必使阴气渐充，精血渐复，则病必自愈。若但知清火，则阴无以生，而日见消败，益以困矣。（《景岳》）

上消善渴，中消善饥，虽曰上消属肺，中消属胃，然总之火在中上二焦者，亦无非胃火上炎而然，但当微为分别以治之。若二焦果由实火，则皆宜白虎汤主之。若渴多饥少，病多在肺者，宜人参白虎汤主之。若水亏于下，火炎于上，有不得不清者。宜玉女煎（用石膏、熟地、麦冬、知母、牛膝）或加减一阴煎（用生地、芍药、麦冬、熟地、甘草、知母、地骨皮）之类主之。（同上）

下消证，小便淋浊，如膏如油，或加烦躁耳焦，此肾水亏竭之证，古法用六味地黄丸之类主之，固其宜矣。然以余观之，则亦当辨其寒热滑涩，分而治之，庶乎尽善。若淋浊如膏，兼热病而有火者，宜补而兼清，以加减一阴煎，或补阴丸、大补阴丸，或六味地黄丸加黄柏、知母之类主之。若下消而兼涩者，宜补宜利，以六味地黄丸之类主之。若下焦淋浊而全无火者，乃气不摄精而然，但宜壮水养气，以左归饮（用熟地、山药、枸杞、炙甘、茯苓、山萸）、大补元煎（方见虚劳中）之类主之。若火衰不能化气，气虚不能化液者，犹当以右归饮（此于左归饮去茯苓，加杜仲、肉桂、制附子）、右归丸（此于上方去甘草，加鹿角胶、菟丝子、当归）、八味地黄丸之类主之。若下焦无火而兼滑者，当以固肾补阴为主，宜秘元煎、固阴煎及苓术菟丝丸之类主之。（同上）（此三方俱出其固阵中，兹不录。）

消渴初起，用人参白虎汤，久而生脉散。中消初发，调胃承气汤，久则参苓白术散。肾消初起，清心莲子饮，久而六味地黄丸。（《绳墨》）

上消宜《金匮》猪苓汤、人参白虎汤、子和加减三黄丸、凉膈散、酒煮黄连丸、六一散之类。中消宜酒煮黄连丸（黄连一味酒煮）、大黄黄连泻心汤、山栀、黄连之类。下消宜六味丸、固本丸、知柏八味丸之类。

（《续焰》）（按：固本丸用二地二冬。知柏八味丸即六味丸加知、柏）

三消久之精血既亏，或目无见，或手足偏废如风疾非风，然此证消肾得之为多。消心之病，往往因欲饮食过多，及食啖辛热以致烦渴，引饮既多，小便亦多，当抑心火使之下降，自然不渴，宜半夏泻心汤，去干姜，加栝蒌、干葛如其数，吞猪肚丸（用黄连、粟米、栝蒌根、茯神、知母、麦门、猪肚）或酒连丸（即酒煮黄连丸），仍佐独味黄连汤，多煎候冷，遇渴恣饮，久而自愈，或用糯米煮稀粥。若因用心过度，致心火炎上，渴而消者，宜黄芪饮（即黄芪六一汤）加莲肉、远志各半钱，吞玄菟丹，仍以大麦煎汤下灵砂丹。若因色欲过度，水火不交，肾水下泄，心火自炎，以致渴浊，不宜备用凉心冷剂，宜坚肾水以济心火，当用黄芪饮加苁蓉、五味各半钱，吞八味丸及小菟丝子丸（即玄菟丹去五味子），玄菟丹、鹿茸丸、加减安肾丸（俱系补肾大方）皆可选用，或灵砂丹。（《要诀》）

凡治初得消渴病，不急生津补水，降火彻热，用药无当，迁延误人，医之罪也。凡治中消病成，不急救金水二脏，泉之竭矣，不云自中，医之罪也。凡治肺消病，而以地黄丸治其血分，肾消病，而以白虎汤治其气分，执一不通，病不能除，医之罪也。凡消渴病少愈，不亟回枯泽槁，听其土燥火生，致酿疮疽无救，医之罪也。凡治消渴病，用寒凉太过，乃至水胜火湮，犹不知反，渐成肿满不救，医之罪也。（《法律》）

治辨阴虚阳虚 三消证，古人以上焦属肺，中焦属胃，下焦属肾，而多从火冶，是固然矣。然以余论之，则三焦之火，多有病本于肾，而无不由乎命门者。夫命门为水火之腑，凡水亏证固能为消为渴，而火亏证亦能为消为渴者何也？盖水不济火则火不归原，故有火游于肺而为上消者，有火游于胃而为中消者，有火烁阴精而为下消者，是皆真阴不足，水亏于下之消证也。又有阳不化气则水精不布，水不得火则有降无升，所以直入膀胱而饮一溲二，以致泉源不滋，天壤枯涸者，是皆真阳不足，火亏于下之消证也。阴虚之消，治宜壮水，固有言之者矣；阳虚之消，谓宜补火，则人必不信。不知釜底加薪，氤氲彻顶，槁禾得雨，生意归巅，此无他，皆阳气之使然也，亦生杀之微权也。余因消证多虚，难堪

剥削，若不求其斲丧之因而再伐生意，则消者愈消，无从复矣。故再笔于此，用以告夫明者。(《景岳》)

治肾为要 自为儿时，闻先君言：有一士大夫，病渴疾，诸医遍用渴药治疗，累载不安。有一名医诲之，使服加减八味丸，不半载而疾瘥。因疏其病源云。今医多用醒脾生津止渴之药误矣。其疾本起于肾水枯竭，不能上润，是以心火上炎，不能既济，煎熬而生渴。今服八味丸，降其心火，生其肾水，则渴自止矣。复疏其药性云：内真北五味子最为得力，此一味独能生肾水，平补降心气，大有功效。(《外科精要》)(按：《魏氏》竹龙散方后曰：渴止之后，宜服八味丸，仍以五味子代附子。沈存中载于《灵苑方》，得效者甚多。盖此方本出《肘后》。)

其治宜抑损心火，摄养肾水。(《大成》)

益火之源，以消阴翳，则便溺有节(八味丸)。壮水之主，以制阳光，则渴饮不思(六味丸)。(《准绳》)(按：便溺有节，渴饮不思，是洁古说。)

人之水火得其平，气血得其养，何消之有。其间摄养失宜，水火偏胜，津液枯槁，以致龙雷之火上炎(按：此本于《诸证辨疑》)，熬煎既久，肠胃合消，五脏干燥，令人四肢瘦削，精神倦怠。故治消之法，无分上中下，先治肾为急，惟六味、八味及加减八味丸，随证而服，降其心火，滋其肾水，则渴自止矣，白虎、承气皆非所治也。总是下焦命门火不归元，游于肺则为上消，游于胃即为中消，以八味肾气丸引火归元，使火在釜底，水火既济，气上熏蒸，肺受湿气而渴疾愈矣。(《医贯》)

下消之火，水中之火也，下之则愈燔；中消之火，竭泽之火也，下之则愈伤；上消之火，燎原之火也，水从天降可灭。徒攻肠胃，无益反损。夫地气上为云，然后天气下为雨，是故雨出地气。地气不上，天能雨乎？故亟升地气，以慰三农，与亟升肾气，以溉三焦，皆事理之必然者耳。(《法律》)

消渴之症，虽分上中下，而肾虚以致渴，则无不同也。故治消渴之法，以治肾为主，不必问其上中下之消也。(《石室秘录》)

治主调养 三消得之气之实、血之虚也，久久不治，气尽虚则无能为

力矣。有一僧专用黄芪汤，其论盖以益血为主。诸消不宜用燥烈峻补之剂，惟当滋养。(《要诀》)

消渴属阴虚，津液不足，不能上潮者多，必多服生津补气养血药，倍加人参，阳旺则生阴也。酒客膏粱厚味炙煿，先须解毒。(《六要》)

渴家误作火治，凉药乱投，促人生命，必多服生脉散为佳。(同上)

治须养脾(阳虚用归脾汤治验)消渴证候，人皆知其心火上炎，肾水下泄，小便愈多，津液愈涸，饮食滋味皆从小便消焉，是水火不交济然尔。孰知脾土不能制肾水，而心肾二者皆取气于胃乎。治法总要，当服真料参苓白术散，可以养脾，自生津液。(《直指》)

下消不寐新案：省中周公者，山左人也，年逾四旬，因案牍积劳，致成羸疾，神困食减，时多恐惧，自冬春达夏，通宵不寐者，凡半年有余，而上焦无渴，不嗜汤水，或有少饮，则沃而不行，然每夜必去溺二三升，莫知其所从来，且半皆如膏浊液，尪羸至极，自分必死。及予诊之，喜其脉犹带缓，肉亦未脱，知其胃气尚存，慰以无虑。乃用归脾汤去木香，及大补元煎之属，一以养阳，一以养阴，出入间用，至三百余剂，计人参二十斤，乃得全愈。此神消于上，精消于下之证也。可见消有阴阳，不得尽言为火。姑纪此一案，以为治消治不寐者之鉴。(《景岳》)(按：此证似非真消渴，姑存之。)

治不宜攻下 夫渴疾，饮食皆化为小便，不归大肠，大肠秘涩。世人不识，更服宣药，大肠既泻，元气败脱，其患愈甚。切忌宣转，及毒食、腌藏、油腻之物。(《叶氏》引江谏议)

总前数者(按：此言三消)，其何以为执剂乎。吁！此虚阳炎上之热也。叔和有言，虚热不可大攻，热去则寒起，请援此以为治法。(《直指》)

中消火证，以善饥而瘦，古法直以调胃承气汤及三黄丸之类主之。然既以善饥，其无停积可知。既无停积，则止宜清火，岂堪攻击。非有干结不通等证，而用此二剂，恐非所宜。(《景岳》)

消渴证，真气为热火所耗，几见有大实之人耶。然则欲除胃中火热，必如之何而后可？昌谓久蒸大黄，与甘草合用，则急缓互调；与人参合用，则攻补兼施。如充国之屯田金城，坐困先零，庶几可图三年之艾。目前纵有乘机斗捷之着，在所不举，如之何欲取效眉睫耶。(《法律》)

诸渴杂证（宜与奇治诸方相参）诸失血及产妇蓐中渴者，名曰血渴（按：此本出《三因》，曰非三消类，不可不审），宜求益血之剂，已于吐血证中论之。有无病忽然大渴，少顷又定，只宜蜜汤及缩脾汤之类，折二泔冷进数口亦可。酒渴者，干葛汤（按：此系枳实栀子汤加干葛、甘草）调五苓散。(《要诀》)

有一等渴欲引饮，但饮水不过一二口即厌，少顷复渴，饮亦不过若此，不若消渴者饮水无厌也。此是中气虚寒，寒水泛上，逼其浮游之火于咽喉口舌之间，故上焦一段欲得水救。若得至中焦，以水见水，正其所恶也。治法如面红烦躁者，理中汤送八味丸（评曰：予用附子理中加麦冬、五味，亦效）。又有一等口欲饮水，但饮下少顷即吐，吐出少顷复求饮，药食毫不能下，此是阴盛格阳，肾经伤寒之症。用仲景之白通汤加人尿、胆汁，热药冷探之法，一服即愈。女人多此症。(《医贯》)

三消，皆禁用半夏。

眉山有杨颖臣者，长七尺，健饮啖，倜傥人也。忽得消渴疾，日饮水数斗，食倍常而数溺，服消渴药逾年，疾日甚，自度必死，治棺衾，嘱其子于人。蜀有良医张元隐之子，不记其名，为诊脉，笑曰：君几误死矣。取麝香当门子，以酒濡之，作十许丸，取枳枸子为汤，饮之遂愈。问其故。张生言：消渴、消中皆脾衰而肾愈，土不能胜水，肾液不上沂，乃成此疾。今诊颖臣脾脉极热而肾不衰，当由果实、酒过度，虚热在脾，故饮食兼人而多饮水，水既多不得不多溺也，非消渴也。麝香能败酒，瓜果近辄不实，而枳枸子亦能胜酒。屋外有此木，屋中酿酒不熟。以其木为屋，其下亦不可酿酒。故以此二物为药，以去酒、果之毒也。(《苏沈》)

灸刺　凡消渴病，经百日以上者，不得灸刺；灸刺，则于疮上漏脓水不歇，遂致痈疽羸瘦而死。亦忌有所误伤，但作针许大疮，所饮之水，皆于疮中变成脓水而出。若水出不止者必死，慎之慎之。初得患者，可如方灸刺之佳。(《千金》)（按：《外台》举此论，附有驳辨，今揭于下。）

既今亦得消渴，且未免饮水，水入疮即损人。今初得日，岂得令其灸刺，致此误伤之过，辄将未顺其理，且取百日以上为能，未悟初灸之说，故不录灸刺。凡灸刺则外脱其气，消渴皆是宣疾，灸刺特不相宜，唯脚气宜即灸之，是以不取灸穴者耳。(《外台》)

调摄法　其所慎者有三：一饮酒，二房室，三咸食及面。能慎此者，虽不服药而自可无他。不知此者，纵有金丹，亦不可救，深思慎之。(《千金》)

又宜食者，每间五六日空腹一食饼，以精羊肉及黄雌鸡为臛，此可温也。若取下气不食肉，菜食者，宜煮牛膝、韭、蔓菁。又宜食鸡子、马肉，此物微壅，亦可疗宣疾也。壅之过度，便发脚气。犹如善为政者，宽以济猛，猛以济宽，随事制度，使宽猛得所，定之于心，口不能言也。又庸医或令吃栝蒌粉，往往经服之都无一效。又每至椹熟之时，取烂美者，水淘去浮者，飡之，下候心胸间气为度，此亦甚佳。生牛乳暖如人体，渴即细细呷之亦佳。(《外台》引《近效》李朗中论)

消渴虽有数者之不同，其为病之肇端，则皆膏粱肥甘之变，酒色劳伤之过，皆富贵人病之，而贫贱者鲜有也。凡初觉燥渴，便当清心寡欲，薄滋味，减思虑，则治可瘳。若有一毫不谨，纵有名医良剂，必不能有生矣。(《医统》)

此患大忌怒气、用心、椒面、厚味，至于流注痈毒，冷伤呕胀不食者，不治。(《心统》)(《杂病广要·内因类·消渴》)

## 【文后附方】

(1) **六物丸**(引自《肘后备急方》)

栝蒌　麦门冬　知母各六分　人参　土瓜根　苦参各四分

捣下以牛胆和为丸，服如小豆二十丸，溺下之，三日不止，稍加之。咽干加麦门冬，舌干加知母，胁下满加人参，小便难加苦参，数者加土瓜根，随病所在倍一分加之。

《外台》:《近效论》疗消渴方，于本方去土瓜根，加黄连、牡蛎粉、黄芪、干地黄，以牛乳丸。又热中虽能食多，小便多，渐消瘦方，于上方去黄芪。

> **方解** 本方主治消渴内消小便热中。病位在脾、胃、肾，病因病机为热盛阴亏，气阴两虚，治以清热，益气养阴。

**（2）茯神汤**（引自《千金方》）

茯神二两《外台》作茯苓　栝蒌根　生麦门冬各五两　生地黄六两　葳蕤四两 小麦二升　淡竹叶切，三升　大枣二十枚　知母四两

上九味咬咀，以水三斗，煮小麦、竹叶取九升，去滓下药，煮取四升，分四服，服不问早晚，但渴即进，非但正治胃渴，通治渴患热即主之。又治渴利虚热，引饮不止，消热止渴方，于本方去小麦，加地骨皮、石膏、生姜。

> **方解** 本方主治胃腑实热，引饮常渴。病位在脾、胃，病因病机为热盛阴亏，气阴两虚，治以清热，益气养阴。

**（3）治消渴方**（引自《千金方》）

栝蒌根　麦门冬　铅丹各八分　茯神一作茯苓　甘草各六分

上五味治下筛，以浆水服方寸匕，日三服。

> **方解** 本方主治渴而多饮。病位在脾、胃、肾，病因病机为热盛阴亏，治以清热养阴。

**（4）治消渴方**（引自《千金方》）

黄芪　茯神　栝蒌根　甘草　麦门冬各三两　干地黄五两

上六味咬咀，以水八升，煮取二升半，去滓分三服，日进一剂，服十剂佳。

> **方解** 本方主治渴而多饮。病位在脾、胃、肾，病因病机为热盛阴亏，气阴两虚，治以清热，益气养阴。

**（5）**黄连　川升麻　麦门冬　黄芩　栝蒌根　知母各一两　茯神半两 栀子仁一两　甘草一两　石膏二两（引自《太平圣惠方》）

上件药捣筛为散，每服四钱，以水一中盏，煎至六分去滓，不计时候温服。

| 方解 | 本方主治脾胃中热烦渴，身渐消瘦。病位在胃、肾，病因病机为胃热炽盛，肾阴亏虚，治以清胃泻热，滋补肾阴。 |
|---|---|

（6）**人参散**（引自《活人事证药方》）

栝萎根　人参　茯苓　知母　甘草各一两　石膏二两

上为末，每服四钱，水一盏，入大豆百余粒，煎至六分，去滓服之。

| 方解 | 本方主治消中，消谷善饥。病位在脾、胃，病因病机为热盛阴亏，气阴两虚，治以清热，益气养阴。 |
|---|---|

（7）**兰香饮子**（引自《东垣试效方》）

石膏三钱　酒知母一钱半　生甘草一钱　炙甘草半钱　人参半钱　防风一钱　半夏二分，汤浸　兰香半钱　白豆蔻仁　连翘　桔梗　升麻各半钱

上同为细末，汤浸蒸饼和匀成剂，捻作薄片子，日中晒半干，碎如米，每服二钱，食后淡生姜汤送下。

| 方解 | 本方主治渴饮水极甚，善食而瘦，自汗，大便结燥，小便频数。病位在胃、肾，病因病机为胃热炽盛，肾阴亏虚，治以清胃泻热，滋补肾阴。 |
|---|---|

（8）葛根一斤　人参　甘草各一两　竹叶一把（引自《千金方》）

上四味㕮咀，以水一斗五升，煮取五升，渴即饮之，日三夜二。

| 方解 | 本方主治热病后，虚热渴，四肢烦疼。病位在脾、胃、心，病因病机为热盛阴亏，气阴两虚，治以清热，益气养阴。 |
|---|---|

（9）地骨皮一两　栝萎根一两　芦根一两，剉　人参半两，去芦头　麦门冬一两半，去心　赤茯苓三分　生干地黄一两　黄芩三分（引自《太平圣惠方》）

上件药，捣筛为散，每服四钱，以水一中盏，入生姜半分，小麦一百粒，淡竹叶二七片，煎至六分，去滓，不计时候温服。

又治消渴，心躁烦热，不得睡卧，麦门冬散，于本方去地骨皮、芦

根、小麦，加川升麻、黄连、柴胡、甘草。

> **方解** 本方主治消渴，体热烦躁。病位在脾、胃、肾，病因病机为热盛阴亏，气阴两虚，治以清热，益气养阴。

**（10）生地黄膏（琼玉膏）**（引自《仁斋直指方论》）

生地黄束如常碗大，二把　冬蜜一碗　人参半两　白茯苓一两

先将地黄洗捣烂，以新汲水调开，同蜜煎至一半，入参、苓末拌和，以瓷器密收，匙挑服。

《济世全书》加麦门冬一两，五味子五钱。

> **方解** 本方渴证通用。消渴而小便频数，三消。病位在脾、肾，病因病机为气阴两虚，治以益气养阴。

**（11）五味子汤**（引自《外科精要》）

北五味子真者　绵黄芪生，去芦　人参去芦　麦门冬去心，各一两　粉草炙，半两

上五味吹咀，每服半两，水一盏半，煎至八分，去滓温服无时候，一日一夜五、七服妙。

《寿世》入朱砂少许服。

> **方解** 本方主治口燥舌干。病位在脾、肾，病因病机为气阴两虚，治以益气养阴。

**（12）人参汤**（引自《圣济总录》）

人参　甘草半生半炙，各一两

上二味粗捣筛，以爆猪水去滓澄清，取五升，同煎至二升半，去滓，渴即饮之，永瘥。

> **方解** 本方主治消渴初因酒得。病位在脾，病因病机为脾气亏虚，治以健脾益气养阴。

（13）**独参汤**（引自《如宜妙济回生捷录》）

人参

浓煎独参汤，入朱砂末冷服。

> **方解** 本方主治大病后及欲瘥而渴。病位在肾，病因病机为阳气虚衰，治以大补元气，回阳固脱。

（14）**竹叶石膏汤**（引自《伤寒论》）

竹叶二把　石膏一斤　半夏半升，洗　麦门冬一升，去心　人参二两　甘草二两，炙　粳米半斤

上七味，以水一斗，煮取六升，去滓，内粳米，煮米熟，汤成，去米，温服一升，日三服。

> **方解** 本方主治大病后及欲瘥而渴。病位在脾、胃，病因病机为余热未清，气津两伤，治以清热生津，益气和胃。

（15）**当归六黄汤**（引自《兰室秘藏》）

当归　生地黄　熟地黄　黄柏　黄芩　黄连各等分　黄芪加一倍

上为粗末。每服五钱，水二盏，煎至一盏，食前服。小儿减半服之。

> **方解** 本方主治消渴体虚，盗汗。病位在脾、肾，病因病机为阴虚火旺，治以滋阴泻火，固表止汗。

（16）**加味地黄丸**（引自《丹台玉案》）

山药炒　山茱萸　北五味　泽泻去毛　黄柏盐水炒　知母各四两，青盐水炒　怀生地八两　牡丹皮炒　白茯苓去皮，各二两五钱

上为末，蜜丸如梧桐子大，每服三钱，空心滚汤下。

> **方解** 本方主治下消。病位在肾，病因病机为肾阴亏虚，治以滋补肾阴。

（17）**玄菟丹**（引自《太平惠民和剂局方》）

菟丝子酒浸通软，乘湿研，焙干，别取末，十两　白茯苓　干莲肉各三两　五味子酒浸，别为末，秤七两

上为末，别研干山药末六两，将所浸酒余者，添酒煮糊，搜和得所，捣数千杵，丸如梧桐子大，每服五十丸，米汤下，空心食前服。《续易简后集》鹿兔煎，于本方去莲肉，加鹿茸，以生地黄汁搜和丸。

> **方解** | 本方主治三消渴症神药，常服禁遗精，止白浊，延年驻色。病位在脾、肾，病因病机为脾肾两虚，治以健脾补肾。

（18）**鹿茸丸**（引自《三因极一病证方论》）

鹿茸去毛，切，炙，三分　麦门冬去心，二两　熟地黄　黄芪　鸡肶胵麸炒　苁蓉酒浸　山茱萸　破故纸炒　牛膝酒浸　五味子各三分　茯苓　玄参　地骨皮各半两　人参三分

上为末，蜜丸如梧子大，每服三十九至五十丸，米汤下。

> **方解** | 本方主治失志伤肾，肾虚消渴，小便无度。病位在脾、肾，病因病机为脾肾两虚，治以健脾补肾。

（19）**鹿茸丸**（引自《朱氏集验方》）

鹿茸二两　菟丝子一两，浸酒蒸　天花粉半两

上炼蜜为丸，每服五十丸，空心北五味子汤服。《得效》龙凤丸，于本方去天花粉，加山药。

> **方解** | 本方主治渴疾。病位在肾，病因病机为肾阳虚，治以补肾阳。

（20）**斑龙脑珠丹**（引自《续易简后集》）

鹿角霜十两，为细末　鹿角胶十两，酒浸数日，煮糊丸众药　菟丝子十两，酒浸，蒸作饼，焙干　柏子仁十两，净，别研　熟干地黄十两，酒浸两宿，蒸，焙，干以余酒入胶用

将众药研调，却以鹿角胶酒三四升煮糊搜药，杵一二千下，丸梧桐子大，早晚空心食前，盐汤或酒任下五十九至百丸。

> **方解** | 本方主治肾精亏虚。病位在肾，病因病机为肾精亏虚，治以补肾填精。

## （21）胡桃丸（引自《三因极一病证方论》）

白茯苓　胡桃肉去薄皮，别研　附子大者一枚，去皮脐，切作片，生姜汁一盏，蛤粉一分，同煮干，焙

上等分为末，蜜丸如梧子大，米饮下三五十九。或为散，以米饮调下。食前服。

> **方解** | 本方主治消肾（内消）。唇口干焦，精溢自出，小便赤黄，五色浮浊，大便燥实，小便大利而不甚渴。病位在肾，病因病机为肾阳亏虚，治以补肾阳。

## （22）大建中汤（引自《千金方》）

即《千金》大建中汤，方出《虚劳》中。

蜀椒二合　半夏一升　生姜一斤　甘草二两　人参三两　饴糖八两

上六味㕮咀，以水一斗煮取三升，去滓，纳糖消，服七合。

> **方解** | 本方主治强中，或谓之脾消。病位在脾、胃，病因病机为中阳虚衰，治以温中补虚，缓急止痛。

## （23）黄芪六一汤（引自《太平惠民和剂局方》）

甘草一两，炙　黄芪六两，去芦，蜜涂，炙

㕮咀，每服二钱，水一盏，枣一枚，煎至七分，去滓温服，不拘时候。《和剂》《外科精要》为细末，每服二钱，早晨日午，以白汤点，当汤水服，若饮时初杯用酒调服尤妙。

> **方解** | 本方主治或先渴而欲发疮疖，或病痈疽而后渴。病位在脾，病因病机为脾气亏虚，治以健脾益气。

（24）**知母散**（引自《太平圣惠方》）

知母一两　芦根一两半　瓜蒌根一两　麦门冬一两　黄芩三分　川大黄一两
甘草半两

上件药捣筛为散，每服四钱，以水一中盏，煎至六分去滓，不计时候
温服。

> **方解**｜本方主治心脾实热，烦渴不止。病位在心、脾，病因病机为热
> 盛阴亏，治以清热养阴。

## 五十七、清《证治摘要》

【原文】

天花粉者，治消渴之圣药。（《正传》）

消渴三禁：饮酒，房室，咸食。（《千金》）

岐伯曰：脉实，病久，可治。脉弦小，病久，不可治。（《正传》）
（《证治摘要》卷上《消渴》）

【文后附方】

（1）**麦门冬加石膏汤**（引自《金匮要略》）

麦门冬七升　半夏一升　人参二两　甘草二两　粳米二合　大枣十二枚加
石膏。

上六味，以水一斗二升，煮取六升，温服一升，日三夜一服。

> **方解**｜病位在肺、胃，阴亏热盛，治以养阴清热。

（2）**生津汤**（引自《外台秘要》）

麦门　黄耆　栝楼　甘草　人参　黄连　牡蛎　地黄　知母
上九味，或加石膏。

> **方解** 本方主治热盛伤津。病位在心、肺、脾、胃、肾，病因病机为热盛阴亏，气阴两虚，治以清热，益气养阴。

## 五十八、清《竹林女科证治》

### 【原文】

妊娠消渴，此乃血少，三焦火胜而然，宜活血汤。(《竹林女科证治》卷二《安胎下·妊娠消渴》)

### 【文后附方】

#### （1）活血汤

妊娠消渴。

熟地黄　当归　川芎　白芍炒，各三钱　生地黄八分　黄柏酒炒　麦冬去心　山栀仁炒，各五分　姜三片　枣二枚

> **方解** 本方主治妊娠消渴。病位在三焦，病因病机为三焦火胜，血虚，治以补血，清火。

### 【原文】

产后虚渴必口干少气，足弱头昏目晕，宜熟地黄汤。若大消渴饮水不止，由于液枯火燥之极，宜止渴四物汤。(清《竹林女科证治》卷三《保产下·消渴》)

### 【文后附方】

#### （2）熟地黄汤（引自《三因极一病证方论》）

人参四钱　天花粉六钱　炙甘草一钱　麦冬去心，二钱　熟地黄五钱　姜二片　枣二枚

水煎服。

| 方解 | 本方主治产后虚渴口干少气，足弱头昏目晕。病位在脾、肾，病因病机为气阴两虚，治以益气养阴。 |

### （3）止渴四物汤

熟地黄　当归各二钱　白芍　川芎　知母　黄柏　茯苓　黄芪各一钱
水煎服。

| 方解 | 本方主治大消渴饮水不止。病位在脾、肾，病因病机为气阴两虚，治以益气养阴。 |

## 五十九、清《慈幼便览》

【原文】

渴而多饮为上消肺热。

渴而多饮善饥为中消胃热。

渴而小便白浊不禁下消肾热。（《慈幼便览·消渴》）

【文后附方】

（1）天冬　麦冬各三钱　花粉　黄芩　知母各钱半　黄连　黄柏各一钱
水煎服。

| 方解 | 本方主治上消肺热，渴而多饮。病位在心、肺，病因病机为热盛阴亏，治以清热养阴。 |

（2）生地　麦冬各三钱　山药　知母　丹皮各钱半　黄连　黄柏各一钱
水煎服。

| 方解 | 本方主治中消胃热，渴而多饮，善饥。病位在胃，病因病机为胃热炽盛，阴虚，治以清胃泻热，养阴润燥。 |

（3）**六味汤**（引自《喉科指掌》）

六味汤加麦冬、五味子

水煎服。

> **方解** ｜ 本方主治下消肾热，渴而小便，白浊不禁。病位在肾，病因病机为肾阴亏虚，治以滋补肾阴。

## 六十、清《目经大成》

### 【原文】

消渴，一理也，分之则有三证焉。渴而多饮，为上消，善食而溲为中消，烦渴引饮，小便如膏，为下消。经曰：心移热于肺，传为膈消。金得火而燥，故渴。燥者润之，故用花粉、奶乳、藕、蔗等汁。火原于心，故复泻以黄连。中消者，经曰：瘅成为消中。瘅者，热也。或地黄饮子，或竹叶黄芪汤，甚则承气。下消者，经曰：饭一溲二，如膏如油者不治。此盖先有上、中消症，医习而不察，热邪下传，销铄肾脂，或克伐太过，泄其真气，不能管束津液，以滋众体，致同饮食之物酿而为溲，入一出二，为膏如油也。急以八味、左右合归或白茯苓丸加减互用，否则肌脱力微，阴痿牙枯，生气日促矣。

邑人丁芳洲，苦学善饮，年二十六，病消渴。医以为酒食之过，一味消导。渴愈甚，酒肉之量愈加。明年成下消，证如前，兼得鼓胀，目无所睹。比延余，心知病不能痊，但症系内障，有可治。遂用肾气、宁志、驻景等药，既而针其左目。视不甚明，然病觉大减。逾年再针其右目痊。而药全不应。呜呼，此其所以为不治也欤。（《目经大成》卷之三《寒阵·消渴方三十》）

### 【文后附方】

**消渴方**（引自《丹溪心法》）

黄连二钱　天花粉八钱

为末，用乳或藕、蔗自然汁调。

> **方解**　本方主治消渴，口干引饮，消谷善饥。病位在胃，病因病机为胃热津亏，治以清热生津。

## 六十一、清《张聿青医案》

### 【原文】

某　渴而溲赤，肺消之渐也。

王（左）　消渴虽减于前，而肌肉仍然消瘦，舌干少津，溲多浑浊，脉象沉细。水亏之极，损及命火，以致不能蒸化清津上升。汤药气浮，难及病所，宜以丸药入下。附桂八味丸每服三钱，淡盐汤送下，上下午各一服。

杨（左）　膏淋之后，湿热未清，口渴溲浑酸浊，为肾消重症。

再诊　小溲稍清，口渴略减。再清下焦湿热。

三诊　脉症俱见起色。效方出入，再望转机。

左　频渴引饮溲多。湿热内蕴，清津被耗，为膈消重症。

左　频渴引饮，溲多浑浊，目昏不寐。此肺胃湿热熏蒸，将成膈消重症。

左　频渴溲多。膈消重症，不能许治。

又　渴饮稍退，的是气火劫烁津液。消渴重症，还难许治。

唐（左）　消渴略定。的属中焦之气火过盛，荣液亦为煎灼。药既应手，效方续进。

又　小溲略少，再踵前法。（《张聿青医案》卷十二《消渴》）

### 【文后附方】

（1）煨石膏　元参　冬瓜子　空沙参　地骨皮　活水芦根（某）水煎服。

> **方解** 本方主治肺消。渴而溲赤。病位在肾，病因病机为热盛阴亏，肾虚，治以清热养阴，补肾。

（2）天花粉二钱　川萆薢二钱　蛇床子一钱五分　川石斛四钱　秋石三分　天麦冬各一钱五分　覆盆子二钱　海金沙二钱　炙内金一钱五分，入煎　川连二分（杨左初诊）

水煎服。

> **方解** 本方主治膏淋之后，湿热未清，口渴溲浑酸浊，为肾消重症。病位在肾，病因病机为下焦湿热，治以清热利湿。

（3）寒水石三钱　淡竹叶一钱五分　海金沙一钱五分　赤白苓二钱　泽泻二钱　龟甲心五钱　炒黄柏二钱　车前子三钱　滑石三钱　大淡菜两只（杨左再诊）

水煎服。

> **方解** 本方主治小溲稍清，口渴略减。病位在肾，病因病机为下焦湿热，治以清热利湿。

（4）海金沙三钱　秋石二分　滑石块三钱　茯苓神二钱　龟甲心五钱　福泽泻一钱五分　车前子三钱　炒牛膝三钱　川柏片一钱　大淡菜二只　鲜藕汁一杯，冲（杨左三诊）

水煎服。

> **方解** 本方病位在肾，病因病机为下焦湿热，治以清热利湿。

（5）煨石膏四钱　甜桔梗一钱　杏仁泥三钱　黑大豆四钱　黑山栀二钱　瓜蒌皮三钱　川贝母四钱　炒竹茹一钱　枇杷叶二片（左1）

水煎服。

> **方解** 本方主治膈消重症。频渴引饮，溲多。病位在肺、胃，病因病机为肺胃湿热，治以清热化痰。

（6）煨石膏四钱　瓜蒌皮三钱　煅磁石三钱　黑山栀三钱　川贝母二钱　酸枣仁二钱，川连二分拌炒　茯苓三钱　黑大豆四钱　夜交藤四钱　淡竹叶一钱
（左2）

水煎服。

> **方解** 本方主治频渴引饮，溲多浑浊，目昏不寐。将成膈消重症。病位在肺、胃、心，病因病机为肺胃湿热，心火炽盛，治以清热化痰，清心安神。

（7）天花粉三钱　煨石膏六钱　淡天冬二钱　大麦冬二钱　川草薢二钱　肥知母二钱　云茯苓四钱　淡黄芩一钱五分　甜桔梗三钱　枇杷叶去毛，四片
（左3）

水煎服。

> **方解** 本方主治膈消重症。频渴溲多。病位在肺、胃，病因病机为肺胃湿热，阴虚内热，治以清热利湿，养阴。

（8）煨石膏　肥知母　大麦冬　覆盆子　枇杷叶　淡天冬　天花粉　川楝子　甜桔梗（又）

水煎服。

> **方解** 本方主治频渴溲多，渴饮稍退。病位在肺、胃，病因病机为肺胃湿热，阴虚内热，治以清热利湿，养阴。

（9）天花粉一钱五分　鲜生地六钱　川雅连三分　黑大豆四钱　肥知母一钱五分　茯神三钱　甜桔梗二钱　枇杷叶去毛，四片（唐左）

水煎服。

> **方解** 本方主治中焦之气火过盛，荣液亦为煎灼。病位在胃，病因病机为胃热炽盛，治以清胃泻热。

（10）鲜生地 甜桔梗 川雅连 黑大豆 肥知母 茯神 炒松麦冬 天花粉 枇杷叶去毛（又）

水煎服。

> **方解** 本方主治中焦之气火过盛，荣液亦为煎灼。小溲略少。病位在胃，病因病机为胃热炽盛，治以清胃泻热。

## 六十二、清《古今医案按》

### 【原文】

罗谦甫曰：顺德安抚张耘夫，年四十五岁，病消渴。舌上赤裂，饮水无度，小便数多。东垣先师以生津甘露饮子治之，旬日良愈。古人云：消渴多传疮疡，以成不救之疾。今效后不传疮疡，享年七十五岁而终。其论曰：消之为病，燥热之气胜也。《内经》云：热淫所胜，治以甘苦，以甘泻之，热则伤气，气伤则无润，折热补气，非甘寒之剂不能，故以人参、石膏、炙甘草、生甘草之甘寒为君。启玄子云：益水之源，以镇阳光，故以知、柏、黄连、栀子之苦寒，泻热补水为臣。以当归、麦冬、杏仁、全蝎、连翘、白芷、白葵、兰香，甘辛寒和血润燥为佐，以升、柴之苦平，行阳明少阳二经，白豆蔻、荜澄茄、木香、藿香，反佐以取之，重用桔梗为舟楫，使浮而不下也。为末，每服二钱，抄在掌内，以舌舐之，此制治之缓也。

震按：古今治消渴诸方，不过以寒折热，惟苦与甘略不同耳。要皆径直，无甚深义，独此方委蛇曲折，耐人寻味。

《东坡集》载眉山揭颖臣，长七尺，素健饮啖，忽得渴疾，日饮水数斗，饭亦倍进，小便频数，服消渴药逾年，病日甚，自度必死。蜀医张铉，取麝香当门子，以酒濡湿，作十余丸，用枳椇子煎汤，服之遂愈。

问其故，张曰：消渴消中，皆脾衰而肾败。土不胜水，肾液不上溯，乃成此疾。今诊颖臣脾脉极热，肾脉不衰，当由酒果过度，积热在脾，所以多食多饮。饮多溺不得不多，非消渴也。麝香坏酒果，积椇能化酒为水，故假二物，去其酒果之毒也。

震按：此人似消渴，实非消渴。张公之见识殊高，用药最巧。

汪石山治一妇年逾三十，常患消渴善饥，脚弱，冬亦不寒，小便白浊，浮于上者如油，脉皆细弱而缓，右脉尤弱。曰：此脾瘅也，宜用甘温助脾，甘寒润燥。以参、芪各钱半，麦冬、白术各一钱，白芍、花粉各八分，黄柏、知母各七分，煎服病除。

张景岳治周公，年逾四旬，因案牍积劳，神困食减，时多恐惧，自冬春达夏，通宵不寐者，半年有余。而上焦无渴，不嗜汤水，或有少饮，则沃而不行。然每夜必去溺二三升，莫知其所从来，且半皆如膏浊液，尪羸至极，自分必死，岂意诊之，脉犹带缓，肉亦未脱，知其胃气尚存，慰以无虑。乃用归脾汤去木香，及大补丸煎之属，一以养阳，一以养阴，出入间用。至三百余剂，计人参二十斤，乃得全愈。此神消于上精消于下之证。可见消有阴阳，不得尽言火。

震按：此条与汪案略同，但无渴，且不能饮，已具有虚无火之象。景岳喜用温药，然所谓养阳者，并不参以桂、附。则知消而且渴，必非桂、附所宜矣。予请下一转语曰：消有虚实，不得遽认为寒。

孙东宿治一书办，年过五十，酒色无惮，忽患下消症。一日夜小便二十余度，清白而长，味且甜，少顷凝结如脂，色有油光。他医治半年不验，腰膝以下皆软弱，载身不起，饮食减半，神色大瘁。孙诊之，六部大而无力。《经》云：脉至而从，按之不鼓，诸阳皆然。法当温补下焦，以熟地六两为君，鹿角霜、山茱萸各四两，桑螵蛸、鹿角胶、人参、茯苓、枸杞、远志、菟丝、山药各三两为臣，益智仁一两为佐，桂、附各七钱为使，蜜丸，早晚盐汤送四五钱，不终剂而愈。此证由下元不足，无气升腾于上，故渴而多饮。以饮多小便亦多也。今大补下元，使阳气充盛，熏蒸于上，则津生而渴止矣。

震按：生生子此条，实宗仲景饮一斗小便亦一斗肾气丸主之之法也。

张杲治黄沔久病渴，极疲瘁，劝服八味丸数两而安。其学甚高，然治一水二火者患消渴而用此方，则大误。又阅滑伯仁案，一消渴者医谓肾虚津不上升，合附子大丸服之，渴益甚，目疾亦作。滑斥之曰：此以火济火，不焦则枯。令弃前药，以寒剂下之，荡去火毒，继以苦寒清润之剂乃愈，是不可同年而语矣。《泊宅编》载一仕人患消渴，医者断其逾月死，又一医令急致北梨二担，食尽而瘥。隋炀帝服方士丹药，荡思不可制，日夕御女数十人，入夏烦躁，日引饮数百杯而渴不止。莫君锡进冰盘于前，俾时刻望之，是皆法外之法也。他如《本草》载淡煮韭苗，于清明前吃尽一斤。刘完素以生姜自然汁一盆置室中具杓于傍，给病人入室之，渴甚，不得已而饮，饮渐尽，渴反减，是皆《内经》辛以润之之旨。而《交州记》曰：浮石体虚而轻，煮饮治渴，故《本事方》神效散浮石为君，实神效无比。

又按：风寒暑湿燥火，六淫之邪也。江氏分类集案，不立燥之一门，缘诸病有兼燥者，已散见于各门，却无专门之燥病可另分一类耳。故于湿之下，火热之上，间以消渴。盖消渴有燥无湿也。其见解极是，允宜配列在此。(《古今医案按》卷二《消渴》)

**【文后附方】**

（1）人参　石膏　炙甘草　生甘草　知母　黄柏　黄连　栀子　当归麦冬　杏仁　全蝎　连翘　白芷　白葵　兰香　升麻　柴胡　白豆蔻荜澄茄　木香　藿香　桔梗

每服二钱，抄在掌内，以舌舐之。

> **方解** 本方主治消渴，舌上赤裂，饮水无度，小便数多。病位在肺、脾、胃，病因病机为热盛阴亏，气阴两虚，治以清热，益气养阴。

（2）人参　黄芪各钱半　麦冬　白术各一钱　白芍　花粉各八分　黄柏知母各七分

水煎服。

> **方解** 本方主治脾瘅。消渴善饥，脚弱，冬亦不寒，小便白浊。脉皆细弱而缓，右脉尤弱。病位在脾、膀胱，病因病机为膀胱湿热，治以甘温助脾，甘寒润燥。

### （3）归脾汤（引自《济生方》）去木香

白术　茯神去木　黄芪去芦　龙眼肉　酸枣仁炒，去壳，各一两　人参各半两　甘草炙，二钱半

上㕮咀，每服四钱，水一盏半，生姜五片，枣子一枚，煎至七分，去滓，温服，不拘时候。

> **方解** 本方主治神困食减，时多恐惧，失眠。上焦无渴，或有少饮，则沃而不行。夜尿二三升，半皆如膏浊液。尪羸至极。病位在脾，病因病机为气血亏虚，治以健脾益气。

### （4）大补丸煎

天冬去心　麦冬去心　菖蒲　茯苓　人参　益智仁　枸杞子　地骨皮　远志肉

上为细末，炼蜜为丸，如梧桐子大。空腹时用酒送下三十丸。

> **方解** 本方主治神困食减，时多恐惧，失眠。上焦无渴，或有少饮，则沃而不行。夜尿二三升，半皆如膏浊液。尪羸至极。病位在肾，病因病机为阴虚火旺，治以滋阴降火。

### （5）熟地六两　鹿角霜　山茱萸各四两　桑螵蛸　鹿角胶　人参　茯苓　枸杞　远志　菟丝子　山药各三两　益智仁一两　肉桂　附子各七钱

蜜丸，早晚盐汤送四五钱。

> **方解** 本方主治下消。一日夜小便二十余度，清白而长，味且甜，少顷凝结如脂，色有油光。腰膝以下皆软弱，载身不起，饮食减半，神色大瘁。六部大而无力。病位在肾，病因病机为气血不足，治以大补下元，滋阴清热。

## 六十三、清《环溪草堂医案》

### 【原文】

李 一水不能胜五火，火气燔灼而成三消：上渴、中饥、下则溲多。形体消削，身常发热。稚龄犯此，先天不足故也。

诒按：稚年患此，多在炎暑之时，其证有兼见风痉烦躁者，余常用此法参用凉肝之品，以黄蚕茧煎汤代水，颇有效验。

李 夫三消，火病也。火能消水，一身津液皆干。惟水可以胜火，大养其阴，大清其火，乃治本之图。病由远行受热，肾水内乏，当救生水之源。

侯 脾胃虚而有火，故善饥而能食。肝气盛，故又腹胀也。甘寒益胃，甘温扶脾，苦辛酸以泄肝，兼而行之。

渊按：深得古人制方之意，而又心灵手敏。

查 脉沉细数而涩，血虚气郁，经事之不来宜也。夫五志郁极，皆从火化。饥而善食，小溲澄脚如脓，三消之渐，匪伊朝夕。然胸痛吐酸水，肝郁无疑。肝为风脏，郁甚则生虫，从风化也。姑拟一方，平中见奇。

诒按：病属阴虚火旺，案中生虫一层，未免蛇足。

复诊 服药后，大便之坚难者化溏粪而易出，原得苦泄之功也。然脉仍数涩，究属血虚而有郁热，郁热日盛，脏阴日消。舌红而碎，口渴消饮，所由来也。月事不至，血日干而火日炽。头眩、目花、带下，皆阴虚阳亢之征。补脏阴为治本之缓图，清郁热乃救阴之先着。转辗思维，寓清泄于通补之中。其或有济耶，所虑病根深固，未易奏绩耳。

渊按：建兰叶不香无用，徐灵胎论之矣。

诒按：寓清于补，恰合病机。

三诊 诸恙皆减。内热未退，带下未止，经事未通。仍从前法。

四诊 《经》曰：二阳之病发心脾，不得隐曲，女子不月，其传为风消。风消者，火盛而生风，渴饮而消水也。先辈谓三消为火疾，久必发痈疽。余屡用凉血、清火之药，职此之故。自六七月间足跗生疽之后，消证加重。其阴愈伤，其火愈炽。今胸中如燔，牙痛齿落，阳明之火为剧。考阳明气血两燔者，叶氏每用玉女煎，姑仿之。

诒按：此亦消渴门中应有之证，不可不知。

钱　古称三消为火病，火有余，由水不足也。十余年来常服滋阴降火，虽不加甚，终莫能除。然年逾六旬，得久延已幸。今就舌苔黄腻而论，中焦必有湿热。近加手足麻木，气血不能灌溉四末，暗藏类中之机。拟疏一方培养气血之虚，另立一法以化湿热之气。标本兼顾，希冀弋获。

朱　脉左寸关搏数，心肝之火极炽。口干，小溲频数而浑浊，此下消证也。久有脚气，湿热蕴于下焦。拟清心肝之火，而化肾与膀胱之湿。

庞　胃热移胆，善食而瘦，谓之食㑊。大便常坚结而不通者，胃移热于大肠也。胆移热于心，故又心跳、头昏。今拟清胃凉胆为主，安神润肠佐之。

渊按：此似消非消之证。胆腑郁热移胃，传所不胜，故用苦寒直泻胆火。

方　脾阴虚而善饥；肾阴虚而溲数。肝气不舒，则腹中耕痛。胃气不降，则脘中痞窒。此二有余二不足也。然有余不可泻，不足则宜补。肾充则肝自平，脾升则胃自降耳。

某　昔人以三消为火病，而有虚实之分。此病得于霍乱之后，是脾胃之阴液消乏，而心肝之阳气偏胜。然舌有霉苔，究属脾胃伏浊不化。《内经》用兰草治消渴，除陈气也。仿此为之。(《环溪草堂医案》卷三《消渴》)

## 【文后附方】

(1) 大生地　川连　麦冬　知母　五味子　茯苓　生甘草　生石膏　牡蛎　花粉（李1）

以黄蚕茧煎汤代水。

> 方解 | 本方主治上渴，中饥，下则溲多，形体消削，身常发热。病位在肝、胃、肾，病因病机为火热炽盛，治以凉肝清热。

（2）大生地　沙参　五味子　麦冬　牡蛎　蛤壳　生洋参　桑白皮　天冬（李2）

水煎服。

> **方解**　本方主治一身津液皆干。病位在肾，病因病机为肾阴亏虚，治以滋补肾阴。

（3）玉竹　川石斛　麦冬　党参　冬术　白芍　吴萸　炒川连　茯苓　乌梅　橘饼（侯）

水煎服。

> **方解**　本方主治善饥而能食，腹胀。病位在脾、胃，病因病机为脾胃虚衰，虚火内生，治以甘寒益胃，甘温扶脾。

（4）川连一钱，吴萸炒　麦冬三钱，姜汁炒　蛤壳五钱　鲜楝树根皮一两，洗　建兰叶三钱（查初诊）

水煎服。

> **方解**　本方主治脉沉细数而涩，经事不来，五志郁极，饥而善食，小溲澄脚如脓，胸痛吐酸水。病位在胃，病因病机为胃热炽盛，治以清胃泻热。

（5）川连　淡芩　黑山栀　大生地　当归　阿胶　川芎　白芍　建兰叶（查复诊）

另大黄䗪虫丸，早晚各服五丸。

> **方解**　本方主治脉数涩，舌红而碎，口渴消饮，月事不至，头眩，目花，带下。病位在脾、胃、肾，病因病机为胃热炽盛，气血亏虚，治以清胃泻热，补益气血。

（6）川连　当归　洋参　白芍　女贞子　茯苓　麦冬　丹参　沙苑子　大生地（查三诊）

早晚各服五丸。

> **方解** 本方主治内热未退，带下未止，经事未通。病位在脾、胃、肾，病因病机为胃热炽盛，气血亏虚，治以清胃泻热，补益气血。

（7）鲜生地 石膏 知母 玄参 牛膝 大生地 生甘草 天冬 川连 麦冬 茯苓 枇杷叶（查四诊）

水煎服。

> **方解** 本方主治足跗生疽之后，消证加重，胸中如燔，牙痛齿落。病位在脾、胃，病因病机为胃热炽盛，气血亏虚，治以清胃泻热，补益气血。

（8）大生地 当归 山萸肉 麦冬 怀山药 洋参 龟板 建莲肉 猪肚丸三钱，另服开水下（钱）

猪肚丸三钱，另服开水下。

> **方解** 本方主治三消，手足麻木。病位在脾、肾，病因病机为中焦湿热，脾肾两虚，治以健脾补肾。

（9）大生地 川连盐水炒 牡蛎 黄芪 苍术 麦冬 赤苓 黄柏盐水炒 蛤粉 升麻（朱）

猪肚丸每朝三钱，开水送。

> **方解** 本方主治下消之口干，小溲频数而浑浊，久有脚气。病位在心、肝、肾、膀胱，病因病机为心肝火旺，下焦湿热，治以清心凉肝，清利湿热。

（10）鲜石斛 淡芩 郁李仁 火麻仁 枳壳 枣仁 瓜蒌皮 龙胆草 茯神 猪胆汁（庞）

另更衣丸一钱，淡盐花汤送下。此病服此方五、六剂后，用滋阴如二地、二冬、沙洋参等煎胶，常服可愈。

| 方解 | 本方主治消渴之善食而瘦，大便坚结不通，心跳，头昏。病位在胃、大肠、胆、心，病因病机为胃热移于大肠，胆热移心，治以清胃凉胆，安神润肠。 |
| --- | --- |

（11）党参　怀山药　五味子　茯神　麦冬　冬术　大熟地　枸杞子　陈皮　红枣（方）

| 方解 | 本方主治消渴之善饥，溲数，腹中耕痛，脘中痞窒。病位在脾、肾，病因病机为脾肾阴虚，肝气不舒，治以健脾补肾。 |
| --- | --- |

（12）生洋参三钱　生甜冬术三钱　生甘草三分　茵陈一钱五分　茯苓三钱　生石膏三钱,白糖拌　佩兰叶一钱（某）

八仙长寿丸，每朝暮各五钱，开水下。

二诊：前方去石膏，加川连、知母、黄柏、天花粉。

| 方解 | 本方主治三消。病位在心、肝、脾、胃，病因病机为心肝火旺，脾胃阴亏伏浊，治以清热、健脾、化浊。 |
| --- | --- |

## 六十四、清《得心集医案》

【原文】

林寿之子，三岁，脾胃素亏。今夏发热口渴，医者不知其脾虚发热，误用外感之药，其热愈盛，其渴愈加，小便甚多，大便甚艰。更医，又不究其津液前阴已泄，致后阴津枯便艰之理，误投破气润肠之药，陡泄数次，肌肉消瘦，面唇俱白，舌光如镜，饮水无度，小便不禁，饮一溲二，喜食酸咸之物。亟求余视，谓曰：此消渴之候，遍身肌肉血脉津液皆从二便消泄，而上愈渴，若不治其消，何以止其渴？且败证种种，阴阳两损，前贤已无治法，愚何敢任？所喜两目精彩尚存，声音犹响，生机或在于此，但未审能舍此三分之命，服吾十分之药否？曰：无不信从。遂酌裁一方，阴阳两补之意，加以涩精秘气之药，连服三十剂而愈。以后连遇数症，消渴泄泻，诸医执用滋火之方，一经余治，悉用此法加减出入，皆获全愈。以龙眼莲子汤代茶。

　　萧占春乃郎，自恃体质坚强，日食桃李，因患疖毒，头项及身大如卵者十数枚，及疖毒大溃，脓血交迸，理宜身凉安静，反加身热躁扰。医者不以清金润燥，日与柴、葛、知、芩，胃气益削，口渴饮水，小溲无度。用尽滋水制火之法，消渴愈炽，形羸骨立，始延余治。余曰：痈疽溃后，气血耗泄，非补气养血，渴不能止。处黄芪六钱，甘草一钱，银花三钱，盖黄芪补气，忍冬养血，气血充溢，渴何由作？服之半月，果获全愈。（《得心集医案》卷六《霍乱门·消渴》）

## 【文后附方】

　　（1）熟地　人参　白术　干姜　枸杞　黄芪　菟丝　牡蛎　五味　肉桂　鹿茸　甘草　附子　桑螵蛸

　　龙眼莲子汤代茶。（林寿之子）

> **方解**　本方主治消渴之发热口渴，小便甚多，大便甚艰，肌肉消瘦，面唇俱白，饮水无度，饮一溲二，喜食酸咸之物。病位在脾、肾，病因病机为阴阳两虚，治以阴阳双补，涩精秘气。

　　（2）黄芪六钱　甘草一钱　银花三钱（萧占春乃郎）

> **方解**　本方主治消渴之疖毒溃后，身热躁扰，口渴饮水，小溲无度。病位在脾，病因病机为气血亏虚，治以补气养血。

## 【原文】

　　徐心田乃郎，年仅七龄，时值六月，患消渴病，日夜不宁。诸医称为实火，叠进芩、连、膏、知之属，渴愈甚，溺愈多。更医，见小溲清利，唇舌亦淡，连投八味地黄汤，燥渴愈甚。延余视时，病势已深，望其四肢消瘦，腹胀如鼓，因思三消水火之病，断无腹鼓之症，此必脾胃病也。幼读濒湖《纲目》曾引《夷坚志》治奇疾，有消渴因虫之患。询之此儿素啖瓜果，内必生虫，虫在胃脘，吸其津液，故口中发渴，饮水致多，土困弗制，小溲遂多。理当补土制虫。处方以白术为君，兼以使君、金铃、胡连、川椒、乌梅、厚朴酸苦辛辣之味，只服二剂，下虫十有余条，消渴顿止，腹鼓亦消，以异功散调理而安。(《得心集医案》卷六《霍乱门（消渴哮喘目盲啼哭附）·一得集附·消渴腹胀》)

## 【文后附方】

（3）白术　使君　金铃　胡连　川椒　乌梅　厚朴

> **方解**　本方主治消渴之渴甚溺多，小溲清利，唇舌亦淡，四肢消瘦，腹胀如鼓。病位在胃，病因病机为虫在胃脘，吸其津液，治以杀虫。

## 六十五、清《陈莲舫医案》

### 【原文】

（案1）右　饮一溲二，上渴下消，从此肉落肌灼，脉数舌红。治以清养。

复：消渴绵延，饮水无度，溺亦无度，脉数。拟清上以和阴，摄下以固窍。

（案2）左　饮一溲二，渐成消渴，脉象濡细。治以和养。

（案3）朱，左，廿五　饮一溲二，将成消渴，脉右细左弦。治以和养。

按：上二症属气虚消渴，故重在上升下摄。(《陈莲舫医案》卷下《消渴》)

### 【文后附方】

（1）洋参　料豆　煨石膏　桑螵蛸　生地　女贞　木神　白芍　麦冬　石斛　牡蛎　陈皮　枣　糯米三钱（案1初诊）

> **方解** 本方主治饮一溲二，上渴下消，肉落肌灼，脉数舌红。病位在肺、胃、肾，病因病机为肺胃热盛，肾气亏虚，治以清上和阴，补肾固涩。

（2）洋参　料豆　石斛　螵蛸　生地　女贞　寒水石三钱　白芍　麦冬　淡天冬　牡蛎　莲须　枣（案1复诊）

> **方解** 本方主治消渴绵延，饮水无度，溺亦无度，脉数。病位在肺、胃、肾，病因病机为肺胃热盛，肾气亏虚，治以清上和阴，补肾固涩。

（3）生绵芪　螵蛸蜜炙　牡蛎　莲须　沙参　木神　白芍　川斛　覆盆　龙骨　料豆　麦冬　枣（案2）

> **方解** 本方主治饮一溲二，渐成消渴，脉象濡细。病位在肾，病因病机为肾气不固，治以上升下摄。

（4）绵芪　木神　川斛　桑螵蛸蜜炙　沙参　龙骨　会皮　料豆　覆盆　白芍　菟丝炒　制萸肉　枣（案3）

> **方解** 本方主治饮一溲二，将成消渴，脉右细左弦。病位在肾，病因病机为肾气不固，治以上升下摄。

## 六十六、清《缪松心医案》

### 【原文】

胡（29岁）善食而瘦，经文谓之食㑊，大便溏薄，热在胸膈，汗多不解，议从胃热脾寒着想。

张（28岁）消渴一年，金水同治。

计（33岁）肾气不摄，易成下消。

王　肾水先亏，心火内炽，渴饮溲多，有消渴之虑。

又：渴稍止，而大便艰涩，滋养无疑。

陈（34岁）　消渴几及半载，龙雷灼金，阴液日涸，最为重候。姑拟王太仆法，所谓壮水之主，以制阳光。

陈　今年火运，少阳司天，消渴一年，形神渐瘦，溲多，腻浊。此阴精少奉，少亏阳亢，亢则害也。大便燥，脉涩。壮水之主，保本之道也。（《缪松心医案·消渴》）

## 【文后附方】

（1）**连理汤**（引自《症因脉治》）

黄连　人参　干姜　白术　甘草（胡29岁）

> **方解**　本方主治消渴之善食而瘦，大便溏薄，热在胸膈，汗多不解。病位在脾、胃，病因病机为胃热脾寒，治以清胃泻热，温运脾阳

（2）**固本丸**（引自《医方考》）加五味、石斛、天精草

熟地黄　人参　生地黄　天冬　麦冬　五味子　石斛　天精草（张28岁）

> **方解**　病位在肺、肾，病因病机为肺肾阴虚，治以补肺肾阴。

（3）生地　菟丝　桑螵蛸　天冬　杜仲　萸肉　五味　补骨脂　川斛　湘莲（计33岁）

> **方解**　本方主治下消。病位在肾，病因病机为肾气不摄，治以补肾固涩。

（4）大生地　五味　茯神　天精草　天冬　麦冬　川斛　山药（王）

> **方解**　本方主治消渴之渴饮溲多。病位在心、肾，病因病机为肾水亏虚，心火亢盛，治以滋补肾阴，清心泻火。

（5）生地　五味　白蜜　川斛　知母　熟地　麦冬　天冬　茯神　天精草（又）

> **方解** | 本方主治渴稍止，而大便艰涩。病位在心、肾，病因病机为肾水亏虚，心火亢盛，治以滋补肾阴，清心泻火。

（6）**八仙长寿丸**（引自《寿世保元》）加知母　天精草

　　生地　山茱萸　茯神　牡丹皮　五味子　麦冬　山药　益智仁　知母　天精草（陈34岁）

> **方解** | 病位在肺、肾，病因病机为肾阴亏虚，虚火灼伤肺阴，治以养阴清热。

（7）**知柏八味丸**（引自《医宗金鉴》）加麦冬　嘉定花粉

　　知母　黄柏　熟地　山茱萸　山药　茯苓　牡丹皮　泽泻　麦冬　嘉定花粉（陈）

> **方解** | 本方主治消渴之形神渐瘦，溲多腻浊，大便燥，脉涩。病位在肾，病因病机为阴虚火旺，治以滋阴清热。

## 六十七、清《齐氏医案》

### 【原文】

上消者，舌上赤裂，大渴饮水。《气厥论》云：此乃心移热于肺，传于膈消者是也。以人参白虎汤治之。中消者，善食而瘦，自汗，大便硬，小便数。叔和云：口干饮水，多食，肌肤瘦，成消中者是也。以调胃承气汤治之。下消者，引饮烦躁，耳轮焦干，小便如膏。叔和云：焦烦水易亏，此肾消也。肾气丸治之。古人治三消之法，详别如此。余又有说，人之水火得其平，气血得其养，何消之有？其间摄养失宜，水火偏胜，津液枯槁，以致龙雷之火上炎，熬煎既久，肠胃合消，五脏干燥，令人四肢瘦削，精神倦怠。则治消之法，无分上、中、下，先以治肾为急也。六味、八味加减行之，随证而服，降其心火，滋其肾水，而渴自止矣。白虎、承气等方，皆非法也。

《总录》谓不能食而渴者，未传中满；能食而渴者，必发背痈、脑疽。设不知分辨能食、不能食，概以寒凉泻火之药而施治之，则内热未除，中寒复生，能不末传鼓胀耶？惟七味白术散、人参生脉散之类，恣意多饮，复以八味地黄丸滋其化源。如发痈疽而渴者，或黑或紫，火极似水之象，乃肾水已竭，不治，惟峻补其阴，亦或可救也。

或问曰：人有服地黄汤而渴仍不止者，何也？答曰：此方士拘于绳墨，而不能更变其道也。盖心肺位近，宜小制其服；肝肾位远，宜大制其服。如高消、中消可以前丸缓而治之。若下消已极，大渴大燥，须加减八味丸半料，内肉桂一两，水煎六七碗，恣意冰冷饮之，熟睡而渴病如失矣。处方之要，在乎人之通其变，神而明之可也。

或又问曰：下消无水，用六味地黄丸可以滋少阴之肾水矣，又加肉桂、附子者何也？答曰：盖因命门火衰，不能蒸腐水谷，水谷之气不能上润乎肺，譬如釜底无薪，锅盖干燥，故渴。至于肺，亦无所禀，不能四布水精，并行五经，其所饮之水未经火化，直入膀胱，正所谓饮一升，尿一升；饮一斗，尿一斗。试尝其味甘而不咸可知矣。故用附、桂之辛热以壮其少火，灶底加薪，枯笼蒸润，槁禾得雨，生意维新。惟明者知之，昧者鲜不以为迂也。

昔汉武帝病消渴，张仲景为立此方，药止八味，故名八味地黄丸，诚良方也，可与天地同寿，至圣玄关，今犹可想。疮疽将痊，及痊后口渴甚者，舌黄坚硬者，及未患先渴，或心烦口燥，小便频数，或白浊阴痿，饮食少思，肌肤消瘦，及腿肿脚瘦，口舌生疮。已上诸证，均宜服之，无不神效。

治验

曾治一贵人，患疽疾未安而渴大作，一日饮水数升。愚进以加减八味地黄汤，诸医大笑曰：此药若能止渴，我辈当不复业医矣。皆用紫苏、木瓜、乌梅、人参、茯苓、百药煎生津之药止之，而渴愈甚。数剂之后，茫无功效，不得已而用予方，连服三日而渴止，因相信。久服，不特渴疾不作，气血亦壮，饮食加倍，强健胜于壮年。盖用此药，非予自执，鄙见实有本原，薛氏家藏书中，屡用奏捷，久服轻身，令人皮肤光泽，耳目聪明，故详著之。使有渴疾者，能聆余言，专志服饵，取效甚神，庶无为庸医所惑，亦善广前人之功。

方内五味子最为得力，独能补肾水、降心气。其肉桂一味不可废，若去肉桂则服之不应。

曾治一男子，患前证，余以前丸方治之，彼则谓肉桂性热，乃私易以知、柏等药，遂口渴不止，发背疽而殂。彼盖不知肉桂为肾经药也，前证乃肾经虚火炎上无制为患，故用肉桂导引诸药以补之，引虚火归元，故效也。

有一等病渴，惟欲饮冷，但饮水不过二三口即厌弃，少顷复渴，其饮水亦如前，第不若消渴者之饮水无厌也。此证乃是中气虚寒，寒水泛上，逼其浮游之火于咽喉口舌之间，故上焦一段，欲得水救，若到中焦，以水见水，正其恶也。治法：如面红烦躁者，乃煎理中汤送八味丸，二三服而愈。若用他药，必无生理。

又有一等病渴，急欲饮水，但欲下不安，少顷即吐出，片刻复欲饮水，至于药、食，毫不能下。此是阴盛格阳，肾经伤寒之证也。予反复思之，用仲景之白通加童便、胆汁，热药冷探之法，一服少解，二服全瘳。其在男子间有之，女子恒多有此证。陶节庵先生名回阳返本汤。(《齐氏医案》卷四《消渴》)

## 【文后附方】

白通汤加童便、胆汁（**白通加猪胆汁汤**）（引自《伤寒论》）

葱白四茎　干姜一两　附子一枚，生，去皮，破八片　人尿五合　猪胆汁一合

上五味，以水三升，煮取一升，去滓，内胆汁、人尿，和令相得，分温再服。若无胆，亦可用。

> **方解**　本方主治急欲饮水，但欲下不安，少顷即吐出，片刻复欲饮水，至于药、食，毫不能下。病位在肾，病因病机为阴盛格阳、肾经伤寒，治以回阳救逆。

## 六十八、清《履霜集》

### 【原文】

经曰：二阳结为之消。二阳者，阳明也。手阳明大肠主津液，消则目黄口干，乃津液不足也。足阳明胃主血，热则消谷易饥，血中伏火，乃血不足也。结者，结而不润，燥热而渴，皆真水消耗所致，宜分三消而治之。上消者肺也。多饮水而少食，小便如常，治宜以肺胃为急，麦冬、花粉、生甘草、生地、干葛、人参之类。然必由心有事，以致虚火上攻，宜茯神安心，竹叶清火。能食而渴为实热，人参石膏汤，不能食而渴为虚热，白术散。中消者胃也。善食易饥，自汗大便硬，小便数黄赤，治宜甘辛降火，地连丸或猪肚丸。下消者肾也。人之有肾，犹木之有根，因色欲过度，肾水虚衰，足膝痿弱，面黑形瘦，耳焦小便频数，稠浊如膏，较诸病为重，治宜壮水之主，则渴饮不思，六味丸。若元阳衰败，宜兼益火之原，八味丸或加减八味丸，盖无阳无以生阴也。

《医贯》曰：治消之法，无分上中下。总是下焦命门火不归元，游于肺则为上消，游于胃则为中消，先治肾为急，其间摄养失宜，水火偏胜，惟六味八味，加减八味丸，逐症而服，降其心火，滋其肾水，则渴自止。渴病愈，多发脑疽背痈，宜预先服忍疼膏，黄酒下可免。

赵氏曰：人有服地黄汤，而渴仍不止者何也？盖心肺位近，宜制小其剂。肾肝位远，宜制大其剂。如上消中消，可以前丸缓治。若下消已极，大渴大燥，须加减八味丸料一斤，内有肉桂一两，如煎五六碗，恣意冰冷服之熟眠，而渴病如失。亦在乎人之变通耳。

有一等渴饮，一二口即厌者，此中气寒，寒水泛上，迫其浮火于口舌之间，故上焦一段，欲得水救，若到中焦，以见水自然恶之。治法如面红烦躁者，理中汤送八味丸。

三消脉多洪数无力。洪数是虚火，无力是气血不足，宜滋养不宜燥剂，俱宜服茯菟丸，禁半夏及发汗，更戒厚味酒面、房事等项。

臧公三曰：余有一单方，无病寡欲，遇病绝欲，如是则爱念不生，万虑澄澈，水火自然交媾，何病之有？否则虽药无功。遇病七戒，不可不知。恣纵悟淫，不自珍重，一也。阴阳莫分，攻补妄投，二也。姑息日久，肌肉消脱，三也。求治心急，阴火愈动，四也。寝兴不适，饮食无度，五也。惮服药丸，过用汤剂，荡涤肠胃，六也。今日预愁明日窘，若拘囚无潇洒趣，七也。（《履霜集》卷一《虚痨消渴论》）

## 【文后附方】

### （1）人参石膏汤

人参五分　　石膏一钱，打碎　　炙草五分　　粳米一撮

> **方解**｜本方主治消渴之能食而渴。病位在胃，病因病机为热盛伤津，治以清热补气生津。

### （2）白术散

四君子加五味子、炒干葛

> **方解**｜本方主治消渴之不能食而渴。病位在脾，病因病机为气阴两虚，治以补气养阴。

### （3）猪肚丸

黄连二两，炒　麦门冬　熟地　五味子　花粉各二两　人参一两
共为末，入雄猪肚内缝，煮极熟捣烂，炼蜜为丸，食后米汤下百丸。

> **方解**｜本方主治中消之善食易饥，自汗大便硬，小便数黄赤。病位在脾、胃、肾，病因病机为胃热炽盛，气阴两虚，治以清胃泻热，益气养阴。

## 六十九、清《四圣悬枢》

## 【原文】

寒疫传经，六日而至厥阴。肝阴非旺，终不入脏，肝阴一旺，则不拘

何日，皆可内传。厥阴以风木主令，下为肾水之子，上为君火之母，病则水火不交，下寒上热。水胜则厥生，火复则热发，厥而阳绝则死，热而阳回则苏。

寒疫之在少阴，但有厥逆，一传厥阴，厥逆之极，多见发热。其厥逆者，母气也，其发热者，子气也。厥为死机，热为生兆，厥热胜复之际，不可不察也。

风木之性，疏泄而枯燥，土湿水寒，木郁风动，肠窍疏泄，则为泄利，肺津枯燥，则为消渴。风木者，脾土之贼，其死者，死于水旺而土负，其生者，生于火旺而土胜。厥阴之泄利消渴日甚不已者，水胜而火息，土败而木贼也。暖水以荣木，补火以生土，厥阴之法，不外此矣。（《四圣悬枢》卷二《厥阴经证·厥逆发热消渴吐泄》）

## 【文后附方】

### 参甘归芍麦冬栝蒌汤

人参三钱　甘草三钱,生　当归三钱　芍药三钱　麦冬三钱　栝蒌根三钱

流水煎大半杯，热服。

> **方解**｜本方主治寒疫厥阴发热消渴。病位在脾、肾、肝，病因病机为脾肾两虚，肝郁，肺津枯燥，治以补肾养肝，补肾健脾。

# 第四章
# 近现代医家经验及验方

## 一、施今墨

施今墨（1881—1969），男，北京四大名医之一。先后担任北京医院中医顾问、北京中医学会顾问。施今墨老先生治疗糖尿病尤以脾、肾为重点，用药精奇，擅长药对，既有常规使用，又善出奇制胜。

施今墨老先生认为糖尿病病位在肺、脾、肾，病本在肾。因肾藏精，属水脏，为阴之本。其认为临床多以热证，虚证为多，尤以虚热之证最为多见。历代医家都以滋阴清热生津为治疗大法。三消之表现仅为糖尿病的一个证候，多数患者均伴不同程度的少气懒言、倦怠乏力，虚胖无力或日渐消瘦。舌质胖大或有齿痕、脉沉缓或沉弱无力等正气虚弱的征象。说明糖尿病患者尽管多饮多食，但大量的饮食进入体内后，未能被人体所用。中医认为，饮食的消化和吸收，其功能主要在脾。血糖系饮食所化之精微，若脾失健运，则血中之糖不能输布于脏腑，营养四肢，使血糖蓄积而增高，蓄积过多的血糖，随小便漏泄而排出体外，致使尿有甜味，尿糖阳性。故糖尿病患者，气虚证的出现，多因脾失健运，精气不升，生化乏源之故。脾喜燥而恶湿，糖尿病患者，常用甘寒苦寒滋阴降火之品，可致脾功能受损，中焦运化无力，水谷精微之气不足以营养气血，则气虚不足之象日趋严重，因而病情迁延，久治不愈。治疗糖尿病，除滋阴清热外，健脾补气法也不可忽视。肾为先天之本，脾为后天之本。滋肾阴以降妄炎之火，补脾气以助运化之功，使水升火降，中焦健旺，气复阴回，糖代谢即可复常。所以施今墨老先生治疗糖尿病尤以脾肾为重点。

施氏治疗糖尿病的基本方是由增液汤、生脉散与黄芪配山药，苍术配玄参两个药对所组成。据现代药理研究，基本方中苍术、黄芪、玄参、生地黄、麦冬等有较好的降血糖、活血和抗菌作用。施氏曰："标虽有三,其本一也。"此一肾阴真水不足也。即禀赋阴虚是糖尿病的实质,是导致糖尿病发生发展的内在因素,并贯穿本病的始终。故施氏治疗糖尿病,时时都注重滋阴养液生津。糖尿病尿糖多,系因脾肾不足,中气不升,固摄失权,精微下漏所致。降尿糖用黄芪配山药。黄芪甘温,补中益气升阳而止泄,山药甘平,益脾阴固肾精,二药配用,有健脾益气生津,补肾涩精止遗之功。使脾气健旺,下元固壮,漏泄自止,则尿糖减少或消失,且能改善脾虚乏力诸症,血糖升高乃是脾失健运和郁火内蕴,伤及气分营血所致。降血糖用苍术配玄参。苍术辛苦温,入脾胃二经,燥湿健脾敛精;玄参甘苦咸微寒,入肺肾二经,滋阴降火,中焦健旺,气复阴回,糖代谢复常,则血糖自降。

## 二、赵锡武

赵锡武(1902—1980),男,教授,对仲景学术思想的研究有独到见解,对冠状动脉粥样硬化性心脏病、糖尿病、肾病、小儿中风等病的治疗有独特的疗效。赵老治疗糖尿病,立法处方特点之一是滋阴补气,特点之二是配合健脾。

赵老认为糖尿病病本为肾阴不足,影响藏精功能,肾所藏的先天之精是人体生长发育和物质基础,而且先天养后天,后天之精有赖于先天之精的资助才能不断化生营养脏腑组织,如果藏精功能异常,濡养五脏之精减少,则造成肺胃津亏,心阴暗耗,阴虚无力以制阳,阳气躁动而生内热。糖尿病患者,多为中年以上之人,长期阴虚阳亢,久而必衰,渐渐形成气虚。其以治肾为本,并加清胃生津,清心养阴,结合补气。赵老在治疗糖尿病实践中,逐渐体会到患者多饮多食,其受纳、运化的负担日益增加,脾胃功能长期亢进,易趋衰退,此其一;血糖经常因饮食、情绪、疲劳诸因素的影响而波动,患者焦虑、不安、失眠,忧思伤脾,此其二;长期服药,滋腻碍胃,苦寒伤脾,此其三。脾胃受伤,久而脾胃气虚,内生湿邪,临床上常见进食发噎,腹满饱胀,食欲不振,恶心呕吐,腹泻或便秘,舌暗淡,苔白,脉虚无力。为虚中夹实,赵老治以补中气,健脾胃,配合理气化湿,药如人参、党参、太子参、黄芪、苍术、白术、茯苓、山药、扁豆、陈皮、砂仁、枳壳、藿香等。

### 三、刘仕昌

刘仕昌（1914—2007），男，中医世家，广州中医药大学终身教授、广东省学位委员会委员，名老中医。刘老治疗糖尿病推崇滋养脾胃，养阴益气兼顾，并总结出"平消渴方"。

刘氏根据长期临床观察，认为消渴病"三多"症状往往同时存在，故极推崇《医学心悟》"三消之治，不必专执本经，而滋其化源，则病易痊矣"之说。认为本病虽与肺、脾（胃）、肾有关，但关键在脾（胃）。脾（胃）为后天之本，生化之源，脾（胃）虚则水谷精微之源竭乏，五脏六腑不得充养。胃阴不足则内热自生，上灼肺金，下烁肾水，肺燥则治节失常，肾亏则虚火更旺。脾气虚弱则运化无力，不能化生精微，肾虽为先天之本，亦须后天之源不断化生补充，方不致肾虚而关门失禁，小便频多。刘氏治本病主张通过补脾养胃为主，滋养化源。具体又分养胃阴为主及补脾气为主两大法则。

#### （一）养胃阴以滋化源

本病初起多以肺胃阴虚为多，常见口渴引饮，随饮随渴，咽干口燥，易饥多食，形体反瘦，舌红少津，苔黄白而干，脉数。此多由饮食不节，长期恣食甘肥，醇酒厚味，日久酿成内热，消谷耗津，津不上承则成肺胃阴亏。治疗宜针对病机，滋其化源，增其胃津，津液之源不断，内热自可消除，肺津亦得补充，诸症则可消除。常用天花粉、怀山药、五味子、麦冬、生地黄、太子参、北沙参等。

#### （二）补脾气以生化源

消渴后期，常见疲乏肢倦，头晕目眩，纳谷不香，腰酸，夜尿增多，虚浮肿胀，舌淡，边有齿印，苔白，脉沉细。此多由脾胃长期负荷过重，久则气损，运化无力。后天之源不足，肾气无以补充，而致关门失禁。治以补益脾气为主，以生化源。常用黄芪、党参、怀山药、天花粉、葛根、玉米须、山茱萸、生地黄、杜仲等。

刘氏认为，糖尿病是一个比较复杂的疾病，用药方面虽有上述养胃阴为主及益脾气为主的方法，但往往要在益气之中顾及养阴，养阴之中注意益气，方不致顾此失彼。依此总结出"平消渴方"，颇为实用，摘录如下：天花粉、葛根、生地黄、麦冬、太子参各15g，怀山药30g，五味子6g，山茱萸10g，甘草5g。

刘氏治疗糖尿病还配合饮食疗法，以提高效果。刘氏常嘱患者用猪胰2条、怀山药30g，清水适量煎后饮汤食胰，或用南瓜、洋葱头、山慈菇、黄豆、薏苡仁等适量做菜，多食代饭。对消除糖尿病症状、降低血糖都有一定帮助。病情稳定者，可用红参15g，清水一杯炖服，隔3~4天服一次，以巩固疗效。

## 四、邓铁涛

邓铁涛（1916—2019），男，首届国医大师，邓老治疗消渴，既崇经典三理又有发微之阐，辨证用药独具一格，特别是对于中老年消渴病人，应善用六味地黄丸加味治疗。

邓老认为治消之法，以治肾为主，消渴病以肾气阴两虚为本。肾为先天之本，主藏精，内寓元阴元阳，肾阴亏虚则虚火内生，上燔心肺则多饮；中灼脾胃则消谷；阴虚阳亢固摄失司，故小便量多。《素问·阴阳应象大论》指出："年四十而阴气自半也。"阴气即肾气，含肾阴、肾阳。中老年消渴病人肾虚真水不足是三消之本，水亏命门火衰乃下消之因。同时，也不能忽视脾的作用，脾气阴亏虚与消渴病发病也密切相关。脾为后天之本，主运化，为胃行其津液，脾阴不足，胃热亢盛则多食多饮，脾气虚，不能运化输布水谷精微，精微物质直趋膀胱，则小便味甘；水谷精微不能濡养肌肉，故形体消瘦。因此邓老认为滋阴益肾，健脾益气乃治疗本病的关键所在，而六味地黄丸其立法以肾、肝、脾三阴并补，在此基础上加强益气之功，则能符合临床治疗之要求。

基本方：熟地黄12g，生地黄12g，淮山药60~90g，黄芪30~60g，山萸肉15g，泽泻10g，茯苓15g，牡丹皮10g，玉米须30g，仙鹤草30g。本方熟地黄、生地黄滋肾阴益精髓；山萸肉酸温滋肾益肝；山药、黄芪健脾益气用量要大，有气复津还之意，共成三阴并补以补肾治本之功，亦即王冰所谓"壮水之主以制阳光"之义；茯苓、泽泻健脾利水，牡丹皮消虚热，虽然补泻并用，但以补为主。现代药理研究生地黄配熟地黄，山药配黄芪有明显降血糖作用，且山药能抑制胃排空运动及肠管推进运动，能增强小肠吸收功能，抑制血清淀粉酶的分泌，而仙鹤草、玉米须降血糖作用亦早被人们所公认。邓老认为肾宜闭藏而不宜耗散。肾精不可泄，肾火不可伐，犹如木之根，水之源。木根不可断，水源不可竭。灌其根则枝叶茂，澄其源则流自清。在治疗期间或治愈之后，都必须保持心情舒畅，节制房事，注意饮食，这对提高与巩固疗效也是很重要的。

## 五、李玉奇

李玉奇（1917—2011），男，首届国医大师，全国老中医药专家学术经验继承工作指导老师。李老治疗糖尿病重点在于"润燥生津"，治疗上主张按消渴病临床主症不同，辨证施治。并自创了消渴病验方。

李老认为糖尿病三消之症总不离燥邪作祟，其病机可归纳为阴火独盛、肺金受刑、胃肠煎熬、肾水干涸，提出本病治疗重点在于"润燥生津"：泻心火阳热之势，滋肾中真水之亏；除胃肠燥热之邪，济少阴津液之涸。津生而后阴救，使"道路散而不结，津液生而不枯，气血利而不涩"。具体治法归纳为：清燥救肺、润燥救脾胃、除燥生肾水。消渴病以三多一少为主症，李老按消渴病临床主症不同，辨证施治，分而论之。

### （一）口渴多溲

本症因肾水不能上涵君火，而君火刑于肺金，燥伤肺津所致。李老形象地将这种病态比喻为竖直的水管，上口倒水，下口出水，毫无吸收，则饮一溲一。饮入于胃，游溢精气上归于脾，脾散精于肺，但肺金受刑，无力通调水道，使水精四布于脏腑，直输膀胱。此时治疗首当清燥救肺生津。方药：苦参10g，槐花、藕节各25g，胡黄连、泽兰、浮萍、桃仁、天花粉、葛根各15g，冬瓜仁、青蒿、枇杷叶、茯苓、白茅根各20g，乌梅10g，青黛5g。方中妙处在于应用浮萍，启太阳膀胱之气，助州督之官行化气之职，借茯苓健脾利水，恢复水液代谢，口渴多溲自然随之而愈。

### （二）饥饿无度

经谓"二阳结谓之消"，二阳指大肠与胃。大肠龙雷火热，移热于胃，阳明燥热。脾阴无力救胃，胃气衰微，欲得食而自救。临床可见病患饥饿难忍，食后旋即复饿，伴随大便秘结等症。此时，急宜润燥生津以救脾胃。方药：苦参、黄连、阿胶、浮萍各15g，槐花、山药各25g，当归、五灵脂、黄柏、乌梅各10g，桑白皮、鹿角霜、茯苓、山萸肉、石斛、天冬、知母各20g。因胃中伏火，肾水亏乏引发"水少火多"饥饿之症，李老立救胃汤，仅设山药、黄连两味药。

### （三）身形消瘦

脾阴被燥火所伤，脾气大衰，胃不得助，无力化谷，筋脉失养而致骨削肉脱；肺金受刑，饮一溲一，精微遗失殆尽，精血内竭，可见形如枯槁。此外，燥火亢盛，水火不济，肾水干涸，燥伤肾阴，还可出现小便如膏、如脂等症。治疗宜救肾水将涸之急。方药：山药25g，五味子10g，鸡内金、茯苓、泽泻、石莲子（捣）、当归、山萸肉、鹿角霜各20g，黄连、萆薢、覆盆子、菟丝子、黄柏、熟地黄、阿胶、桃仁各15g。

### （四）消渴病验方

李老治疗消渴病的临床验方如下：①山药兔骨粥：山药一两，兔骨二两；②山药羊肺粥：山药一两，羊肺二两；③山药鸡肠粥：山药一两，公鸡鸡肠一段（流水冲洗）。以上均水煮喝汤。

## 六、朱良春

朱良春（1917—2015），男，首届国医大师，朱老认为糖尿病久治不愈者，其病机演变结果多为气阴两虚，瘀阻脉络，除了与肺、脾（胃）、肾脏腑功能失调有关外，与肝的功能失调亦密切相关。朱老深悟《内经》阴平阳秘之意，并自拟"斛乌合剂"。

糖尿病的病机是胰腺内外引起的能量代谢紊乱，即葡萄糖氧化供能的去路障碍和机体脏腑能量来源不足，及脂类、蛋白质分解代谢异常，治疗重点应以疏通障碍和恢复受损器官的机能为主。此说恰和朱师主张的调理肝脾，益气养阴，和血通脉相吻合。自拟"斛乌合剂"，基本方药用：川石斛、制首乌、制黄精、大生地黄各15g，生黄芪、怀山药各30g，枸杞子、金樱子、乌梅、淫羊藿、丹参、桃仁各10g。选用制首乌，枸杞子养肝血、补肝肾、平阴阳，用乌梅敛肝补肝平虚火。朱师喜用石斛甘淡健脾、益气除热，其清养肺阴，能运清虚之气，而使肾阴上济，肺阴下输也。方中黄精、山药益气健脾，养阴润肺固肾；金樱子涩精缩尿，固摄下元；丹参、桃仁和血通脉，除烦安神，且能润燥；黄芪、淫羊藿甘温补气，助阳升清；生地黄滋肾填精。通观全方立意，乃集健脾补肾，固摄精微，和血通脉为一体，且特别注重配合调理肝脾，其用药性味喜以甘、淡、平为主，以甘淡、甘温代替辛热扶阳，以求阳用不衰，继承发展近代名医祝味菊"阴不可盛，阳不患多"之旨。

## 七、董建华

董建华（1918—2001），男，中国工程院院士。董老在中医方面的造诣尤以对脾胃病的研究最为有名，在治疗糖尿病方面，也注重从脾论治，治疗时推崇益气养阴之法。

董氏认为糖尿病患者的水谷不能正常输布，不仅阴亏，而且气耗，治疗以益气养阴为基本法。糖尿病一般多从燥热论治，以滋阴清热立法。其认为不能忽视脾虚在糖尿病发病中的作用。如果脾气虚弱，运化失职，水谷精微不能正常输布，则易发生本病。糖尿病一旦发生，水谷精微直趋膀胱，不仅伤阴，而且耗气，势必出现气阴两伤的病理变化，如烦渴多饮，倦怠乏力，舌红少津，脉细等治疗时应该益气养阴生津，以恢复脾的转输作用。糖尿病患者如果情志失调，肝郁化火，消烁肺胃之阴，复加饮食不节，过食肥甘，酿成胃热；或劳逸失度，肾阴被伤，水亏火浮，出现阴虚火旺之候。症见口燥咽干，烦渴引饮，多食善饥，疲乏无力，大便干结，口舌生疮，或皮肤疖肿，舌红苔黄，脉数有力。此为本虚标实之证。董氏十分推崇《金匮要略》白虎加人参汤的配伍原则，采用益气养阴泻火之法。糖尿病患者肺胃燥热，下灼肾阴，固摄无权，精微不藏，就会使下消的症状尤为突出。症见尿频量多，五心烦热，渴而多饮，头昏乏力，腰膝酸软，脉沉细而数。董氏认为此乃气阴两伤，肾精亏虚开阖失司，治宜益气养阴补肾。尿糖明显时，加五倍子、僵蚕粉来降血糖。糖尿病日久，气阴两虚，阴损及阳，或过服寒凉，损伤阳气，均可导致阴阳两虚。症见形体消瘦，口渴，面色无华，头昏耳鸣，腰膝酸软，甚则形寒肢冷。董氏认为糖尿病以气阴虚为常，伤阳为变，治疗时，其会用小量肉桂，使得命门火复，则膀胱气化正常，肺津可以输布，三多症状就比较容易控制。

## 八、颜德馨

颜德馨（1920—2017），男，首届国医大师，国家级名老中医，当代著名中医临床学家和中医药教育家，从事中医临床70余年，熟谙经典，精于岐黄，验识俱丰，在临床上擅长治疗多种疑难杂症，颜老治疗消渴，既崇经典三理，又有发微之阐，辨证用药，独具一格，对消渴之初、之渐、之末及其并发诸症，均有创新之论。

在病因病机方面，颜老认为本病多与体质肥胖，即痰湿之体有关。若痰湿蕴脾，脾之运化输布功能失职，津液不能通达周身，则易变生本病。同时，颜老认为瘀血贯穿于糖尿病的始末。一方面，瘀血是糖尿病的病理产物，其形成机制是阴虚津亏，燥热内亢，煎灼血液，使血液黏稠，艰涩成瘀；另一方面，瘀血又是新的致病因素，可致中风病、视网膜病变、神经炎、脉管炎等。

糖尿病属中医消渴病范畴，颜老认为分上中下三消论治。病之初常在太阳阳明，之末常在厥阴少阴，肝肾阴亏是其本，肺胃燥热乃其标。中焦脾胃是津液输布的枢纽，因而亦是消渴起病的关键，认为"脾脆，则善病消瘅"（《灵枢·本脏》），"脾病者，身重善饥"（《素问·脏气法时论》），脾之运化输布功能失职，津液不能通达周身，因而变生消渴证。颜老认为"脾为生化之源"，人的所有饮食营养的吸收与排泄都要依赖脾脏的功能。故在消渴的证治中，打破视糖尿病为"虚症"，以补肾为主的治疗路线，而强调"脾统四脏"之说，抓住健脾和活血化瘀来解决最棘手的"胰岛素依赖"和并发症问题。中医学无"胰"之脏，颜老认为从生理功能来看，其当隶属中医学"脾"的范畴，胰腺的病理改变大多归属于脾的病理变化之中，为此提出"脾胰同源"之说，应用运脾法治疗胰的病变，临床习用苍术健中运脾治疗消渴病，使脾气健运，不治渴而渴自止。并自拟效方——消渴清，方中使用蒲黄、苍术、黄连、知母等药物以运脾化湿、活血化瘀，疗效明显。此外，颜老治疗本病，喜用各类降血糖之对药，如地锦草、鸟不宿、木瓜、知母、怀山药、山萸肉等。此外，用升麻升清降浊，提壶揭盖，治下消亦是颜老擅用之法。消渴病日久势必影响气血功能，导致气血阴阳失调，血气运行不畅，瘀血内生。颜老对于糖尿病并发症治疗亦重视活血化瘀，如糖尿病酮症以燥热、血瘀、浊邪互结为病机，方用温清饮合四妙丸；糖尿病肾病以气阴两虚夹瘀证为多，方用防己黄芪汤、六味地黄丸、四物汤化裁；周围神经障碍病机多为气虚血瘀，方用黄芪桂枝五物汤；视网膜病变多属肝肾阴虚夹瘀证，方用杞菊地黄丸合芍药甘草汤，眼底出血不止加止血药；脉管炎、疮疽证为燥热夹瘀，方用五味消毒饮加牡丹皮、赤芍，久不收口加黄芪。

## 九、路志正

路志正（1920—2023），男，首届国医大师，全国老中医药专家学术经验继承工作指导老师、首都国医名师。

路氏认为糖尿病的产生，系由先天禀赋不足，后天失调，情志内伤，思虑、用脑、强劳过度，久病暗耗，外感六淫之邪等因素，导致脏腑功能失调与衰退，使机体阴阳、气血、津液匮乏，内环境失去相对平衡与稳定而引起。

### （一）阴虚

阴虚是导致胰岛素缺乏的重要条件，阴虚的范围极广，既包括机体津液匮乏，也包括血虚。心主血脉，肝藏血，肾主水，所以又以心、肝、肾三脏为主。由于津液不足，使血液黏度增高而影响血液运行，血液运行速度减慢，导致各种营养物质对胰脏输布不足，胰腺β细胞功能降低，胰岛素缺乏而引起糖代谢紊乱。

### （二）阳虚

阳虚是糖尿病产生的重要因素。人体的阳气是推动、激发机体进行功能活动的动力。精血化气和血液运行及脏腑进行各种功能活动，都是在阳气的推动、激发下进行和完成的。若阳气不足，推动无力，不仅各种营养物质难以输布，而且胰脏不能转运，进行功能活动，胰岛素就不可能产生。所以路氏强调阳虚是糖尿病致病的重要因素。

### （三）脾肾两虚

脾肾两虚是导致糖尿病的根本。路氏认为无论是外感六淫之邪，还是情志内伤，饮食不节，贪凉饮冷，用脑、强劳、房事不节等伤及脾肾，致阴虚或阳虚。阴虚则生郁热，耗灼营阴，致血瘀气滞；阳虚则运化、气化失职。湿邪内盛，聚久成痰，痰瘀互结，闭塞经络。故而血瘀气滞与阳虚痰瘀互阻，皆可导致经络不通，气血运行受阻而水谷精微不布，引发糖尿病。前者是发病的条件，后者是其必然的结果，而脾肾两虚，气血生化无源，水精失于敷布，是发病的根本。

## 十、颜正华

颜正华（1920—），男，首届国医大师，颜教授认为，消渴病病机为阴虚燥热，病变脏腑在肺胃肾。燥热伤肺，则治节失职，肺不布津；燥热伤胃，则胃火炽盛，消谷善饥；燥热伤肾，则肾失固摄，精微下注。凡饮食不节，过食肥甘，或情志失调，气郁化火，或劳欲过度，耗伤肾阴，均可诱发消渴。本病迁延日久，阴损及阳，可致阴阳两虚，症见尿频，饮一溲一，腰膝酸软，面黑耳干，舌淡脉沉细。消渴兼证较多，可并发肺痨、痈疽、目疾、中风等病症。此外，临证时还可根据多饮、多食、多尿的程度来辨明上、中、下三焦的病位，指导治疗。除中药外，调节情志、控制饮食亦很重要。颜老临证多将消渴归为3类证型：肺热津伤型、胃热炽盛型、肾阴亏虚型。以下，分别从3种证型进行论述。

### （一）肺热津伤型

症见烦渴多饮，口干舌燥，尿频量多。舌质红少津，苔薄黄，脉洪数。治以清热润肺，生津止渴。常用方药为玉泉丸加减，即天花粉30g，葛根30g，生地黄15g，麦冬15g，黄芩10g，五味子6g，山药20g，石斛20g。水煎服。

### （二）胃热炽盛型

症见多食易饥，形体消瘦，大便干结，舌苔黄干，脉滑数。治以清胃泻火，养阴生津。常用方药为玉女煎加减，即麦冬、生地黄、玄参各15g，石膏、天花粉各30g，黄连、栀子、知母各10g，牛膝12g。水煎服。

### （三）肾阴亏虚型

症见尿频量多，混浊如脂膏，尿甜，口干，头晕，腰腿酸痛，舌质红少津，脉细数。治以滋阴益肾。常用方药为六味地黄丸加减，即山药20g，山茱萸、生地黄各15g，牡丹皮10g，茯苓15g，泽泻9g，枸杞子12g，五味子6g，天花粉30g。水煎服。若阴损及阳，肾阳亦虚者，可加熟附子10g，肉桂5g，菟丝子、巴戟天各12g。气虚者，加黄芪、党参各20g。以上各型如出现血瘀之证，可酌加丹参20~30g。此外，也可根据病情选择消渴丸等中成药治疗。

## 十一、王绵之

王绵之（1923—2009），男，首届国医大师，中国中医学家、方剂学专家。王老在临床诊治中发现，近年来痰瘀阻滞型的糖尿病患者占到了大多数。患者出现典型"三多一少"症状者甚少，而出现身体皮肤痛、痒感觉迟钝甚则麻木症状者多见。此类患者多口服抗糖尿病药物血糖控制不理想，形体肥胖，常自觉乏力，胸膈痞闷，口淡或口苦，甚则口中常有异味，大便溏稀不爽，舌色红而不鲜甚则舌尖边见瘀斑瘀点，苔多白腻，脉滑略弦，伴见两尺部脉弱。王老认为，这一类型的糖尿病患者，病机为代谢不利，痰瘀内阻又多伴虚象，证属虚实夹杂，病因多由饮食内伤，使脾胃运化失司，湿蕴成痰。基本方以二陈汤加减，在健脾益气、化痰利湿的基础上，加赤芍活血行滞，白芍滋润肝脾，香附利三焦之气而消饮食积聚、痰饮痞满，泽兰活血利水且可破瘀血，鸡血藤入肝肾，补血行血。诸药共奏健脾化痰，活血化瘀之效。此方以祛痰为主，若患者表现为气虚明显而痰湿不甚时，王老则应使用六君子汤或香砂六君子汤加减，既可祛痰又可益气健脾，脾运强则痰无所生，即"脾旺湿自消"。

## 十二、任继学

任继学（1926—2010），男，首届国医大师，国家白求恩奖章获得者，任老对糖尿病辨治有独到见解，选方用药尤具特色。主张突破三消局限，强调诊视须入微，辨证析候，倡导将糖尿病分为6个证候。指出治疗重补偏救弊，用药须阴阳兼顾。

在病因病机方面，任老认为糖尿病主要与醇酒厚味、五志过极、恣情纵欲等有关，其病机核心是以燥为害，燥热为火之属，火为热之极，热则伤气。气者，肾气也。肾气受伤则阳虚，阳虚不能生命火，命火衰则相火不生，相火不足则肝阳失助，即肝肾阳虚，阳虚不能蒸精化液，精枯液涸，故生本病。

在治疗方面，任老主张首先要辨别证候的阴虚、阳虚，而后再依据阳虚补阳，补阳之中阴中求阳；阴虚补阴，补阴之中阳中求阴。任老注重温补肾阳，并研制出效方——消渴方，方中选用知母、黄精、天花粉等药养阴清热，生津润燥；附子、肉桂温阳化气，以生津化液；山茱萸、石斛补益肾气，以蒸津化液。本方诸药合用，既养阴清热，又温阳化气，从而共达生津润燥之效。经现代药理研究证明，方中生地黄、石斛、知母均有降糖作用。任老认为三消症状互见为多，且有密切的内在联系，证候复杂，阴阳错综，主张突破三消局限，强调诊视须入微，辨证析候。任老据多年经验，倡导将糖尿分为6个证候，作为辨证之准绳。任老认为，肺胃阴虚者，治当滋阴润燥，生津止渴。方用白虎加人参汤。肺胃阳虚者，法宜补阳生阴，化液润燥。方用双补丸（鹿角胶、肉苁蓉、菟丝子、覆盆子、人参、茯苓、薏苡仁、熟地黄、当归、黄芪、石斛、木瓜、醉香、五味子、沉香、泽泻）。肝胃阴虚者，治宜养阴平肝，益胃生津。方选柳氏方（生石膏、生甘草、生地黄、沙参、天花粉、知母、麦冬、五味子、川黄连、茯苓、牡蛎）。肝胃阳虚者，法用温阳暖肝，益胃生津。方用滋脾饮加味（生猪胰子、生地黄、生山药、生黄芪、山茱萸、附子、肉桂、川椒）。肝肾阴虚者，治宜滋补肝肾，生津润燥。方选乌龙汤（生地、天冬、沙参、蛤粉、女贞子、龟板、山药、料穆豆、茯苓、泽泻、车前子、藕）。肝肾阳虚者，法宜温肾暖肝，化液生津。方用金匮肾气丸加味（附子、肉桂、熟地黄、山药、山茱萸、牡丹皮、茯苓、泽泻、鹿茸粉）。

## 十三、周仲瑛

周仲瑛（1928—2023），男，首届国医大师，授业行医近60载，学验俱丰，尤擅长治疗内科杂病，周老认为治疗糖尿病的疗效判定不仅要以"三多一少"证的改善为标志，还需要兼顾抑制血糖升高、改善胰腺组织损伤、恢复肾功能、防治并发症等多方面的内容。消渴仅为糖尿病之外候，就症状而言，尚包括现今之尿崩症、精神性多饮多尿症等病；1型糖尿病又未必有"三多"见症。周老认为从临床上看，三消症状往往同时并存，仅在程度上有轻重之别，而部分患者"三多"主症又不明显。周老临床实践体会极为丰富，约而言之如下。

### （一）治本须补肾，滋阴兼助阳

因三消源本于肾，故治消总应以补肾为主。由于本病以阴虚为本，燥热为标，故常以六味地黄丸为基础方，壮水以制火，配加玄参、天冬、龟甲、牡蛎等品，肺肾两虚者合生脉散，肾火旺者加黄柏、知母。若见阴阳两虚，或以阳虚为主，可取肾气丸加鹿角片、淫羊藿、肉苁蓉等。组方配药应注意阳中求阴，阴中求阳的原则。

### （二）补气可生津，治虚当顾实

凡津虚不能化气，而致气阴两虚，津气俱伤，复因气虚不能生津者，不可纯用甘寒，当气阴双补，或以补气为主而化阴生津。脾气虚弱者用参苓白术散，健脾补气以化津，肺肾气阴两虚者，可用黄芪汤（《医学心悟》）加减，药用黄芪、人参、白术、山药、扁豆、莲肉等补气；麦冬、地黄、石斛、玉竹等养阴。并配鸡内金、生谷芽、生麦芽运脾养胃。如脾虚生湿，湿郁化热，虚中夹实者，又当佐黄连、天花粉、苍术、佩兰、玉米须、芦根等清中化湿，芳香悦脾。

### （三）升清可布液，流气能输津

凡脾气虚弱，气不化津，津因气而虚者，须补气生津，同时可配葛根升发脾胃清气，还可用蚕茧升清止渴；如津气亏耗，或脾虚气滞，气不布津，投滋柔之品而阴津难复者，还可配小量砂仁流气以布津；若病因肝郁化火，上炎刑金，灼伤胃液，下耗肾水，而见"三消"证候者，又当在滋阴生津药中配入柴胡轻清升散之品以疏肝郁，并伍牡丹皮、地骨皮、桑白皮以清肝肺郁火。

### （四）润燥须活血，瘀化津自生

津血同源，互为资生转化，阴虚燥热，津亏液少，势必不能载血循经畅行，燥热内灼，煎熬营血，又可导致血瘀，瘀热在里还可化热伤阴，终致阴虚与血瘀并见。瘀阻气滞则津液愈益难以输布，治当滋阴生津为主，兼以活血化瘀，酌配桃仁润燥活血，赤芍、牡丹皮、丹参清热凉血，泽兰祛瘀升清，鬼箭羽通瘀破血，血行津布则燥热可解，瘀化气畅则阴液自生。

## 十四、吕仁和

吕仁和（1934—2023），男，第三届国医大师。针对糖尿病及其并发症、疑难性肾病提出"微型癥瘕"病理假说与散结消癥治法，总结出"二、五、八"防治方案、"六对论治"辨证方法。吕仁和教授治疗糖尿病的基本治则治法为清热、活血、补虚；常用药物组合多为活血止痛药、利水渗湿药及补气药之间的配伍，形成了活血行血、补气养阴、清热利水等临床行之有效的糖尿病及其并发症的治则治法。

### （一）脾瘅期的核心症状是肥胖

吕老认为，《黄帝内经》论述的脾瘅即为脾热。《素问释义》注："食肥则气滞而不达，故内热。"饮食不化，停滞脾胃，日久化热则成脾胃积热。胃热则易消谷善饥，以致患者食欲增加，继续纳食甘美肥腻，导致脾运受损。吕老提出脾瘅期的治疗原则是恢复脾运、减轻体重。临床上可在辨证论治的基础上分别从饮食、运动及患者心理教育三方面进行治疗，即"二五八方案"中的辨证施膳、辨证施动、辨证施教三项基本措施。

1.饮食方面，初期应控制饮食，待体重回归正常水平后坚持合理膳食；

2.运动方面，指导患者根据自身体质强弱选择适当的运动方式，例如练习十八段锦操等，运动强度由低到高，时间由少到多，量力而行，循序渐进；

3.患者教育方面，重视对患者的心理疏导，引导患者建立战胜疾病的信心，在日常中做到"五个乐"，即乐于气功、乐于按摩、乐于助人、乐于思辨以及知足常乐，令患者情志平和，气机调畅。在三项基本措施的基础上，中药治疗可使用健脾助运之品，如茯苓、香橼、佛手、苏子等，共奏健脾助运、祛除痰湿、减少膏脂、减轻体重之效，以缓解脾瘅病情。

### （二）消渴期的治疗法则是除陈气

吕老指出"陈气"可理解为《素问·奇病论》所言"陈久甘肥不化之气"，乃糖尿病患者因久嗜肥甘，水谷之气与痰湿等内生邪气杂合而成。吕老指出，"治之以兰，除陈气也"。"兰"指醒脾助运、祛除痰湿的药物，如香橼、佛手、佩兰、苍术等理气行滞或醒脾化湿之品，可促脾运化，祛除体内停积之痰湿。

### （三）微型癥瘕形成是导致消渴期向消瘅期发展的关键

《灵枢·五变》云："其心刚，刚则多怒，怒则气上逆，胸中蓄积，血气逆留，膹皮充肌，血脉不行，转而为热，热则消肌肤，故为消瘅。"内热耗伤气阴，气虚不运血，阴虚津枯血滞，血脉不利则成瘀血。吕老师指出"转而为热"是瘀血停滞阻碍气机形成瘀热的过程，也是消渴期向消瘅期演变的重要病机。瘀热不仅有热伤气阴的特点，同时因其热在血在络，可直接损伤络脉。瘀血、内热、气郁、痰等病邪在络脉相互纠结，聚散无常，与癥瘕消散聚积的变化过程有相似之处。因其具有生于络脉且微小、隐匿的特点，故将其称为"微型癥瘕"。吕老师指出，"热则消肌肤"是微型癥瘕转化之邪热由络及经，损伤包括皮肌脉筋骨在内的全身脏腑及器官的过程，日久脏腑受损、功能失常，最终导致多种糖尿病并发症的发生。可见微型癥瘕的形成是糖尿病从消渴期转移至消瘅期的关键。吕老创新性地提出了"肾络微型癥瘕"病理假说，经过团队多年的临床实践及基础研究，最终形成"肾络微型癥瘕"病机理论——即消渴病日久，热伤气阴，痰、湿、热、郁、瘀互相胶结，初为瘕聚，终成癥积，聚于肾之血络，形成"肾络微型癥瘕"，导致肾体受损，肾用失司，发为水肿、尿中泡沫增多、乏力等，进一步发展可累及他脏，导致五脏俱病，肾元衰败，水湿浊毒泛滥，气血出入升降失常，发为关格危证。吕老以益气活血、散结消癥为基本治法。瘀血在"微型癥瘕"的形成过程中处于核心地位，是消瘅期形成、加重的重要因素，故此期含活血药的处方占比最高。

### （四）消瘅期的主要辨证方法是脏腑辨证和经络辨证

吕老结合经文"五脏柔弱者，善病消瘅"指出，糖尿病并发症的发生与否与脏腑气血是否充盛、功能是否完备密切相关。《灵枢·本脏》云："心脆，则善病消瘅，热中。肺脆，则善病消瘅，易伤。肝脆，则善病消瘅，易伤。脾脆，则善病消瘅，易伤。肾脆，则善病消瘅，易伤。"吕老指出，消瘅期不仅要在气、血、津液和阴阳层面进行辨证，而且要根据患者不同临床表现明晰病位，有针对性地进行治疗。五脏六腑、奇恒之腑，以及皮、肌、筋等都有各自不同的生理特点和病理表现。值得注意的是，消瘅期是消渴病治不得法迁延日久所致，脏腑经络相连，常相互影响，涉及多个病位，需在繁杂的症状中抓住主要病位，有的放矢地进行辨证施治。结合消瘅期患者存在本虚标实、病机错综复杂、涉及脏腑较多等难点，治疗宜标本兼顾，抓主要病位，补脆弱之脏。诊治时，若病位在五脏六腑，可依常法治疗，病位在奇恒之腑、皮、肌、脉等，可根据与其生理病理功能相关的脏腑或经脉循行进行辨证论治。此外，还应注重散结消聚治法以及运用对症论治、对症辨证论治、对症辨病与辨证论治相结合、对病论治、对病辨证论治、对病分期辨证论治的"六对论治"。

## 十五、林兰

林兰（1938—），女，主任医师，全国名中医，首都国医名师，国家中医药管理局内分泌重点学科学术带头人。林老创立糖尿病"三型辨证"理论，国内首次倡导"益气养阴"为防治糖尿病基本法则。

### （一）中医辨证分型

**1.阴虚热盛**　以热盛证为主兼见阴虚证者为阴虚热盛型。表现为肺燥阴伤，口渴引饮，胃火亢盛，消谷善饥，或心火亢盛而心烦、失眠、心悸怔忡等，舌红，苔黄，脉细数。治以清胃泻火为主，方以玉女煎加味：生石膏30g，知母、栀子、麦冬、牛膝各10g，生地黄12g，黄连6g。若大便秘结者加玄参、石斛以加强滋阴清热生津之效；心悸失眠加柏子仁、炒酸枣仁以养心安神。

**2.气阴两虚**　以气虚证为主兼见阴虚证者，表现为神疲乏力，汗出气短，心悸失眠，怔忡健忘，五心烦热，咽干舌燥，舌红苔薄，脉细数者。治以益气养阴为主。方以生脉饮加味：党参、麦冬、五味子、知母各10g，生地黄12g，黄芪20g。若心悸失眠加炒酸枣仁、远志以加强养心安神之效；口渴多饮加石斛、玄参以养阴生津止渴。

**3.阴阳两虚**　以阳虚证为主兼阴虚证者，表现为畏寒倦卧，手足心热，口干咽燥，但喜热饮，眩晕耳鸣，腰膝酸软，小便清长，阳痿遗精，女子不孕，舌淡苔白，脉沉细。治则滋阴温阳，方以右归饮加味：熟地黄、杜仲、山茱萸、牡丹皮、泽泻、枸杞子各10g，肉桂3g，茯苓、龟板各12g。小便频数加桑螵蛸、覆盆子、补骨脂；遗精早泄加金樱子、芡实；阳痿加仙茅、淫羊藿。

### （二）兼夹证型

林氏在糖尿病临床中还发现，除上述三大证候外，往往兼夹湿、痰、瘀等兼夹证。夹湿证按夹湿邪寒热不同，又可分为以下几型。

**1.湿热证**　脘腹胀满，口甜纳呆，恶心呕吐，口渴而不多饮为主症，伴肢体重着，头重如裹，舌体胖大，舌淡苔黄腻，脉滑。药用茯苓、泽泻、薏苡仁、连翘等。多见于糖尿病早期尚未得到合理治疗，或糖尿病病情未得到控制，糖尿病合并急性酮症或酮症酸中毒者。

**2.寒湿证** 以脘腹胀满，便溏泄泻为主症，同时伴有恶心呕吐，形寒怕冷，面色㿠白，四肢不温，舌体胖大，舌淡，苔白腻，脉沉无力。药用苍术、白术、山茱萸、泽泻等。多见于糖尿病胃肠功能紊乱。

**3.夹瘀证** 以肢体麻木，刺痛不移，唇舌紫暗，或有瘀斑，舌下青筋暴露为主症，伴手足发冷，胸痹心痛，或眼花目暗，或中风不语、半身不遂，苔薄白或薄黄，脉沉细。药用当归、丹参、桃仁、乳香、没药、川芎等。多见于糖尿病并发大血管、微血管病变。

糖尿病的分型是动态变化的，3个证型反映糖尿病早、中、晚3个阶段。阴虚热盛为早期，并发症少而轻，表现为胰岛素抵抗为主；气阴两虚为中期，有诸多较轻的并发症，表现为胰岛素抵抗为主伴β细胞功能紊乱；阴阳两虚为晚期，并发症多而重，β细胞功能衰竭。

阴虚为三型之共性，贯穿于本病之始终，为糖尿病之本，是导致糖尿病发生与发展的内在因素，符合西医学认为2型糖尿病存在胰岛素不足和胰岛素抵抗贯穿于糖尿病全过程的规律。

### （三）倡导益气养阴为治疗糖尿病的基本法则

林氏认为基于三型辨证所示气阴两虚型比例居三型之首，为糖尿病基本证型，提倡"益气养阴、活血化瘀"是防治糖尿病血管病变的主要方法。瘀血证既是病理产物又是致病因素。糖尿病患者常常表现肢体麻木疼痛，均以血流不畅、血液淤滞、血脉瘀阻为其共同的病理机制。这些体现了中医学中"久病必虚，久病必瘀"的理论。故倡导益气养阴、活血化瘀的治则来防治糖尿病血管病变的发生。

## 十六、孙光荣

孙光荣（1941—），男，第二届国医大师，孙老自创孙氏降糖饮治疗气阴两虚型糖尿病，药物组成为生黄芪30g、丹参30g、太子参15g、天冬30g、五味子10g、生山楂15g、麦冬30g、荷叶10g、玉米须10g等。全方由"太子参、生黄芪、紫丹参""生山楂、干荷叶、玉米须""天冬、麦冬、五味子"等"角药"组成，每一组"角药"由三味药组成，呈三足鼎立之势，互为犄角，相互协同，其中太子参、生黄芪、丹参益气活血，天冬、麦冬、五味子敛阴生津，山楂、荷叶、玉米须化痰祛浊。诸药相伍，共奏益气养阴、化痰祛瘀之功。全方"调气血、平升降、衡出入"，气血痰瘀兼顾，补而不燥，滋而不腻，祛邪而不伤正，中正平和，不偏不倚，与孙老的"中和"思想不谋而合。针对消渴病属肾阳不足、痰饮内停证者，孙老常用自创方益肾振阳汤加玉米须10g、干荷叶10g治疗。益肾振阳汤组成为生晒参10g、生北芪10g、紫丹参10g、干地黄15g、怀山药10g、山萸肉10g、炒泽泻10g、牡丹皮10g、云茯苓10g、炮附子6g、上肉桂6g、炙甘草5g。此方乃《金匮要略》之"肾气丸"加减化裁方。肝肾同为下焦，乙癸同源，故肝肾同补，方中生晒参、生北芪、紫丹参益气活血为君药组；干地黄、淮山药、山萸肉滋补肝肾为臣药组；炒泽泻、牡丹皮、云茯苓健脾泻浊，平龙雷相火，为佐药组；炮附子、上肉桂、炙甘草补命门真阳，为使药，四联药组阴阳并补，补泻兼施，引火归原，以消阴翳。其对应脉象为虚细，左尺部尤虚细无力。舌淡胖，苔白或苔少。

## 十七、南征

南征（1942— ），男，第四届国医大师，首提"调散膏，达膜原，解毒通络，保肾导邪"法，创新性地提出了中医临证管理患者、控制疾病的有效机制的"一则八法"。

南教授认为消渴病病机为燥热偏胜损伤散膏，致阴津亏损，浸蚀三焦，脾气不能散精，造成水液代谢失调，气化升降出入不利，从而使湿浊、痰瘀内生，中满内热。《难经·四十二难》云："脾有散膏半斤，主裹血，温五脏，主藏意。"散膏为脾之附脏，与脾共主运化，化生气血，升清降浊，输布精微，供养周身。将调散膏用药分为四类，即健益类、疏气类、消导类和化湿类。健脾常以白芍、黄精补脾阴，佩兰、藿香、紫苏叶、草果等芳香醒脾；人参、黄芪补脾气，同时常常采取药食同源药物，以求药性和缓，补益根本。如以荔枝、龙眼肉、花椒、牛肉温脾，山药、猪肉、羊肉润脾等。行脾气时强调辨证求因，审因论治，食滞则予山楂、莱菔子、神曲等消食，湿滞用砂仁、木香等行滞，因七情过极而成则用佛手、香附、白梅花等品。喜用"三香"，即木香、藿香、沉香，三药均入脾经，木香行而理脾气，藿香宽而理脾气，沉香行而降脾气，性温而能散行，临床使用常获良效。消导类药物用于湿、热、浊、瘀等互结成毒而损散膏之时，首选大黄荡涤肠胃、祛瘀生新，因生大黄性猛易伤正，常用酒大黄。诸湿肿满皆属于脾，散膏受损，则湿邪泛溢，因此调散膏亦注重化湿，祛湿寒多用佩兰、苍术、草果仁、茯苓、半夏等，祛湿热多选用丹参、黄连、黄柏、黄芩、土茯苓、白鲜皮、栀子之类，因湿性缠绵，以土茯苓解毒除湿，性平而效专持久。

消渴病以阴虚为本，阴虚是消渴发病的前提条件，贯穿消渴病的始终，消渴病中以气阴两虚挟瘀证最为多见，治疗以自创方消渴安汤为主，方剂组成为生地黄、知母、葛根、黄连、玉竹、地骨皮、枸杞子、人参、丹参、黄芪、黄精、佩兰、厚朴。本方清热生津，益气养阴，活血化瘀，由《太平圣惠方》"生地黄煎"合"枸杞汤"加减而成。此外，南征教授创新性地提出"一则八法"。一则指治病必求于本，包括四方面：一为辨证求因，审因论治，急则治标，缓则治本，在治疗消渴病症时，重视对消渴本病的治疗，重视阴津亏损、燥热偏盛、禀赋不足的事实，在治疗时注重对脾胃、散膏的固护，标本兼顾。二为不治已病治未病，不治已乱治未乱，强调"治未病"的重要性，重视摄生养慎，防微杜渐。三为扶正祛邪，鼓舞精气神，认为邪气是致病的外因，正气是致病的内因，注重调整扶正与祛邪的关系。四为调整阴阳，调理气血，调畅经络，重视各脏腑经络的联系。"八法"并非单指《医学心悟》中的"八法"，而是综合诊疗的方法，包括内外同治法、节食散步法、养生静卧法、标本兼顾法、反省醒悟法、精神养心法、心得日记法、依从教育法。

## 十八、仝小林

仝小林（1956—），男，中国科学院院士、中国中医科学院首席研究员，长期从事糖尿病及糖尿病并发症的临床、科研与教学工作，率先将糖尿病的中医病名概括为"糖络病",填补了早中期糖尿病中医学理论认识的空白,形成了从糖尿病前期到糖尿病早中期至并发症期的中医系统诊疗体系。仝院士认为糖尿病的核心病机在于"中满内热",指出糖尿病的发展是一个动态过程,并将其分为郁、热、虚、损4个阶段,不同阶段的治则亦有差别,或解郁,或清热,或补虚兼清热,或补益。

### (一)药对的运用

仝院士选用厚朴、枳实、大黄3味药物组方加减治疗2型糖尿病胃肠实热证。研究发现,厚朴具有保护胰岛细胞、控制血糖、延缓糖尿病进程的药理作用。枳实能够调节肠胃蠕动,降血脂、血糖,保护肝脏等;枳实提取物可以保护糖尿病实验动物的胰岛细胞,降低损伤。现代药理学研究证实,大黄游离蒽醌能够改善糖尿病大鼠的心肌纤维化;大黄提取物能够保护糖尿病肾病大鼠的肾脏,减少损伤。厚朴、枳实、大黄均味苦,苦能清热,亦能燥湿,专为中焦痰、湿、热而设。三药合用,组成三物厚朴汤,共奏行气除满、攻积通便之效。

仝院士认为,胃肠湿热证是2型糖尿病的一个重要证型,患者好食肥甘厚腻,脾气运化不及而生痰生湿,日久化热,湿热互结,治疗当以清热祛湿为主,选用葛根、黄芩、黄连组方,取葛根芩连汤之效。研究表明,葛根素有显著的降糖作用。现代药理学研究表明,黄连有较好的降糖效果。黄芩、黄连均可清热除湿,湿除则脾之功能恢复。三药共同组成葛根芩连汤,专为2型糖尿病痰湿体质患者而设。仝小林教授团队研究表明,葛根芩连汤能够促进肠道中多种脂肪酸产生菌大量聚集,且患者糖化血红蛋白及空腹血糖值与细菌数量呈负相关,证实了葛根芩连汤确有治疗糖尿病的作用。

仝院士治疗糖尿病周围神经病变常用黄芪、桂枝、鸡血藤组方加减,补气活血通络。仝小林教授基于糖尿病视网膜病变阴亏血瘀的病机,常将蒲黄、三七、仙鹤草3味中药合用,活血祛瘀补虚。糖尿病肾病是糖尿病中后期比较容易发生的且危害性极大的并发症之一。仝院士认为,此病属于"损"的阶段,其病理因素主要是虚和瘀。肾气亏虚,精关不固,精微外泻,形成各种有毒物质,加上气虚不能运血,血行瘀滞,长此以往,恶性循环,久病入络,最终导致气虚血瘀阻络。其中气虚为本,血瘀为标,贯穿于疾病全过程。治宜补气活血通络，常以黄芪、水蛭、大黄共同组方。

### （二）经方的运用

全院士将干姜黄芩黄连人参汤用于改善2型糖尿病患者的实验室指标，对脾虚胃热型患者有一定治疗效果；将小陷胸汤运用于辨证为痰热互结证的2型糖尿病患者；用抵当汤治疗糖尿病肾患者，考虑到疾病后期脾虚，全院士在临证时还加入黄芪补脾保肾。全院士用白虎汤治疗糖尿病酮症酸中毒，疗效显著。

### （三）用药思想分析

全院士临床获效的经验之一就是大剂量使用经方。如在使用白虎汤治疗糖尿病酮症酸中毒时，石膏用量可达500g；使用半夏治疗糖尿病呕吐时，若病情顽固，半夏多用至30g；使用毒性药物治疗糖尿病周围神经痛时，川乌、草乌用至60g。全院士将糖尿病中医病名概括为"糖络病"，即由血糖增高等因素引起的络脉损伤。在糖络病诊治中，治糖与控络贯穿全程。构建了糖络病"病—类—期—证"诊疗体系。辨病，即是依据西医学定义的临床诊断标准，将糖尿病分为糖络病前期与糖络病期，提高了治疗的特异性和针对性。分类，即是将糖络病分为"脾瘅"与"消瘅"两大类。分期，即是以"郁、热、虚、损"4期概括糖络病的发展阶段。分证，即是在此4期之下，依据患者具体临床表现的不同进行细分证型。"脾瘅""消瘅""消渴"及并发症后期各阶段可归为郁、热、虚、损中某一个或两个阶段。"脾瘅""消瘅"阶段因存在食郁化热，中满内热，或情志久郁，肝热血热，或伴随"六郁"中任何一"郁"，故可归属于郁、热阶段。郁证阶段为疾病早期，糖尿病前期多属此。热证阶段为疾病的发展期，糖尿病早、中期多属此。"消渴"阶段，因热久耗气伤阴，各种虚象渐著，同时伴有痰、湿等病理产物，故属于"虚"的阶段，此为疾病的发展期。而以脉络损伤为核心病机的消渴并发症阶段，因脏腑衰败，机体损伤，功能障碍，故可归于"损"的阶段，此为疾病的终末期。各阶段治疗所用方药多数从经方而来，在辨证准确的情况下，疗效显著。

## 十九、高思华

高思华（1957— ），男，全国名中医，岐黄学者，第五批、第七批全国名老中医药专家学术经验继承工作指导老师。从事中医药教学、科研及临床工作40余载，临床经验丰富，学术造诣颇深，提出肝脾肾三脏同调辨证治疗2型糖尿病的学术思想。

肝脾肾三脏同调辨证治疗2型糖尿病理论的主要观点是：2型糖尿病的中医病机是肝、脾、肾三脏同病，正虚与邪实互见。正虚可以是气虚、血虚、阴虚、阳虚、气阴两虚、阴阳两虚，邪实多表现为湿浊、血瘀、燥热。并在此基础上创建了先脏腑定位，其次气、血、阴、阳、寒、热、虚、实、痰、湿、瘀、毒等定性，再定位定性合参，辨析标本病传，根据肝、脾、肾发病的主次先后及兼夹证的轻重缓急，确定理、法、方、药的脏腑辨证治疗2型糖尿病的新模式。同时在辨证立法、依法定方的过程中，既考虑到传统中药的升降浮沉、四气五味、归经、功效的特性，又结合了中药现代药理作用进行选药配伍，紧紧围绕调节肝、脾、肾三脏功能这一宗旨来治疗2型糖尿病。

在糖尿病漫长的疾病进展过程中，病机不是一成不变的，不同阶段、不同时期都有其主导病机，其中"脾失健运""肝失疏泄""肾失封藏"等病机共存是以糖尿病为代表的诸多代谢性疾病的核心病机。肝、脾、肾同治法是以中西医结合的理念为指导的，建立在病证结合的基础上，行之有效的治疗方法。不仅可以有主有次地辨证治疗糖尿病，更有利于宏观把握糖尿病全程病变中不同类型在不同时期的主要病机特点，实施针对性强的阶段性治疗，更有利于急则治标，缓则治本，能灵活处理疾病进展过程中复杂及多变的证候。因此，只有立足肝、脾、肾三脏来认识和辨治糖尿病，才有可能从多角度认识糖尿病的病变全过程，才有可能更好地说明病情的发生发展变化，才可能兼顾到糖尿病病情的复杂性及疾病的整体性。

## 二十、赵进喜

赵进喜（1965— ），教授，博士生导师，国家中医药管理局内分泌重点学科带头人、糖尿病肾病重点研究室主任。赵教授认为糖尿病的主要病机是内热，所以治疗主张以清内热为主，并根据临床经验创新性地提出了中西医结合的治疗方案和辨体质、辨病、辨证三位一体诊疗模式，临床应用中取得显著疗效。指出高血糖损伤胰岛细胞功能与中医学的"壮火食气"理论具有一定程度上的一致性，治疗上应注意益气养阴。

赵教授认为郑元让根据《伤寒论》"三阴三阳"理论，以机体脏腑的功能状态为依据提出的"六经人"学说对体质分类较为适合，并在此基础上以阴阳学说为指导，提出用以概括人体六大系统功能的"三阴三阳体质"学说。即太阳体质、少阳体质、阳明体质、少阴体质、太阴体质、厥阴体质，并根据虚实阴阳等因素又进一步将体质细分为18种亚型。因此，糖尿病患者虽根本病机都是内热，但因每个患者体质的不同，具体临床表现以及并发症也略有不同。

赵教授曾说过，中医提倡辨证论治，强调辨证的重要性，但并不意味着就忽视辨病的重要性。被誉为"方书之祖"的《金匮要略》就是一部按照疾病来分类论述的著作。因为糖尿病的基本病机是"热伤气阴"，所以内热这个基础病机在疾病的发展过程中，始终起到主导作用，气虚、阴虚、气阴两虚等证的出现，都是因为内热导致伤阴耗气的结果。并且糖尿病继发的各种并发症也是在热伤气阴的基础上形成的。因此，在治疗上要注重"谨守病机"，以清热为主要治疗原则，同时兼用补虚、化瘀等疗法，做到标本兼治。

辨证就是根据四诊所采集到的患者临床症状以及体征，进行综合分析，得出疾病的病因、性质、部位、病势，从而为治疗疾病提供依据。赵进喜教授在谨守"热伤气阴"这个基本病机的同时，根据患者体质以及具体临床症状的不同表现，将糖尿病分为肠胃热结、湿热困脾、肝经郁热、痰火中阻、肝阳上亢、痰湿阻滞、气机郁滞、血脉瘀滞8种证型。

赵教授认为辨体质是辨病的基础，不同体质的糖尿病患者，因体质的不同而出现不同证候，发展出不同的并发症。辨病是辨证的基础，只有明确疾病的基本病机才能进一步确定大的治疗方向，而辨证是选方用药的基础，只有明确了患者疾病的具体分型才能有针对性地选用适合的方药。辨体质、辨病、辨证在疾病的治疗过程中是辩证统一的，是中医个体化治疗与辨证论治的具体体现。

在辨治上，赵教授认为，高血糖损伤胰岛细胞功能与中医学的"壮火食气"理论具有一定程度上的一致性，患者血糖越高，热象就越显，伤阴耗气就越重。因此，治疗糖尿病时在清热的同时还应当不忘益气养阴。赵教授常从脾论治，重视固护中焦脾胃之气，方以四君子汤、参苓白术散加减，同时兼顾到糖尿病热伤气阴的病机特点，佐以黄芩、黄连等少许清热之品。赵教授认为，糖尿病初期治疗应该加入活血化瘀之品，火热之邪耗伤脉中津液，血滞不行，停而为瘀，再者伤气后气虚无力运血亦可成瘀，脾虚内生痰湿，痰湿内阻，也可留瘀。糖尿病中后期久病入络，导致相关并发症的出现。所以活血化瘀应该贯穿糖尿病治疗的始终。糖尿病初中期，赵教授常用当归、川芎、丹参、鸡血藤等活血化瘀之品；瘀血内阻，疼痛症状明显者，则加乳香、没药等活血化瘀止痛；血瘀日久，瘀而化热见有热象者，在用药时还会酌加茜草、赤芍等凉血活血；若瘀血久攻不去，常以三棱、莪术同用破血消瘀，或适当加入地龙、水蛭等虫药入络。糖尿病中后期，并发糖尿病周围血管神经病变而见四肢麻木、发凉者，赵教授以补阳还五汤、黄芪桂枝五物汤等为基础方，加用水蛭、地龙、土鳖虫、九香虫等虫蚁搜剔之品，以达到活血通络化瘀之效；并发糖尿病肾病者，补虚的同时亦不忘活血化瘀散结。

# 方名索引

# 主要参考文献

［1］李育才，初淑华，王耀辉，等.施今墨先生治疗糖尿病的经验［J］.辽宁中医杂志，1986，（4）：5-7.

［2］魏庆兴.赵锡武诊治消渴的经验［J］.中医杂志，1992，（1）：14-15.

［3］钟嘉熙.刘仕昌氏治疗糖尿病经验［J］.新中医，1995，27（1）：11-12.

［4］李慧灵.邓铁涛教授"痰瘀相关"学说临床体验［J］.辽宁中医药大学学报，2010，12（11）：65-67.

［5］温子龙.邓铁涛老中医治疗中老年消渴病的经验［J］.中医研究，2001（6）：42-43.

［6］张会永.国医大师李玉奇先生治疗消渴病临床经验［J］.中华中医药杂志，2011，26（12）：2882-2884.

［7］朱建华.朱良春老中医治疗消渴病的经验［J］.江苏中医，1992（7）：1-2.

［8］王长洪.董建华益气养阴法治疗糖尿病的特色［J］.浙江中医志，1989，24（8）：340-341.

［9］韩天雄，颜琼枝.国医大师颜德馨教授辨治糖尿病经验［J］.浙江中医药大学学报，2012，36（10）：1067-1069.

［10］宓哲伟.颜德馨老中医治疗消渴症的经验［J］.新中医，1996（7）：4.

［11］张蓓，贾春华.国医大师治疗糖尿病经验的隐喻认知分析［J］.世界科学技术-中医药现代化，2017，19（9）：1498-1501.

［12］路志正，路喜素.路志正教授治疗糖尿病的学术思想与医疗经验［A］.中华中医药学会.糖尿病及其并发症的中医药研究进展——第二届糖尿病（消渴病）国际学术会议论文集［C］.中华中医药学会：中华中医药学

会糖尿病分会，1996：25-31.

［13］张冰，吴嘉瑞.国医大师颜正华孟河京派学术思想传承全集［M］.北京：人民卫生出版社，2019.

［14］王坦.王绵之教授临床经验整理与继承［D］.北京：北京中医药大学，2010.

［15］李志文，周洪，柴国钊，等.任继学教授辨治糖尿病经验［J］.河北中医，1991（6）：14，18.

［16］晁梁，周仲瑛.周仲瑛辨证论治糖尿病的经验特色［J］.辽宁中医杂志，2006（12）：1536-1537.

［17］韦杰，张萍心，李东阳，等.基于数据挖掘分析吕仁和教授治疗糖尿病的用药规律［J］.吉林中医药，2022，42（10）：1207-1210.

［18］董超，王子辰.基于吕仁和"肾络微型癥瘕"理论治疗糖尿病肾脏病体悟［J］.中医药临床杂志，2022，34（9）：1627-1631.

［19］薛泰骑，王世东，陈小愚，等.吕仁和分期辨治糖尿病经验阐介［J］.中医杂志，2022，63（5）：412-415.

［20］闫秀峰，倪青，陈世波，等.对林兰糖尿病中医"三型辨证"理论的探讨［J］.中医杂志，2005（12）：885-887.

［21］玉山江.林兰教授诊治糖尿病经验［J］.中医研究，2002（2）：43-44.

［22］李伯武，孙光荣，李军，等.孙氏降糖饮配合二甲双胍治疗气阴两虚型2型糖尿病疗效观察［J］.北京中医药，2019，38（1）：51-53.

［23］曹柏龙，杨建宇.医道中和国医大师孙光荣临证心法要诀［M］.北京：中国中医药出版社，2017.

［24］张浩宇，南征.南征教授应用消渴安汤治疗消渴病临床经验撷萃［J］.吉林中医药，2020，40（2）：167-169.

［25］何泽.名老中医南征教授治疗消渴病学术思想及临证经验［J］.光明中医，2016，31（3）：331-334.

［26］祝志岳，宋超群，南征.南征教授调散膏治疗消渴病用药经验［J］.吉林中医药，2022，42（5）：499-502.

［27］南征，南红梅.治疗消渴就是打败糖尿病［M］.长春：吉林科学技

术出版社，2018.

［28］沈梦菲，宋斌，李修洋.从仝小林院士辨治"糖尿病"谈中医经典的传承与发展［J］.吉林中医药，2022，42（7）：751-754.

［29］李迈，邱连利，杨丽霞，等.仝小林教授治疗糖尿病的中药用药特点分析［J］.中医研究，2022，35（2）：83-88.

［30］周强.仝小林教授治疗糖尿病肾病用药规律分析及经验总结［D］.北京：中国中医科学院，2011.

［31］贾锐馨，彭定国，李国永，等.仝小林治疗糖尿病经验［J］.中医杂志，2010，51（S2）：141-142.

［32］赵丹丹，高思华，穆倩倩，等.肝脾肾同调辨治2型糖尿病的理论依据与特色［J］.中医杂志，2014，55（3）：205-208.

［33］孙瑞茜，傅强，王逗逗，等.赵进喜教授治疗2型糖尿病的核心处方挖掘及生物学机制探讨［J］.天津中医药，2021，38（7）：899-904.

［34］朱波，李琨，董玉山.赵进喜教授治疗糖尿病临床经验［J］.光明中医，2020，35（8）：1149-1152.

［35］金建宁，赵进喜.赵进喜治疗糖尿病经验［J］.中医杂志，2013，54（6）：526-528.